Einblicke

in Beratung, Coaching & Therapie

Rolf König
Axel Kropp

Inhalt

Vorwort 5

Dank 8

Gedanken zu Beratung, Psychotherapie und Selbsterfahrung 9

Glück 11

Aufmerksamkeit 19

Geh-Meditation 27

Spielarten der Wahrnehmung 31

Konstellationsarbeit im Problem- und Lösungsraum 39

Kontextbezogene Wahrnehmung und Bedeutung 43

Existenzielle Grenzen & das Glück im Unglück 49

Einfach Sein 55

Beziehungsmuster & Konditionierung 63

Antlitz-Meditation 71

Ein Gedicht für Paare 77

Bitte nicht helfen, es ist auch so schon schwer genug! 79

Lieben heißt nicht lieb sein 85

Yin & Yang - Körpererfahrung 89

Die Täter- und die Opferseite in uns 95

Wut 105

Eltern-Interview 109

Vergeben & Verzeihen 113

Über das Beten 116

Schmusermangel (Hunger nach Zuwendung) 119

Die Geschichte vom Wienerwaldhähnchen 123

Gehalten werden 127

Ambivalenz und Multivalenz 131

Angst 139

Intuition 147

Problem T'ai Chi & Lösungsgymnastik 157

Lebensdrehbücher umschreiben 163

Arbeit mit der Lebenslinie (Time Line) 171

Wachsen 181

Wandel 193

Was hindernd im Wege ist 203

Ziele und Fokussierung von Aufmerksamkeit 211

Jeder ist motiviert, die Frage ist nur wozu? 217

Hilfe die Welt geht unter! 225

Die Geschichte mit den mehreren Leben 226

Lachen 231

Ent-Monster-ung 239

Wer hat rechter? 243

A+B-Lösungen 247

Die Löwengeschichte 255

Ausdrucksmalen 259

Das Leben genießen 263

Miteinander Leben 265

Toleranz 269

Das Aikido-Prinzip 277

Scham und Schuld 281

Festhalten 289

Spiritualität in der Psychotherapie 295

Die Reise zu den alten Weisen 303

Ich wollt, ich wäre einen Blume 306

Bildverzeichnis 308

Literaturverzeichnis 310

Bibliografische Information der Deutschen Nationalbibliothek
Die Deutsche Nationalbibliothek verzeichnet diese Publikation in der Deutschen Nationalbibliografie.
Detaillierte bibliografische Daten sind im Internet über
http://dnb.d-nb.de abrufbar.

1. Auflage
© 2011 Rolf König, Axel Kropp, Neu-Ulm, www.koenigupartner.de
Umschlagfoto: Shutterstock, PHOTOCREO Michal Bednarek, www.shutterstock.de
Umschlag- und Buchgestaltung: Robert Young, Ulm, www.young-ulm.de
Druck: CPI - Ebner & Spiegel, Ulm
Printed in Germany

ISBN 978-3-00-036487-7

Vorwort

Seit 30 Jahren arbeiten wir in Wochen-Workshops, einer fortlaufenden Psychotherapiegruppe sowie beim Coaching und der Teamentwicklung in Firmen
miteinander zusammen. Wir haben dabei viele Menschen auf deren Reise nach
Innen zum eigenen Selbst und zur Erreichung von deren Zielen begleitet.

Als „Reisebegleiter" haben wir uns bei vielen Kollegen bezüglich deren Art „Reisende zu begleiten" informiert, waren in deren „Info-Veranstaltungen sowie Rei-
seschulungen" zu Gast und haben deren „Reiseführer und Reiseberichte" gelesen.
Wir haben beide mit diesem Buch nicht den Anspruch eine bestimmte Methode
zu vertreten, wie z.B. TA, NLP, Gestalt, Psychodrama, Bioenergetik, LET, Hyp-
notherapie usw., noch wollen wir umfassend im Sinne irgendeiner systematischen
oder gar wissenschaftlich fundierten Vollständigkeit sein.

Wir haben dieses Buch geschrieben für: unsere Klienten, Supervisanden, Work-
shopteilnehmer, Studenten, Kollegen, Freunde und an Selbsterfahrung und
persönlicher Entwicklung Interessierte.

Das Buch enthält sowohl von uns selbst nacherzählte Geschichten, Metaphern
und Anekdoten von anderen, die individuell therapeutisch nutzbar sind, als auch
Beiträge zu einigen wesentlichen Themen die einem quasi als „Reisebegleiter auf
jeder Reise zum Selbst" von Nutzen sein können: Angst, Widerstand, Ambivalenz , Loslassen, Achtsamkeit, Verzeihen, Motivation, Intuition, Wachsen, Glück
und Schönheit usw.

Die Einblicke sind jeweils wie Tagebucheinträge mit einem Datum versehen und hätten auch anders aneinander gereiht werden können.

So kann der Leser auch hinten oder mitten drin beginnen oder der Reihe nach lesen.

Zu jedem Thema finden Sie ein eindrucksvolles Bild. Bilder haben ihre eigene Sprache. So erleben Sie durch das Buch parallel zu den geschriebenen Inhalten eine Bildgeschichte.

In jedem Kapitel werden Sie jeweils einen kurzen Einblick in unseren Bezugsrahmen, unsere Sichtweisen und immer wieder auch in unseren konkreten Umgang mit den vorliegenden Themen in unserer Arbeit erhalten.

Durch anonym erzählte Erlebnisse aus der Arbeit mit Klienten haben wir die Themen lebendiger und für den Leser anschaulicher werden lassen. Letztere stammen aus der Arbeit mit Klienten der fortlaufenden gemeinsamen Gruppenarbeit und der 30-jährigen Workshop-Erfahrung mit Intensivwochen im Tessin und in der Toskana.

Von uns beschriebene „Körperarbeit" mag den darin unerfahrenen Leser eingangs etwas befremden. Im Vorwort sei deswegen betont, dass alle beschriebenen Berührungen von Menschen stets therapeutisch, respektvoll und mit deren ausdrücklichem Einverständnis und im Dienste ihrer eigenen Ziele erfolgt sind. Die körpersprachliche (ideomotorische) Aufarbeitung von Themen ist natürlich nur begrenzt in schriftlicher Form vermittelbar. Wir haben dennoch den Versuch gewagt.

Bei den vorliegenden „anonymen Reiseberichten" mit verschiedenen Menschen ging es uns stets darum, die individuell unterschiedlichen „Reiseziele" herauszufinden. Das gilt sowohl für „die Reise als Ganzes" als auch für die einzelnen „Tagestouren": Die einen wollen mit dem Fahrrad an der Donau entlang radeln, die anderen eine Fernreise mit dem Flugzeug nach Australien machen, wieder andere wollen einen Dschungeltrip oder eine geführte Sahara-Durchquerung erleben oder in einer Ferienanlage die Seele baumeln lassen.

Manche informieren sich nur und stellen am Ende fest, dass sie gar nicht verreisen, sondern lieber zu Hause bleiben wollen. Wieder andere wissen nur, was sie nicht mehr wollen: Nicht nach Italien oder nicht in den Norden und da braucht es das Geschick des Reiseleiters durch gezielte Fragen den autonomen Klienten anzuregen und einzuladen sein inneres Wissen über seine Anliegen abzurufen, zu dem er bislang nur keinen Zugang hatte.

Wahrscheinlich kennen die meisten die Postkarte, auf der ein storchenähnlicher Vogel zu sehen ist, der seinen Kopf in den Schlamm steckt. Darunter steht: Manchmal genügt schon ein Wechsel der Blickrichtung! Es geht nicht um DIE richtige Lösung, sondern um die ureigene und individuell passende. „Wat dem eenen sin UUl (Eule) is dem andern sin Nachtigall!"[1]

---

[1] Norddeutsches Sprichwort

Dank

Wir danken all den hier erwähnten Lehrerinnen und Lehrern, die ihre Spuren in uns hinterlassen haben:

Dehner Ulrich, English Fanita, Erskine Richard, Gerl Wilhelm, Glöckner Angelika, Goos Birger, Goulding Bob & Mary, Hillebrand Günter, Hubmann Andreas, Jellouschek Hans, Kast Verena, Kiltz Rolf-Rainer, Kohlrieser George, Kohlhaas Anne, Krishnamurti Jiddu, Lenard Vincent, Mera Mother, Rannow Hans-Joachim, Reddenmann Luise, Rogoll Rüdiger, Sabetti Stephano, Satir Virginia, Shapiro Isaac, Schellenbaum Peter, Schiff Jacqui Lee, Schmidt Gunther, Steglich Ute, Teuber Lothar, Tolle Eckhart, Trenkle Bernhard, Von Varga Gabor, Willi Jürg, Wolf-Erlemann Renata.

Wir danken all den Kollegen, Klienten, Supervisanden und Wohlmeinenden, die uns geholfen haben das Buch zu erschaffen.

Wir danken Klaus Antons, Hans Jellouschek, Werner Mayer und Stephano Sabetti, dass sie unser Manuskript gelesen und uns ein differenziertes Feedback gegeben haben.

Unser ganz besonderer Dank aber gilt Robert Young (Graphikbüro Young, Ulm) für seine unermüdliche Hilfe bei der bildhaften und graphischen Gestaltung des Buches (Es hat viel Spaß gemacht, mit Dir gemeinsam kreativ zu sein und zu sehen, wie Du mit Bildern spielst und auf Deinem Mac zauberst).

Gedanken zu Beratung, Psychotherapie und Selbsterfahrung

Wenn wir unseren Lebensweg vor Augen haben, dann ist die Frage, wie wir uns orientieren. Folgen wir den Wegweisern, die andere für uns aufgestellt haben oder unserem inneren Kompass, unserer inneren Stimme?

Erkennen wir die Botschaften der Weltenseele die von außen als Hinweis, Wink oder Warnung auf unserem Weg erscheinen oder missachten wir die Signale?

Manchmal gehen wir gemeinsam mit anderen, manchmal alleine und hin und wieder trennen sich unsere Wege oder wir verlieren einen Weggefährten.

Immer wieder rasten wir, verweilen und halten inne, schauen zurück und nach vorne, bilanzieren….

Sind die Drähte zu unserem inneren Kompass nur sehr schwach oder haben wir einen Wackelkontakt zu unserer inneren Stimme oder fühlen uns gar von ihr abgeschnitten, dann geraten wir leichter mal in eine Sackgasse, machen Umwege, verlieren unser Ziel aus dem Auge, stehen an einer Wegkreuzung und können uns nicht entscheiden, stolpern, geraten in einen Hinterhalt oder sehen keinen Ausweg mehr in einer schwierigen Situation und kommen auf Abwege.

Je weiter wir uns verirren und von unserem eigentlichen Weg entfernen, um so eher werden wir durch Lebensbotschaften wachgerüttelt: Symptome, Krankheiten, Trennungen, Unfälle, Konflikte und Probleme mit uns selbst und anderen sind die Folge und häufen sich.

Wir merken immer mehr, dass wir einen hohen Preis bezahlen, wenn wir so weitermachen wie bisher.

Manchmal brauchen wir dann eine Zeit lang einen professionellen Wegbegleiter: einen Berater, Coach oder Psychotherapeuten.

Auch die Teilnahme an einer therapeutischen Gruppe und/oder einem Workshop kann dann sehr hilfreich sein und uns unterstützen.

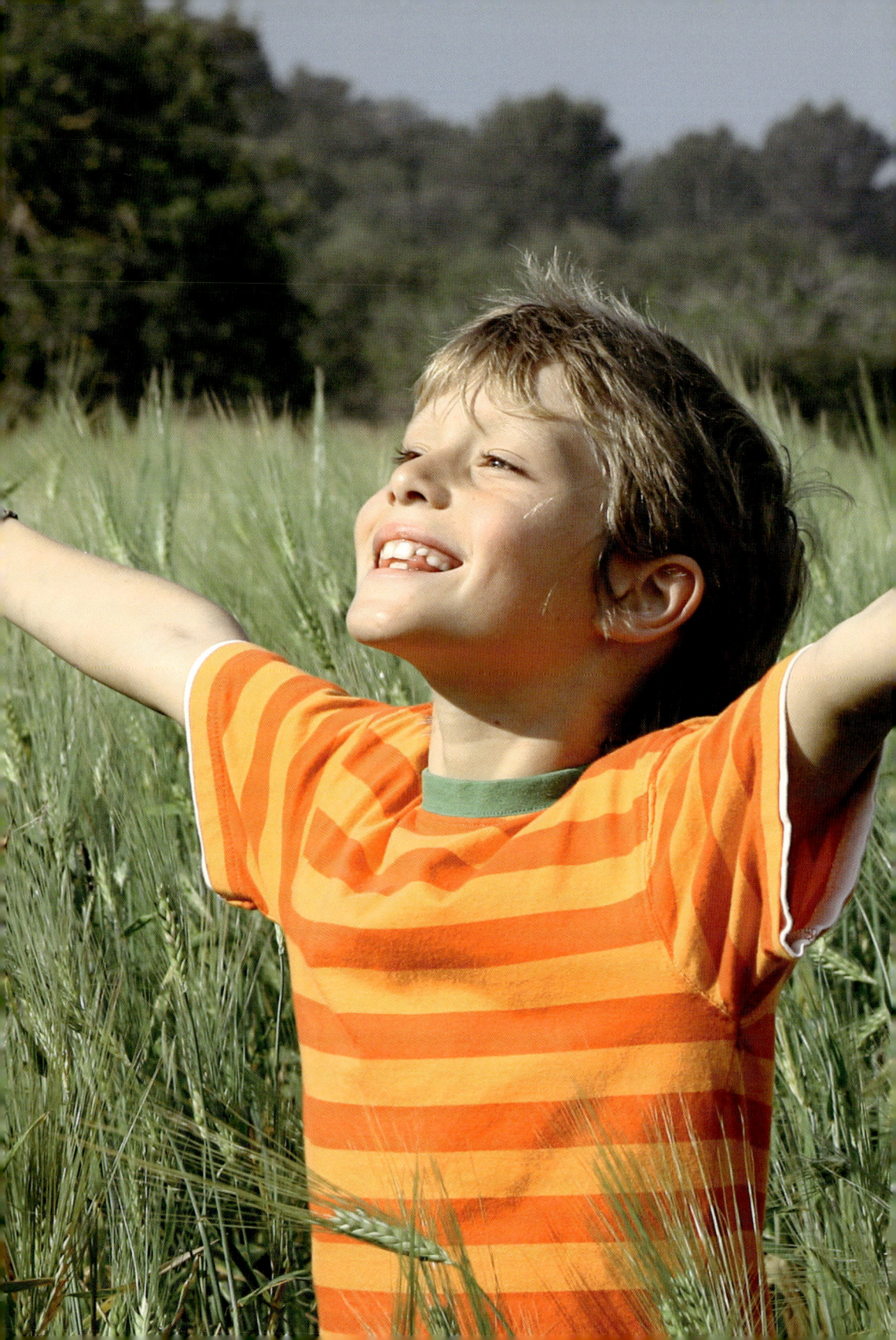

Glück

Wann erfahren wir Glück?

Sind es nicht die Momente, in denen wir ganz im Augenblick sind? Ganz einverstanden, mit dem was ist.

Wenn wir in die Zukunft gehen oder in die Vergangenheit, dann tun wir das im Denken und holen etwas aus unserem Gedächtnis, unserem Erinnerungsspeicher und erleben *Rück*-Sicht oder projizieren etwas ins Morgen und Übermorgen und betreiben *Vor*-Sicht. Beides tun wir jedoch JETZT, und zwar im Denken und gehen damit weg von der unmittelbaren Erfahrung.

Doch die Landkarte ist nicht die Landschaft und die Speisekarte ist nicht das Essen. Das Wort Baum ist nicht die Erfahrung Baum. Dazu müssen wir seine Rinde erfühlen, einen seiner Äpfel essen, an ihm hochklettern, unter seiner Krone Schatten und Schutz vor der sengenden Sonne suchen…

Im Glücksmoment endet jegliches Denken und damit hört die erlebte Zeit auf! Also ist das Denken kein Weg zum Glück.

Wenn wir ganz in dem aufgehen, was wir gerade tun - Ski fahren, segeln, einander lieben, das lachende Gesicht eines spielenden Kindes betrachten, einer wunderbaren Musik lauschen, barfuß im taufrischen Gras gehen,...**dann ist das so, als stünde die Welt und damit die Zeit still.**

Das Geheimnis des Glücks besteht also darin, sein Ich (Ego) zu vergessen und das Denken vollkommen loszulassen. Krishnamurti[2] sagt, dass das *Sterben* des *Ego* in diesem Sinne das Leermachen des Bewusstseins von seinen Inhalten sei. Das Bewusstsein ist der Raum für unsere Erfahrung. Alles was wir wahrnehmen und erleben taucht in diesem Raum auf und verschwindet wieder: Bilder, Gefühle, Gedanken, Gerüche, Geräusche…sie kommen und gehen wie die Wolken am Himmel. Ohne seinen Inhalt ist das Bewusstsein folglich leerer Raum.

Anders gesagt: Wenn wir kampflos und absichtslos alles Denken loslassen, wird unser Geist vollkommen still. Wie ein weiter Raum, leer und klar. Erst dann kann sich die Schönheit allen Lebens, auch der kleinen Dinge, offenbaren. Krishnamurti sagt auch, dass nur der stille Geist ein *unschuldiger Geist* sei. So ein Geist ist wie der eines Kindes. Jesus fordert uns auf *zu werden wie die Kinder, denn ihrer ist das Himmelreich.* Er sagt auch, dass das Reich Gottes nahe und mitten unter uns ist, im Hier und Jetzt. Das heißt man kann es nicht suchen, denn das Suchen versperrt den Weg für das, was bereits IST.

Kenneth S. Leong[3] nennt die *vorübergehenden Augenblicke der Ich-Losigkeit* „Gipfelerfahrungen, flüchtige Blicke, die wir vom Reich Gottes zu erhaschen vermögen". Glück liegt also in der gedankenfreien und zeitlosen Zone. Wenn wir ohne Anstrengung im jeweiligen Augenblick ganz Ohr, ganz Auge, ganz sinnlich gegenwartsbezogen wahrnehmen und einfach sind, dann erleben wir Ich-Losigkeit und Gedanken-Losigkeit.

Der selbe Author schreibt: „Das Eingangstor zur Ewigkeit befindet sich im jeweiligen Augenblick."[4]

Liebevoller und achtsam leidenschaftlicher Sex ist ein gutes Beispiel für das Loslassen des Ich. Die Franzosen sprechen in diesem Zusammenhang vom kleinen Tod *(petit mort)* und vom in Liebe fallen *(tomber amoureux)*. Auch die Engländer sagen „*to fall in Love*" und entsprechend die Italiener "*cascare nel amore*".

---

[2] Krishnamurti J. (1974), Anders Leben, München: Kösel-Verlag.
[3] Leong K.S. (2006), Jesus-Der Zenlehrer (Das Herz seiner Lehre), Freiburg, Basel, Wien: Herder Spektrum, S. 67.
[4] Leong K.S. (2006), Jesus-Der Zenlehrer (Das Herz seiner Lehre), Freiburg, Basel, Wien: Herder Spektrum, S. 72.

Nur wer die Kontrolle völlig loslässt und sich hingibt und mit dem Fluss dessen geht, was von Moment zu Moment miteinander entsteht und sich entwickelt, wer mit dem Tanz der Körper mitgeht und ganz eintaucht, wird am Ende verschmelzen, Eins-Sein und Erfüllung erfahren.

Bei kontrolliertem Sex (Liebe machen) sind wir höchstens *ge*füllt, aber nicht *er*füllt, wie bei allem, was wir konsumieren.

Ein Zauber des Glücks und der Schönheit erblüht auch dann, wenn wir aufhören zu kämpfen. Kämpfen in diesem Sinne heißt: *Haben wollen, was wir nicht haben und nicht haben wollen, was wir haben. Sein wollen, der wir nicht sind und nicht sein wollen, der wir sind. Fühlen wollen, was wir nicht fühlen und nicht fühlen wollen, was wir fühlen.* **Diesen Kampf gegen uns selbst können wir immer nur verlieren.**

Zwei kleine Beispiele aus dem Leben eines der Autoren mögen dies verdeutlichen:

1. „Als ich 2006 alleine für neun Tage in den Sinai fuhr, da saß ich eines Abends am Roten Meer und fühlte mich plötzlich ganz einsam und alleine und spürte, wie das Gefühl der Angst in meinem Körper aufstieg. Als ich mich fragte: „WER ist es, der im Augenblick Angst hat?" wurde mir klar, dass es der ist, der nicht ist, wo er gerade ist und der dort ist, wo er gerade nicht ist. Ich war in Gedanken woanders und sorgte mich, wie das wohl mit mir alleine hier werden würde. Angst in diesem Sinne bedeutete also eine Trennung von meiner unmittelbaren Erfahrung. In diesem Moment wurde mein Herz berührt, mir liefen die Tränen über die Wangen und ich tauchte ganz in die Schönheit der Landschaft im Hier und Jetzt ein. Ich war ganz angekommen in mir, wieder zu Hause, wo ich schon war und doch nicht war. Ich fühlte mich wieder GANZ und verbunden mit mir und der Natur, und war einfach glücklich."

2. „Als ich 2003 mit einem Freund und Kollegen in St. Lucia in der Karibik war, saßen wir am Meer nebeneinander, einen Tisch zwischen uns, jeder einen Fruchtdrink auf dem Tisch, beide die Kulisse des Strandes betrachtend…die Wellen, die Palmen, die Fischer mit ihren Booten, die warme Brise auf der Haut spürend….und nach circa einer Stunde legte ich meine Hand auf den Tisch und er seine Hand auf meine Hand und ich sah ihn kurz an und sagte: „Ist das nicht wunderbar?" und er wiederholte: „Wunderbar!" So wird das Glück jedes Einzelnen vermehrt, wenn Freunde es miteinander teilen können."

Glück kann man also nicht machen, herbeischaffen oder erzwingen, sondern nur erfahren und erleben. Sonst geht es uns wie der Fischerin im Märchen der Gebrüder Grimm *vom Fischer und seiner Frau:*

Der Fischer und seine Frau[5]

„Die beiden wohnten in einem Pisspott nahe an der See. Eines Tages hing ihm ein großer Butt an der Angel. Dieser eröffnete ihm, dass er ein verwunschener Prinz sei und bat den Fischer darum, ihn leben zu lassen und der Fischer ließ ihn als sprechenden Fisch wieder schwimmen und frei. Darauf ging Fischer nach Hause zu seiner Frau.

Diese fragte ihn sogleich, ob er sich denn nichts gewünscht hätte, was der Fischer verneinte. „Was sollte ich mir denn wünschen? Ich bin doch glücklich." Doch seine Frau entgegnete ihm wie schlimm es für sie wäre in dem Pisspott zu wohnen und dass sie sich ein hübsches Häuschen wünschte und bat ihn noch einmal zur See zu gehen, um den Butt darum zu bitten.

[5] Wir haben den Wortlaut des Märchens der Gebrüder Grimm durch Nacherzählen verändert und das Märchen bei Hans Jellouschek nachgelesen: Jellouschek H. (2001), Vom Fischer und seiner Frau, Stuttgart: Kreuz-Verlag.

Die See war grün und er rief den Fisch der prompt angeschwommen kam und er erzählte ihm vom Wunsch seiner Frau und der Butt sagte: „Geh nur hin, sie hat es schon!"

Zu Hause angekommen fand der Fischer nun nicht mehr seinen Pisspott vor, sondern ein kleines Häuschen mit seiner Frau auf einer Bank davor sitzend. Und sie zeigte ihm Haus, Inventar und Garten. „Ist das nicht nett?" fragte sie ihn und er sagte: „Ja, so soll es bleiben!"

Nach 14 Tagen verlangte die Frau nach einem Schloss. Schweren Herzens ging der Mann zur violett und dunkelblauen See und der Butt erfüllte ihm erneut den Wunsch seiner Frau.

Als er heimkam war da ein Schloss mit Dienern, Kostbarkeiten und einem großen Anwesen. Die Frau führte ihn durch die Gemächer. Bald war sie aber wieder unzufrieden und schickte ihn, um Königin zu werden und wieder ging der Fischer zur inzwischen grauschwarzen See. Sie bekam ihren Hofstaat, ihre Krone, ein Zepter und was sonst noch alles dazugehörte.

Bald wurde ihr das Erreichte wieder langweilig und die Königin wurde ungeduldig und wieder schickte sie den Fischer. Diesmal um Kaiserin zu werden. Dem Mann wurde immer banger ums Herz, jedoch ging er zur dick schwarzen See, um den Butt erneut zu rufen.

Als er zurück kam waren da Soldaten, Barone, Grafen und Herzöge und sie hatte eine diamantene Krone und der Fischer ging ganz schüchtern zu ihrem Thron…

Als sie ein wenig Kaiserin war wollte sie Päpstin werden. An der dunkel schäumenden See zog ein Wind auf und das Wasser brauste und kochte. Dem Fischer, als verzagtem Wunsch-Briefträger, entsprach der verwunschene Prinz ein weiteres Mal und als er nach Hause kam fand er eine große Kirche, von Palästen umgeben, viel Volk und geistlichen Hofstaat vor…"Bist du nun zufrieden?" fragte sie der Fischer. „Das will ich mir noch überlegen" sagte die Päpstin, seine Frau, als sie zu Bett gingen. Doch schon kurze Zeit später eröffnete sie ihm, sie wolle werden wie Gott. Da erschrak der Fischer und fiel vor ihr auf die Knie. Doch sie geriet in Wut und Rage, riss sich das Mieder auf, trat mit dem Fuß und schrie. Er zog die Hosen an und ging zur pechschwarzen See, die in riesigen Wogen mit weißen Schaumkronen tobte."Was will sie denn?" fragte der Butt. "Ach, sie will werden wie der liebe Gott" sagte der Fischer. „Geh nur", sagte der Butt, „sie sitzt schon wieder im alten Pisspott!"

„Das Glück ist eben keine Frage von dem was man hat und was man erlangt, was man sich wünscht, sondern eher eine Frage, ob man das bejaht, was man hat."[6]

Ramana Maharshi:

„Nicht der Besitz ist das Problem, sondern der Besitzer!"[7]

Ramana Maharshi:

„Nur wer selbst glücklich ist, kann andere glücklich machen. Glück entspringt aus dem inneren Frieden und kann nur existieren, wenn keine Störungen vorhanden sind. Die Störungen beruhen auf Gedanken, die im Verstand auftauchen. Ist der Verstand abwesend, besteht vollkommener Frieden."[8]

[6] Leong K.S. (2006), Jesus-Der Zenlehrer (Das Herz seiner Lehre), Freiburg, Basel, Wien: Herder Spektrum, S. 73.
[7] Osborne W. (1983), Ramana Maharshi-Seine Lehren, München: Kailash-Buch (Hugendubel).
[8] Greenblatt M. (2006), Ramana Maharshi - Die essentiellen Lehren (Eine Reise in Bildern), Bielefeld: Kamphausen-Verlag, S. 45.

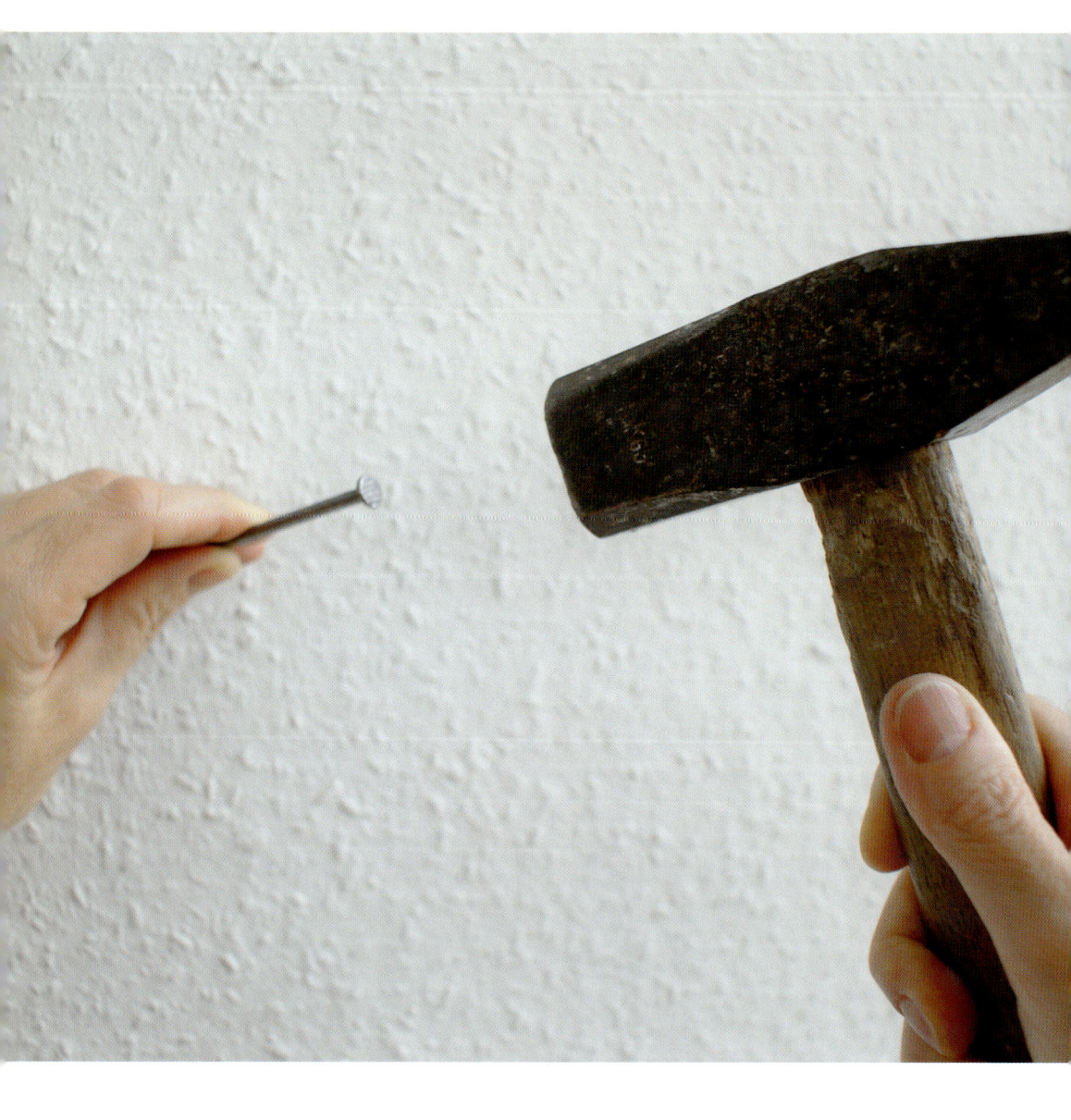

Aufmerksamkeit

Aufmerksamkeit unterscheidet sich von Konzentration. Konzentration schließt in der Fokussierung auf A wiederum B und C aus.

In der Aufmerksamkeit liegt kein Ausschließen, kein Widerstand, keine Anstrengung und daher gibt es keine Grenze, keine Beschränkung.

„Aufmerksamkeit bedeutet nicht nur, dem Gehirn seine Energie zu geben, sondern ebenso dem Geist, dem Herzen, den Nerven, der ganzen Wesenheit all seine Energie zur Verfügung zu stellen. Es bedeutet zugegen sein. Wenn ich an etwas anderes denke kann ich nicht zugegen sein."[9]

Nun können wir jedoch gar nicht wirklich ganz zugegen, anwesend und aufmerksam sein, wenn wir verletzt sind, wenn unsere Verletzungen aus unserem bisherigen Leben nicht geheilt sind; denn dieses *Verletztsein*, diese alten Wunden, werden uns von vollkommener Aufmerksamkeit abhalten. Am besten verstehen können wir das, wenn wir uns vorstellen, dass wir gerade Hier und Jetzt mit *Verletztsein* auf die Äußerung von jemanden reagiert haben und dann an einem See oder Fluss spazieren gehen. Wir können dann den Spaziergang nicht wirklich erleben und genießen weil unser Verletztsein uns abhält ganz zugegen zu sein. Was für das augenblickliche Verletztsein gilt, gilt auch für die Summe aller Beleidigungen, Demütigungen, Schläge, Abwertungen, Missachtungen in unserem Leben. Zuschreibungen wie „Sei so!" und *„Sei nicht so!"*, verbale und nichtverbale

---

[9] Krishnamurti J. (1974), Anders Leben, München: Kösel-Verlag.
[10] Begriff aus der Transaktionsanalyse (TA) von Eric Berne. Einschärfungen sind z.B. „Existiere nicht, Fühle nicht, Sei kein Kind, Werde nicht erwachsen, Schaff es nicht, Sei nicht gesund", usw.
Nachzulesen bei: Schlegel L. (1979), Die Transaktionale Analyse, Tübingen: Francke-Verlag.

Einschärfungen[10], Vergleiche mit anderen und Androhungen führten dazu, dass wir ein Bild, ein Image von uns aufgebaut haben. Das heißt, dass wir durch die Art geprägt wurden, wie wir in unserer Familie, in unserer schwäbischen, kalifornischen oder anatolischen Kultur, in unserem Schulsystem und in unserer religiösen Erziehung bestimmte Lernwunden und Verletzungen erfahren haben. Und wenn wir verletzt sind, weil wir ein Bild von uns aufgebaut haben, dann haben wir auch als Schutz einen Widerstand, eine Wand zwischen Ich und Nicht-Ich oder Du aufgebaut. Wir haben uns Bodyguards zugelegt und Überlebensstrategien antrainiert.

Wir haben uns dann auch Bilder von den Anderen aufgebaut und zwar in Form von Interpretationen, Unterstellungen, Annahmen, Projektionen, nicht zuletzt auch aus unserem Gedächtnis der alten bösen Präge-Erfahrungen und Verallgemeinerungen.

Wenn wir solch fest geprägte Bilder von unserem Gegenüber haben, dann sind wir nicht mehr frei, ihm wirklich zu begegnen, so wie er jetzt und heute ist. Wir hängen dann entweder in unserem Erinnerungsspeicher und damit an alten Erfahrungen oder an unseren Vorstellungen vom Gegenüber. Wir begegnen somit nur unserem Bild von unserem Mitarbeiter, Chef, Kunden oder Partner…

Der Trick dabei ist nun, auf Signale, Zeichen, Hinweise zu achten, die genau in dieses Bild passen und es damit bestätigen und noch weiter verstärken. Eine solch gedankliche Fixierung lässt wenig Spielraum für neue, freie und gegenwärtige und vielleicht auch korrigierende Erfahrungen offen. Wir bleiben quasi in unserer Ein-**Bild**-ung. Unser Bezugsrahmen[11] bleibt erhalten. Der andere wird somit zu unserem **GEGEN**-über. Und unausweichlich wird er versuchen unsere aufgebauten Bilder zu zerstören.

---

[11] Bezugsrahmen (frame of reference) ist ein Begriff den Eric Berne, der Begründer der TA geprägt hat. Der Bezugsrahmen ist unsere geprägte & begrenzende Sicht von uns, anderen und der Welt und damit auch ein Schutz und Abwehrmechanismus.
Berne E. (2001), Die Transaktionsanalyse in der Psychotherapie, Paderborn: Junfermann-Verlag.

Im Extremfall sind wir gar paranoid, wie die Geschichte mit dem Hammer von Paul Watzlawick[12] eindrücklich zeigt:

Die Geschichte mit dem Hammer

„Ein Mann will ein Bild aufhängen. Den Nagel hat er, nicht aber den Hammer. Der Nachbar hat einen. Also beschließt unser Mann, hinüberzugehen und ihn auszuborgen. Doch da kommt ihm ein Zweifel: Was, wenn der Nachbar mir den Hammer nicht leihen will? Gestern schon grüßte er mich nur so flüchtig. Vielleicht war er in Eile. Aber vielleicht war die Eile nur vorgeschützt, und er hat etwas gegen mich. Und was? Ich habe ihm nichts angetan; der bildet sich da etwas ein. Wenn jemand von mir ein Werkzeug borgen wollte, ich gäbe es ihm sofort. Und warum er nicht? Wie kann man einem Mitmenschen einen so einfachen Gefallen abschlagen? Leute wie dieser Kerl vergiften einem das Leben. Und dann bildet er sich noch ein, ich sei auf ihn angewiesen. Bloß weil er einen Hammer hat. Jetzt reicht's mir wirklich. - Und so stürmt er hinüber, läutet, der Nachbar öffnet, doch bevor er »Guten Tag« sagen kann, schreit ihn unser Mann an: »Behalten Sie doch Ihren Hammer!“

Krishnamurti sagt, ein verletzter Geist, der ein Bild von sich und Bilder von anderen aufgebaut hat, sei kein unschuldiger Geist mehr. Das englische Wort *innocent* komme vom lateinischen *innocere*, was heißt: *Nicht verletzen*.

---

[12] Watzlawick P. (1983), Anleitung zum Unglücklich Sein, München, Zürich: Piper-Verlag, S. 37.

Ein unschuldiger Geist ist somit ein nicht verletzter Geist. Und nur ein solch unschuldiger Geist, wie der des *inneren Kindes in uns* bevor es verletzt wurde, kann vollkommen und vorbehaltlos aufmerksam sein. Solch ein Geist hat kein Bild von sich oder seinem Gegenüber und ist deswegen augenblicklich offen und frei, um vorbehaltlos wahrzunehmen, WAS IST.

Die Frage ist nun, ob wir diese Bilder wieder auflösen und die darin gebundene Lebensenergie wieder frei setzen können?

Wir können zunächst dieses *Bildnis machen* verstehen. Wir können unsere eigene Erziehung, unsere Verletzungen, unsere Abwehr-Kämpfe und Überlebensstrategien, unseren Verrat am Selbst, realisieren. Wir können **verstehen** und **würdigen**, was wir in guter Absicht für Strategien entwickelt haben und wenn diese heute noch so schräg und widersinnig erscheinen. Wir können verstehen, wie das verletzte Kind sich selbst und andere wieder verletzt hat und wie es introvertiert, ängstlich, gewalttätig und neurotisch wurde. Damals war es bereit, alles zu akzeptieren, was ihm Als-Ob-Sicherheit gab.

Wir können uns dann in der Selbsterforschung fragen: WER ist es in mir, der WIE - in welcher Weise - überlebt hat und heute noch überlebt? Und wie zeigt sich das jetzt in meinem Körper als unmittelbare Erfahrung?

Und wir können heute als Beobachter mit liebenden Augen der Raum sein für diese Erfahrung. Wir können uns die Auswirkungen unseres Festhaltens, unserer Kontraktion, anschauen und gewahr werden. Wir können erkennen, welchen Preis wir dafür bezahlen. Und wir können uns fragen, was sicher gestellt sein müsste, so dass diese Seite in uns beruhigt wäre und loslassen könnte. Wir können dann unmittelbar erfahren, was geschieht, wenn wir loslassen und die Auswirkungen unseres Loslassens beobachten und fühlend erfahren. Und wir können auch entdecken, zu wem wir dann im Loslassen werden.

Zuerst waren wir sozusagen identifiziert mit dem Halten und mit dem Kontrolleur in uns und jetzt beginnen wir uns mit dem Loslassen zu identifizieren.

Und unser Körper weiß, wie Loslassen geht, genauso wie er weiß, wie das Gleichgewicht halten beim Fahrradfahren geht.

Durch das Verstehen und Würdigen der verletzten Seite in uns entsteht Aufmerksamkeit und Freisetzung der in der Verletzung gebundenen Lebensenergie. Dann können wir hier und jetzt ganz zugegen sein und anderen wieder wirklich frei und offen begegnen.

Der zweite wichtige Punkt ist, herauszufinden, was es braucht, damit der, der weiß, dass er und wie er in der Vergangenheit verletzt wurde, konkret dafür sorgen kann, dass in der Gegenwart und Zukunft keine weiteren und neuen Verletzungen mehr dazukommen.

Beispiel:

Alexandra kommt nach Jahren wieder in eine Einzelstunde und sagt beim Hereinkommen ins Therapiezimmer als Erstes, dass Sie heute ihre Pin zur Scheckkarte vergessen und den Schlüssel zu Ihrer Wohnung verloren hat. Dann fällt ihr die getonte Frau ohne Kopf [= kopf-los] auf dem Fensterbrett auf, die sie selbst vor Jahren getont und mitgebracht hat.

Zuerst sagt sie, dass sie sich heute genauso fühle. Dann merkt sie, dass sie sich in Wahrheit *herz-los* und *kopf-voll* fühlt. Ihre Gedanken kreisen um den geschiedenen Ehemann und um das, was sie sich in den Jahren zugemutet hat. Sie hadert auch damit, welche Auswirkungen die jahrelangen Querelen auf ihre beiden inzwischen erwachsenen Kinder hatten und wie sie sich selbst in all den Kämpfen wieder und wieder verletzt hat. Während sie davon spricht, spürt sie, wie hart und bitter sie dabei geworden ist.

Als sie die hart und bitter gewordene Alexandra auf liebevolle Weise an-
nimmt, da beginnt sie zu schmelzen und wird ganz weich. Sie sagt, „Jetzt
habe ich die Pin zu meinem Herzen wieder entdeckt!"

Im Alltags-Hintergrund nimmt sie gerade Abschied von ihrem Sohn, der
vorübergehend bei seinem Vater wohnen wird, bevor er dann mit seiner
Freundin zusammen zieht. Sie fühlt dabei jetzt einen Schmerz, der über
das hinaus geht was sie als natürlichen Abschiedsschmerz bezeichnet.

Es ist ein Schmerz in der Liebe. Dieser geht einher mit einer Enge in
ihrer Brust.

Und sie sieht diese Art Schmerz in der Liebe auch im Blick auf die
Generationen der Frauen vor ihr in ihrer Familie: Uroma, Oma, Mutter,
überall das Gleiche. Alle waren letztlich über Jahre hinweg alleinerzie-
hend und wurden in der sogenannten Liebe zu einem Mann enttäuscht
und verbittert.

Als sie das sieht, versteht und würdigt, da beginnt sie die Kontraktion in
ihrer Brust loszulassen und es ist wie eine große Entspannung in ihrem
ganzen Muskelsystem. Als Auswirkung ihres Loslassens beginnt sie aus
Liebe zu weinen und sie spürt dann wie Freude in die Liebe kommt [an
Stelle des Schmerzes] und sie erlebt etwas, was sie so noch nie erlebt hat:
schneller Wechsel zwischen Lachen und Weinen und Weinen und Lachen
[hin und her als ob jemand einen „on-off"-Schalter bedient].

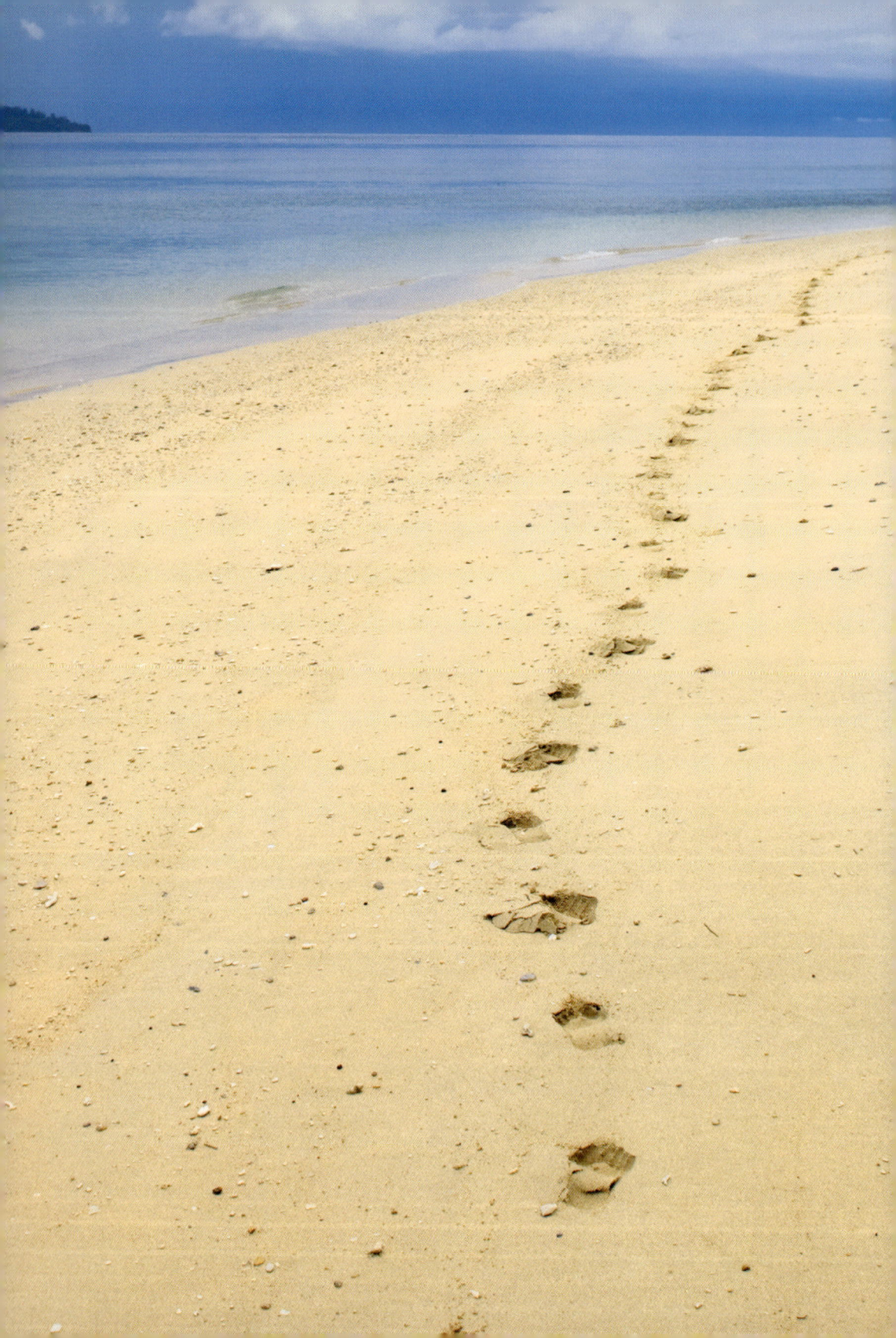

Geh-Meditation

In einer unserer Therapiewochen in der Toskana haben wir mit einer Meditation begonnen, die die Teilnehmer einlud aufmerksam zu werden und völlig zugegen zu sein:

Wir nennen den folgenden Prozess nach alter ZEN-Praxis *Geh-Meditation*.

Eingangs hatten wir ein kurzes Gespräch in der Gruppe über die Bewegungs- oder Geh-Meditation und über das Suchen.

Suchen bedeutet wiedererkennen und wiederentdecken. Wer sucht erinnert sich, also ist der Prozess des Suchens eine Projektion aus dem Gedächtnis. Es ist also schon klar, was ich finden werde, wenn ich mich erinnere und suche.

Das ist wie bei dem englischen *Bobby-Witz*:

Da geht einer unter einer Laterne hin und her und scheint etwas zu suchen. Dann gesellt sich ein Bobby dazu und dann noch einige andere Leute, nachdem sie vom Suchenden erfahren hatten, dass er ein Geldstück suche. Nach einer Weile fragt der Bobby: „Sind sie denn sicher, dass sie das Geldstück hier verloren haben?" Darauf der Suchende: „Ich bin ganz sicher, dass ich es nicht hier verloren habe!" Darauf der Bobby: „Warum suchen wir dann hier?" Da antwortet der Suchende: „Hier scheint die Laterne so schön hell!"

„Wenn jemand sucht, dann geschieht es leicht, dass sein Auge nur noch das Ding sieht, das er sucht, dass er nichts zu finden, nichts in sich einzulassen vermag, weil er nur immer an das Gesuchte denkt, weil er ein Ziel hat, weil er vom Ziel besessen ist. Suchen heißt: Ein Ziel haben. Finden aber heißt: Frei sein, offen stehen, kein Ziel haben."[13]

Unsere Einladung an die Gruppenmitglieder zur Geh-Meditation war ungefähr so:

- Wenn du nun meditativ gehst, dann kennst du deine Schritte und damit deinen Weg noch nicht…
- Jede Bewegung geschieht von Moment zu Moment und ist neu, frisch, unbekannt…
- Du lässt dich überraschen von dem, was du wo und wie auf deine Weise entdecken wirst…
- Dabei ist es wichtig während der 30 Minuten Geh-Meditation mit niemandem zu sprechen. Sei ganz in deiner Aufmerksamkeit…

Gleichzeitig kannst du dir gewahr und bewusst werden über deinen Prozess des Findens:

- Wer in dir ist es der da was findet?
- Wie findest du?
- Wo findest du?
- Wie ist die Resonanz zwischen dem Finder und dem Gefundenen im Prozess des Findens?
- Welche Gefühle hast du im Prozess des Findens?
- Auf welche Wegweiser triffst du? Was wird dir von außen gezeigt?
- Was erfährst du, wenn es keine Trennung zwischen dem Beobachter und dem Beobachteten gibt?

---

[13] Hesse H. (1974), Siddhartha, Frankfurt: Suhrkamp Verlag, Seite 111.

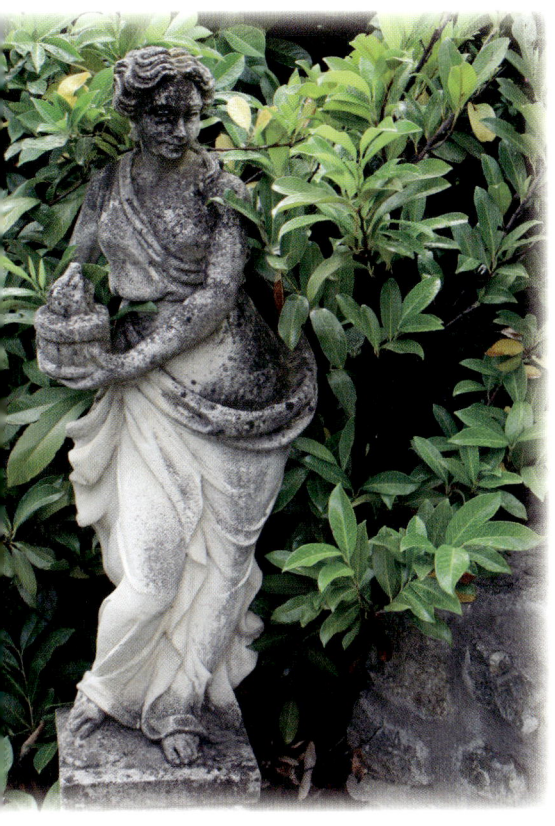

Beispiel:

Eine Gruppenteilnehmerin entdeckte die vielen steinernen Frauen in unserem etwa 10.000 m² großen toskanischen Garten. Irgendwie wurde sie von diesen lebensgroßen Figuren mit ihrer ganzen Aufmerksamkeit angezogen.

Schließlich blieb sie vor einer der Figuren stehen und war ganz zugegen. Diese war nun wie ein Spiegel für sie. Ihr wurde klar, dass sie selbst die versteinerte Frau war, weil nämlich eine Seite in ihr abgestorben und taub geworden war und weil sie nur so ihre schwierige Kindheit überstehen und überleben konnte.

Sie begann nun einfühlend zu begreifen, wie wichtig es ist, auch diese tote Seite in sich wahrzunehmen, anzunehmen und ihr für die damalige Hilfe beim Überleben (u.a. durch Totstellen) in ihrer Kindheit zu danken.

Als sie sich diese Versteinerung eingestand, begriff sie auch, welchen Preis sie für ihre Art zu überleben bezahlte.

In diesem Moment begann sie spontan an diesem Platz zu weinen. Das war für sie zum ersten Mal ein Weinen um sich selbst, um diese versteinerte Seite in ihr. Im Wiederfinden und Beseelen der abgestorbenen und versteinerten Seite begann diese von selbst wieder lebendig zu werden, ganz gemäß dem Motto: „Wenn Du es fühlst kann es heilen!" (You have to feel it to heal it!)

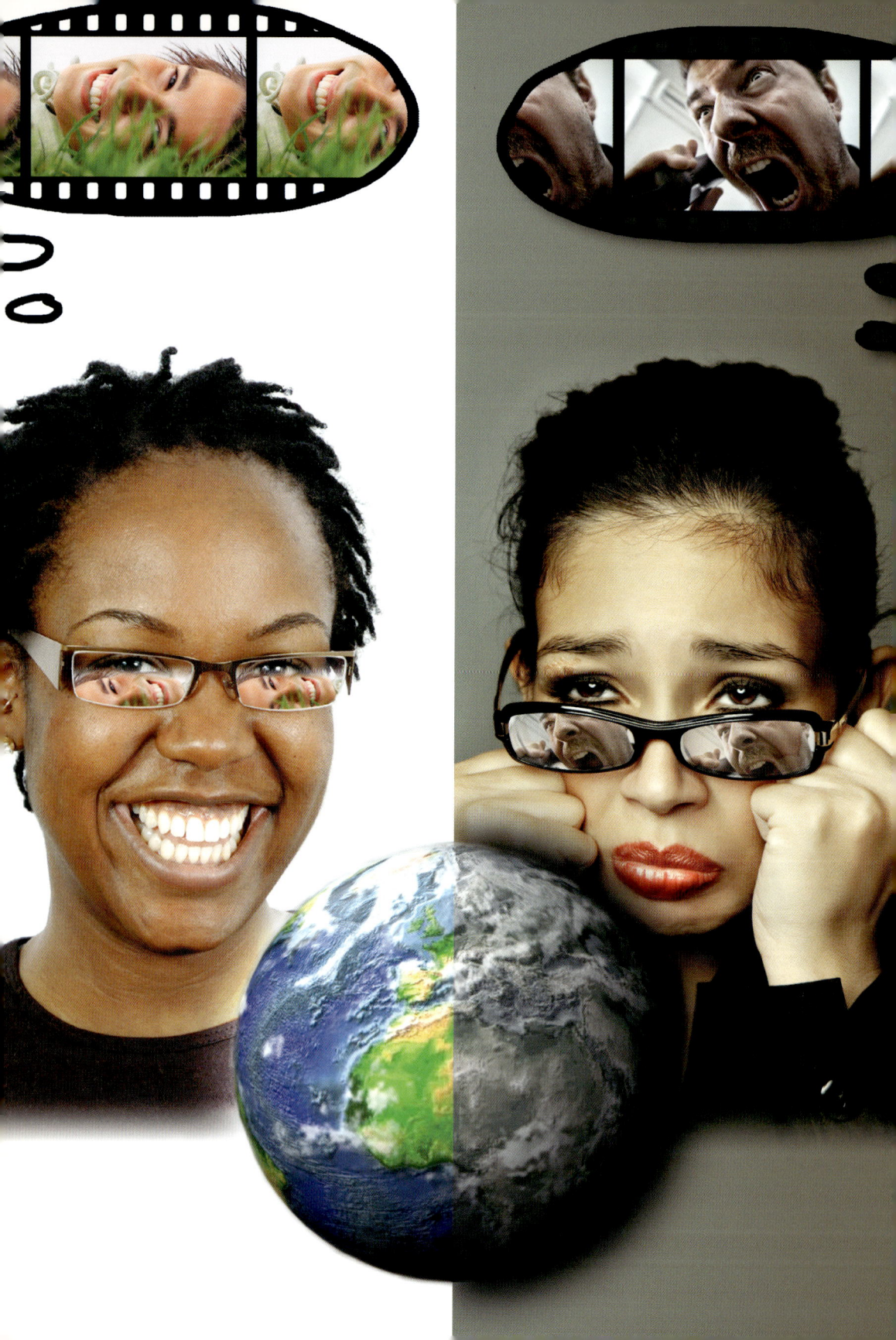

Spielarten der Wahrnehmung

Wer von uns kann schon immer ganz im Augenblick sein? Wer ist schon frei von jeglicher Verhaftung in der Vergangenheit? Wer ist schon immer ganz zugegen, ganz im Hier und Jetzt?

Wer schließt schon das Erlebte jeden Moment so ab, dass keine Reste oder Rabattmarken übrig bleiben, die unsere Energie binden? Erst wenn uns das vollständig gelänge, wären wir jeden Augenblick unbelastet und frei von Vergangenem: wahrnehmen, fühlen, wenn erforderlich handeln und abschließen. So wäre unsere Wahrnehmung unbelastet, unbeschmutzt und völlig rein.

Es spielt eine große Rolle WIE und mit welchen Augen wir etwas sehen und erleben und in welchem Kontext wir etwas verstehen.

Das Wahrgenommene bekommt seine Bedeutung durch den Wahrnehmenden. Auch unsere Vergangenheit bekommt ihre Wirkung durch die Bedeutung, die ihr der Erlebende gibt. So können zwei Geschwister aus derselben Familie, die beide eine bestimmte *Geschichte*, das Leben mit ihrem alkoholkranken Vater, erfahren haben, diese Geschichte unterschiedlich erlebt und verarbeitet haben und in der Folge auch erzählen. Das kann sich sogar so sehr unterscheiden, das Sie als Zuhörer fragen werden: „Sie kommen aber schon aus der gleichen Familie?"

In gewissem Maße bestimmen wir also selbst, ob wir zum Beispiel glücklich oder traurig sein wollen, denn die Entscheidung liegt bei uns, wie wir die Welt deuten.

„Der Mensch wird nicht so sehr von dem verletzt, was geschehen ist, sondern von seiner Ansicht dessen, was geschehen ist."[14]

Die Welt ist also nicht a priori gut oder schlecht, sondern wird es erst durch unsere *wertende* Wahrnehmung. Deshalb ist für unser Glück auch nicht primär entscheidend ob die äußeren Verhältnisse und die Welt sich ändern, sondern ob und wie sich unsere Wahrnehmung (unser Blick auf die Welt) ändert.

Das impliziert auch, dass wir uns über unsere bisherige *innere Buchführung* bewusst werden. Was haben wir alles auf unserem *Haben-Konto* als positiv, als lebenswert, als erfreuliche Erfahrung usw. verbucht? Was haben wir alles auf unserem *Soll-Konto* als negativ, als destruktiv, gegen uns gerichtet, als Mangel usw. verbucht?

Viele von uns sind *schlechte Buchführer* in eigener Sache. Und zwar nicht nur was die Ansicht und Buchführung von der Vergangenheit anbelangt, sondern auch bei all den gegenwärtigen, aktuellen und neuen Erfahrungen.

Es macht einen großen Unterschied durch welche Brille wir sehen und mit welchem Bezugsrahmen wir werten. Da können Drama und Lustspiel manches Mal nahe beieinander liegen:

Ein kleines Gedicht von *Friedrich Rückert*[15] lautet:

> Dein Auge kann die Welt
> Trüb oder hell dir machen;
> Wie du sie ansiehst,
> Wird sie weinen oder lachen.

---

[14] Leong K.S. (2006), Jesus-Der Zenlehrer (Das Herz seiner Lehre), Freiburg, Basel, Wien: Herder Spektrum, S. 79.
[15] Rückert F. (2007), Die Weisheit des Brahmanen, Köln: Anaconda Verlag, S. 29.

Die Bedeutung einer Botschaft bestimmt immer der Empfänger!

Aus systemisch-konstruktivistischer Sicht gibt es immer nur Realitätskonstruktionen und keine Wahrheiten, das heißt, wir alle konstruieren Realität. Diese geht aus Lebenserfahrungen und Geschichten hervor, die erlebt, erzählt, erfunden und kommuniziert wurden. Diese Wirklichkeit ist also nicht zuletzt Selbstkonstruktion und Selbstinterpretation.

Wir bauen uns ein eigenes Erinnerungs-Archiv („self-memory-system") auf.[16] Als Schutz vor schmerzlicher Wahrheit betreiben wir, ohne uns darüber bewusst zu sein, Erinnerungs-Fälschung, Verzerrung und Missachtung in der Wahrnehmung von Fakten. Wir verleugnen und/oder ver-schlimm-bessern[17] erlebte konkrete Tatsachen. Wir strukturieren unser Gedächtnis auf eine Weise, so dass alles in unseren Bezugsrahmen passt.

„Lebende Systeme, können von außen zu keinem Erleben gezwungen werden. Erleben ist Ausdruck und Ergebnis von **Aufmerksamkeitsfokussierung**. Erlebtes entspricht so einer Multimediashow auf allen Sinneskanälen:"[18]

- *visuell*: innere und äußere Bilder und Filme,
- *auditiv*: innere und äußere Dialoge,
- *kinästhetisch*: Gefühle, Körpergefühl,
- *gustatorisch*: Geschmack,
- *olfaktorisch*: Gerüche,
- *Alters- und Größenerleben,*
- *Atemmuster,*
- *Körperkoordination mit Verhalten,*
- *Bewertungen und Bedeutungsgebung, uvm.*

Unsere Erinnerungen sind also von uns multiverknüpft als Muster und neuronales Netzwerk des Erlebens abgespeichert. Da können wir ansetzen. Wir können

---

[16] Self-memory-system: Begriff aus einem Vortrag von Verena Kast, 2003, Lindauer Psychotherapiewochen
[17] Den Begriff ver-schlimm-bessern haben wir von dem Ulmer Psychoanalytiker Dr. med. Hans-Joachim Rannow
[18] Dr. Schmidt, Gunther, Hypnosytemiker, Heidelberg, Vortrag und Seminarunterlagen, 2006, Zitat

Muster erkennen, Muster unterbrechen und Muster verändern. Um unser jeweiliges Erleben wirksam zu ändern brauchen wir aus hypnosystemischer Sicht nicht erst lange herauszufinden warum oder woher es kommt. Wir brauchen es noch nicht einmal emotional zu durchleben oder durchzuarbeiten, wir müssen einfach nur eine andere Art der Aufmerksamkeitsfokussierung gestalten.

Beispiel:

Stellen sie sich vor, dass Sie bisher vor ihrem autoritären Chef gezittert haben und sie das Gefühl hatten, einen trockenen Mund zu bekommen. Ihre schlimmste Vorstellung war, dass sie vor ihm sitzen und kein Wort mehr heraus bekommen. Jetzt lassen sie die Situation vor ihrem inneren Auge genau so bestehen wie bisher. Sie sitzen ihm gegenüber und er sitzt wie immer hinter seinem dicken Schreibtisch… Jetzt erlauben sie sich jedoch eine kleine Veränderung ins Spiel zu bringen. Stellen sie sich vor, wie er hinter seinem Schreibtisch auf einer Kloschüssel sitzt und die Hosen unten hat. Und sie können sofort spüren, was diese kleine Veränderung in diesem Muster bereits in ihrem Erleben auslöst.

„Horror- und Schreckensvisionen im Hier und Jetzt sind also eine einseitige Auswahl des Klienten. Er erlebt in diesem Moment selektiv ausgewählte Vergangenheit in seinem Denken mit Tunnelblick.“[19]

Anders gesagt: als Menschen entwerfen wir Geschichten, Skripts, Drehbücher über uns, die Welt und das Leben. Was wir als wahr erleben ist unsere subjektive Wahrheit und Wirklichkeitskonstruktion. Wenn wir uns an negative Erlebnisse wieder und wieder erinnern und sie anderen immer wieder erzählen, dann halten wir in selbsthypnotischer Weise unsere subjektiv so erlebte und abgespeicherte Vergangenheit am Leben.

---

[19] Gunther Schmidt, Vortrag & Skripts im Rahmen einer Fortbildung am MEG, Heidelberg, 2004, Zitat.
Die hypnosystemischen Gedanken und Sichtweisen gehen auf Gunther Schmidt zurück.

Doch Gott sei Dank können wir unsere Aufmerksamkeit wo anders hinlenken und so unser Skript umschreiben. Wir können uns zum Beispiel unserer Ressourcen bewusst werden, mit Hilfe derer wir bestimmte vergangene Situationen überlebt haben.

"Energy flows where attention goes!"[20] Die Energie fließt dahin, wo die Aufmerksamkeit hingeht und da geschieht wahrnehmbare, verwirklichte Physiologie, Denken und Emotion.

Die tragischen Seiten unseres Lebens können wir allerdings erst dann in etwas Schönes umwandeln, wenn wir uns ihrer bewusst werden und ihnen voll ins Auge blicken.

Dies können wir *dissoziiert,* mit innerem Sicherheitsabstand tun. Das heißt wir bauen für den Klienten eine Beobachterposition auf, wo er sich von außen betrachtet wahrnehmen kann. Das ist, wie wenn er als Zuschauer auf eine Leinwand schaut, auf der er sich selber zum Beispiel als den ängstlich Verspannten in einem bestimmten Kontext sieht. Er ist dann der Beobachter, der im Kino in einer der vielen Reihen sitzt und er ist der Beobachtete auf der Leinwand gleichzeitig. Er hat jedoch einen selbst gewählten Abstand zur Leinwand und kann den Film anhalten, zurück- oder vorspulen. Er kann die Leinwand größer, kleiner, heller, dunkler werden lassen. Er kann die Bilder schärfer oder unschärfer machen und die Geschwindigkeit des Films erhöhen oder drosseln. Er kann den Film heute ausschalten und beim nächsten Mal an der gleichen Stelle wieder einschalten und weiter daran arbeiten…

---

[20] Isaac Shapiro, Australien, Fortbildung am Chiemsee, 2000, Vorträge & Selbsterforschung

Wenn wir *assoziiert* erleben, dann sind wir das was wir erleben. Wir sind der *Raum für die Erfahrung* und *der Erfahrende* gleichzeitig. Der Raum für die Erfahrung entspricht unserem *Bewusstsein*, in dem Gedanken, Erinnerungen, Empfindungen, Gefühle auftauchen und wieder verschwinden können.

Beispiel:

Hans redet nicht *über* seine Verspannungen und seine Angst, als ob sie etwas Verdinglichtes oder von ihm Getrenntes wären, er sieht sich auch nicht auf der inneren Leinwand, sondern *er ist* für die Zeit des Erforschens die Angst, *der Ängstliche.* Er begegnet sich als solchem ohne jede Trennung. Er entdeckt, wie der ängstlich Verspannte sich jetzt in seinem Körper und u.a. auch in seiner Atmung unmittelbar zeigt und offenbart. In der völligen Identifizierung nimmt er diesen Teil an und entdeckt ihn ganzheitlich. Er will ihn nicht mehr *wegkriegen.* Es gibt keinen Kampf mehr in ihm zwischen einer ängstlichen Seite und einer, die den Ängstlichen loswerden will. Er nimmt den ängstlichen Teil völlig an. Dies ist der erste Teil des Loslassens.

Das Wieder-Erleben alter Muster mit den damit verbundenen Seiten in uns als *Multimedia-Erleben* ist nur sinnvoll, wenn etwas Neues dazukommt und Wandel geschieht. Ansonsten wäre z.B. Regressions-Arbeit[21] nur retraumatisierend und würde somit musterverstärkend wirken, statt altes Erleben zu unterbrechen und zu verändern.

Wenn jemand in eine frühere Szene hineingeht, muss ein klarer *Vertrag* mit dem Klienten und eine gute Begleitung durch den Therapeuten bestehen und es muss sichergestellt sein, wozu die Regression geschehen soll. Nur wenn der Klient dort mit seinen heutigen Ressourcen und mit der Unterstützung des Therapeuten oder anderer aus der Gruppe, neue korrigierende Erfahrungen macht ist etwas

---

[21] Regressions-Arbeit ist das zurückgehen in einen früheren Entwicklungsabschnitt, in eine alte Szene, mit den damit verbundenen Gefühlen, der Physiologie, Körpersprache usw.

gewonnen. Insofern ist es dann nie zu spät für eine glückliche Kindheit in der Gegenwart.

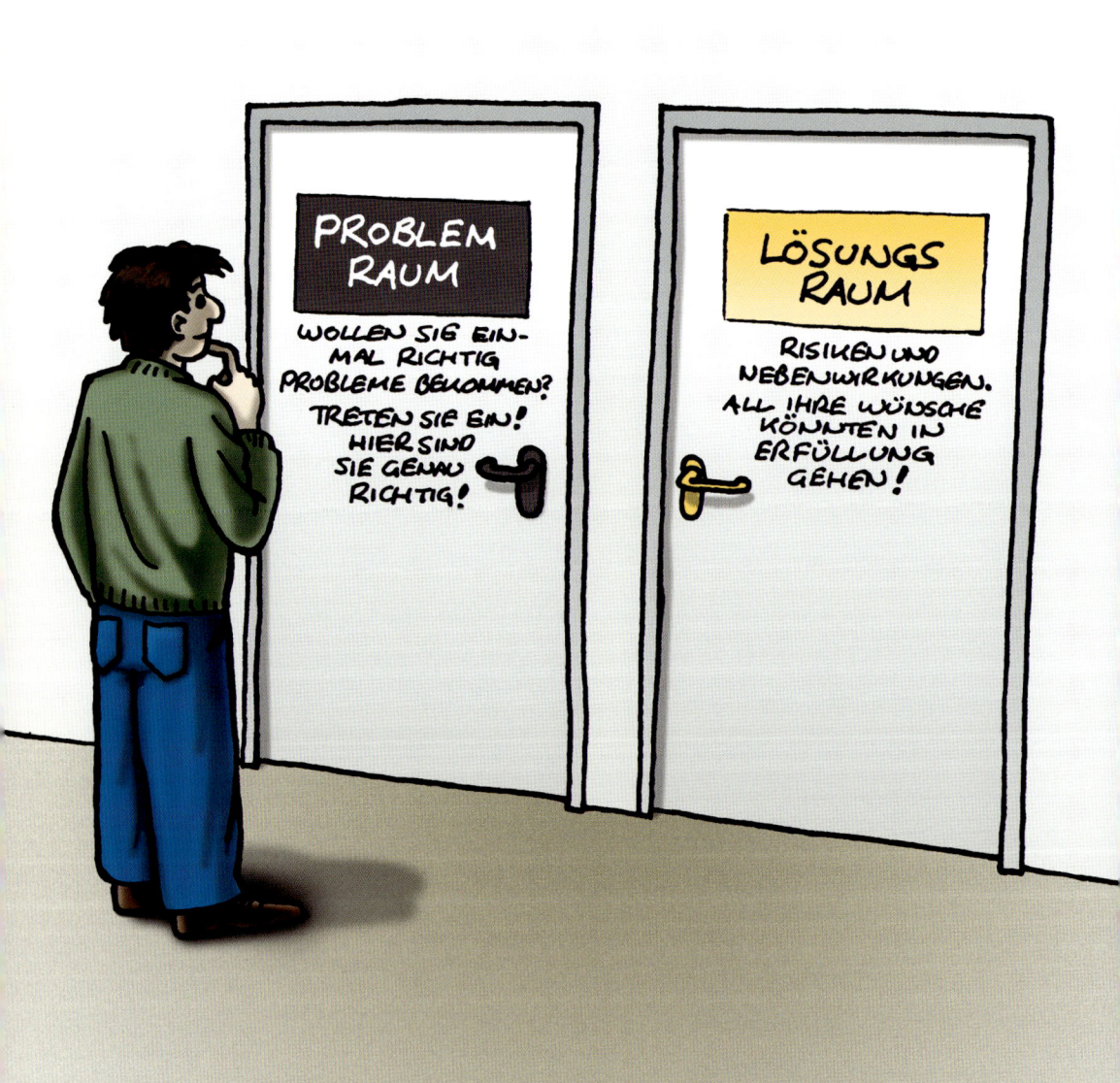

Konstellationsarbeit im Problem- und Lösungsraum

Ein Beispiel aus unserer therapeutischen Arbeit während einer Therapiewoche in der Toskana: Ein Mann um die 50 Jahre, im Außendienst einer Firma tätig, beklagte sich über seine enormen Stress-Symptome. Wir befragten ihn bezüglich seiner Körperwahrnehmung, seiner Atmung, Haltung und seines inneren Dialoges. Dieser Bestand aus Antreiber-Sätzen, wie: „Gib alles!", „Du kannst immer noch mehr!", „Sei die Nummer 1!", „Erst die Arbeit, dann das Vergnügen!", „Nur wenn du was bringst, bist du was wert!", „Versager sind Menschen zweiter Klasse!", „Der Mensch fängt erst beim Doktor an!".

Wir forderten ihn auf, für jeden Satz ein Gruppenmitglied zu finden und die Repräsentanten irgendwie als *Stimme* in Bezug zu sich zu stellen und sich selbst einen Platz im Raum zu geben.

Er selbst stand mit gesenktem Haupt und hochgezogenen Schultern in der Mitte des Gruppenraumes und er stellte eine der *Stimmen* frontal vor sich auf einen Stuhl. Eine weitere *Stimme* sollte vor ihm von links nach rechts und wieder zurück laufen und immer beim Ausspruch ihres Satzes mit dem Zeigefinger auf ihn zeigen. Eine dritte *Stimme* platzierte er links hinter sich. Diese sollte ihm ihren Satz in sein Ohr flüstern usw.

Die *Stimmen* sollten ihre Sätze in der von ihm bestimmten Reihenfolge sagen und immer wieder von vorne beginnen bis er Stopp sagte. Während die Repräsentanten nun loslegten, spürte er jetzt ganz physiologisch und in allen Details seine Alltags–Stress-Empfindungen. Er war ganz in seinem Problemraum und in seiner Problemtrance. Dies konnten wir auch von außen beobachten.

Wir baten ihn dann mit den *Stimmen* zu spielen, zuerst mit unseren Vorschlägen und dann aus eigener Inspiration. So mussten nun alle Stimmen vor ihm knien und dieselben Sätze sagen. Dann wurden sie eingeladen, die Sätze zu singen. Dann sollten sie zusätzlich beim Knien und Singen noch die Hände falten, genau so wie in der Kirche und früher bei seinen frommen Eltern üblich. Dabei gab er mit einem Taktstock den Einsatz und begann schallend zu lachen. Dann sollten alle *Stimmen* wie Frösche um ihn herum hüpfen, während sie die Sätze sangen usw.

Er fühlte sich bereits richtig befreit und in einer völlig anderen Körperhaltung und wahrnehmbaren Physiologie. Durch die Muster-Veränderung hatte er bereits jetzt seine Problemtrance verlassen.

Im zweiten Teil luden wir ihn ein für die Antreiber-Sätze Erlauber-Sätze zu finden, wie z.B.: „Arbeit darf Spaß machen!", „Du darfst auch mal Pausen machen und müßig gehen!", „Du bist o.k., so wie du bist!", „Leistung ja, aber auch zu Deinen Bedingungen!".

Nun gab er wieder jeder *Stimme/Repräsentantin* einen Satz und eine entsprechende Position. Eine Repräsentantin legte nun nach seiner Anweisung ihre Hand auf seinen Rücken. Eine stand neben ihm und hielt seine rechte Hand, eine hielt mit beiden Händen fest seine Füße am Boden, eine Stimme streichelte ihn ganz sanft am Hinterhaupt von oben nach unten… Er begann nun, liebevoll unterstützt und körperlich berührt, die Erlauber-Sätze zu hören und bekam ein ganz warmes Gefühl im Bauch und begann schließlich vor Rührung zu weinen.

Wir haben im ersten Teil den Inhalt, die Sätze, genau so belassen wie am Anfang. Wir haben nur die Konstellation der *Stimmen* verändert und schon erfolgte eine komplette Veränderung des subjektiven ganzheitlichen Erlebens. Im zweiten Teil haben wir auch noch den Inhalt verändert, so wie er es immer schon gebraucht hätte und heute noch braucht und schon nach kurzer Erlebniszeit befand er sich physiologisch und emotional im Lösungsraum.

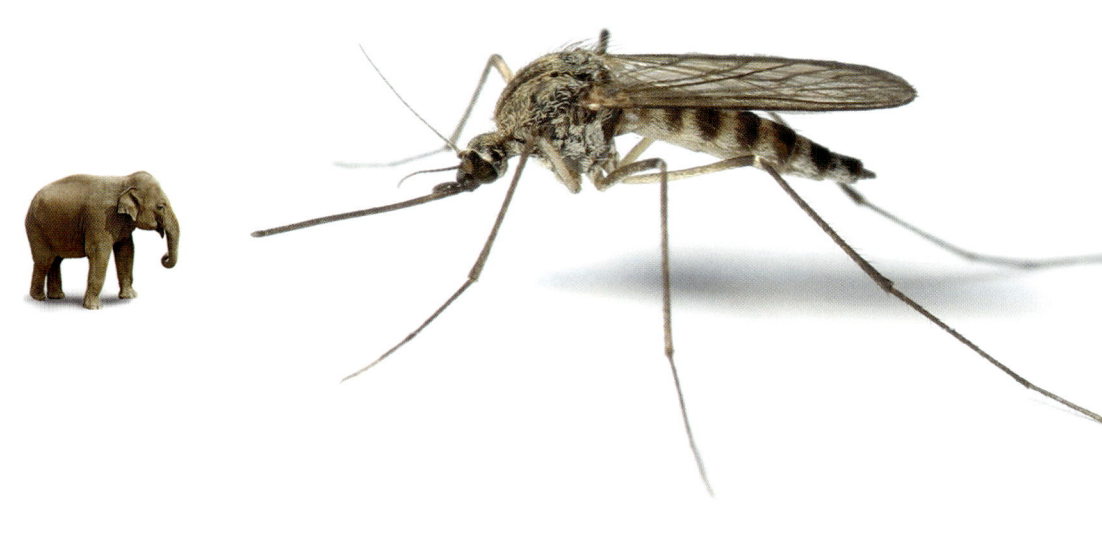

Kontextbezogene Wahrnehmung und Bedeutung

Wir nehmen auch je nach Kontext Dinge anders wahr und geben ihnen in der Folge eine andere Bedeutung. Umgekehrt kann eine bestimmte Bedeutungsgebung einen Kontext (wie z.B. eine Lokalität) in einem anderen Licht erscheinen lassen.

Das illustrieren eine überlieferte und eine aktuelle Geschichte:

1.Geschichte:

Ein indischer Gelehrter und Lehrer hat einmal in seiner indischen Heimat an einem öffentlichen Platz in einer Kleinstadt einen wunderschönen großen Stein an einer bestimmten Stelle mit Hilfe anderer niedergelegt.

Daraufhin schmückte er die Umgebung des Steines, legte dort Blumen und Kerzen nieder und ging täglich in einem weißen Gewand und mit einem Blumenkranz um den Hals dorthin, um zu beten, zu meditieren und um sich zu verneigen. Täglich wurde die Zahl der Menschen, die es ihm gleich taten größer, bis sich eine richtige „Gemeinde" zum täglichen Gebet dort einfand.

Am Ende suchte er das Gespräch mit den dort versammelten Menschen, um ihnen zu vermitteln, dass hier ein ganz gewöhnlicher Stein an einem ganz gewöhnlichen Ort liegen würde.

Zum Erstaunen der Anwesenden machte er deutlich, wie einfach es sei, sie zu *ver-führen* und einen quasi heiligen Ort zu installieren, der aber nur *schein-heilig* sei und wie einfach es sei, einen neuen Aberglauben in die Welt zu setzen.

Er machte klar, wie sehr etwas in seiner Bedeutung künstlich aufgeblasen und überhöht wurde: *mehr sein als es ist.* Er kritisierte nicht die gute Absicht der Anwesenden, wies aber darauf hin, wie wichtig es sei zu fragen, ob dies in einem solchen Falle ausreichend sei. Insbesondere wies er auf die Gefahr der Nachahmung und der Wiederholung von Ritualen hin und wie gefährlich es sein kann, das was andere für sich als richtig erkannt haben, einfach unkritisch zu übernehmen und für sich *als wahr* zu erachten.

Dazu gibt es eine Parallele zu Jiddu Krishnamurti:
Krishnamurti löste den sogenannten Sternenorden auf, dessen Führer ihn zum neuen Messias erheben wollten. In einer bewegenden Rede sagte Krishnamurti, *dass die Wahrheit ein pfadloses Land sei* und lehnte in seinem weiteren Leben jede spirituelle oder religiöse Organisation für sich ab.

In seiner Rede erzählte er die Geschichte vom Teufel und seinem Freund[22].

„Vielleicht kennen Sie die Geschichte vom Teufel und seinem Freund, die die Straße entlang gingen, als ein Mann sich bückte, etwas vom Boden aufhob, es betrachtete und in seine Tasche steckte. Der Freund meinte zum Teufel:" Was hat der Mann aufgehoben?" „Er hob ein Stück Wahrheit auf", erwiderte dieser."Das ist ein schlechtes Geschäft für dich", bemerkte der Freund. „Oh keineswegs" entgegnete der Teufel, „ich werde es ihn organisieren lassen."

[22] Blau E., Aquamarin Verlag, (1995), Krihnamurti, 100 Jahre, Grafing: Aquamarin, S. 95 – aus der Rede „Die Wahrheit ist ein Pfadloses Land" zur Auflösung des Sternenordens.
In der Geschichte vom Teufel bezieht sich das „organisieren lassen" auf die Gründung von Sekten oder Religionsgemeinschaften.

2.Geschichte:

Die zweite Geschichte zeigt in umgekehrter Weise, wie etwas Wertvolles und Kostbares in einem entsprechenden Kontext übersehen, überhört oder gar nicht wahrgenommen wird und damit subjektiv in seinem Wert gemindert werden kann: *weniger sein, als es ist.*

Schauplatz: Washington DC,USA, U-Bahnstation an einem kalten Morgen im Januar 2007.

Der Mann mit der Violine spielte etwa 43 Minuten lang sechs Stücke von Johann Sebastian Bach. Während dieser Zeit liefen 1097 Menschen an ihm vorbei, die meisten auf ihrem Weg zur Arbeit.
Nach drei Minuten nahm ein Mann mittleren Alters wahr, dass da ein Musiker spielte. Er verringerte seine Gehgeschwindigkeit und stoppte für ein paar Sekunden und lief dann sogleich wieder zügig weiter um seinem Tagesplan zu folgen.

Vier Minuten später erhielt der Violinist seinen ersten Dollar. Eine Frau warf das Geldstück in seinen Hut und ging ohne zu stoppen weiter.
Sechs Minuten später lehnte sich ein junger Mann mit dem Rücken an eine nahe gelegene Wand und hörte ihm kurz zu. Dann schaute er auf seine Uhr und setzte seinen Weg fort.

Zehn Minuten später hielt ein dreijähriger Junge inne um ihm zuzuhören, jedoch drängte ihn seine Mutter –sie hielt den Sohn an ihrer Hand – weiterzugehen. Notgedrungen ging er mit seiner Mutter weiter, drehte aber noch lange Zeit im Weitergehen seinen Kopf immer wieder nach dem Violinisten um. Dieses Schauspiel wiederholte sich noch mit einigen anderen Kindern und deren Eltern, die sie alle ohne Ausnahme zum Weitergehen drängten.

Nach 40 Minuten spielte der Musiker immer noch. Nur sechs Leute hielten inne und hörten wirklich für eine Weile zu.
Etwa 20 Leute gaben ihm etwas Geld, setzten aber ihren Weg in gewohnter Geschwindigkeit fort. Der Violinist erhielt am Ende 32 Dollar.
Nach 43 Minuten hörte er mit Spielen auf und musikalische Stille kehrte ein.
Niemand schien das zu bemerken. Niemand applaudierte oder nahm sonst Notiz davon.

Niemand der 1097 Passanten wusste folgendes:
Der Musiker war einer der größten Violinisten der Welt: Joshua David Bell.
Er spielte sechs Stücke von Bach, die zu den schönsten zählen, die je geschrieben wurden. Er spielte auf einer Geige, aus dem 18. Jahrhundert, die 3,5 Millionen Dollar wert ist.
Zwei Tage zuvor spielte er vor ausverkauftem Theater in Boston, MA, USA. Der Durchschnittspreis der Karten betrug 100 Dollar. Viele interessierte Musikliebhaber erhielten keine Karte mehr.

Joshua Bell spielte incognito in der U-Bahnstation. Das Ganze wurde durch die Washington Post[23] organisiert und inszeniert, als soziales Experiment über Wahrnehmung, Geschmack und Prioritäten von uns Menschen.
Unter anderem tauchten folgende Fragen auf: „Nehmen wir an einem öffentlichen Platz, zu einer ungewöhnlichen Stunde Schönheit wahr? Stoppen wir und halten wir inne um diese zu schätzen? Erkennen wir Talent in einem unerwarteten Kontext?" usw.
Eine mögliche Schlussfolgerung aus dem Experiment könnte folgende sein:
„Wenn wir uns keinen Moment Zeit nehmen um einem der besten Musiker der

---

[23] Gene Weingarten, Staff Writer, Washington Post, Ausgabe Sunday, April 8, 2007.
Emily Schroeder, Rachel Manteuffel, John W. Poole und Magazine Editor Tom Schroeder

Welt zuzuhören, der auf einem der schönsten und klangvollsten Instrumente eine Musik vom Feinsten spielt. Was verpassen wir sonst noch alles?"

Joshua Bell[24] ist ein US-amerikanischer Violinist. Seit seinem Carnegie-Hall-

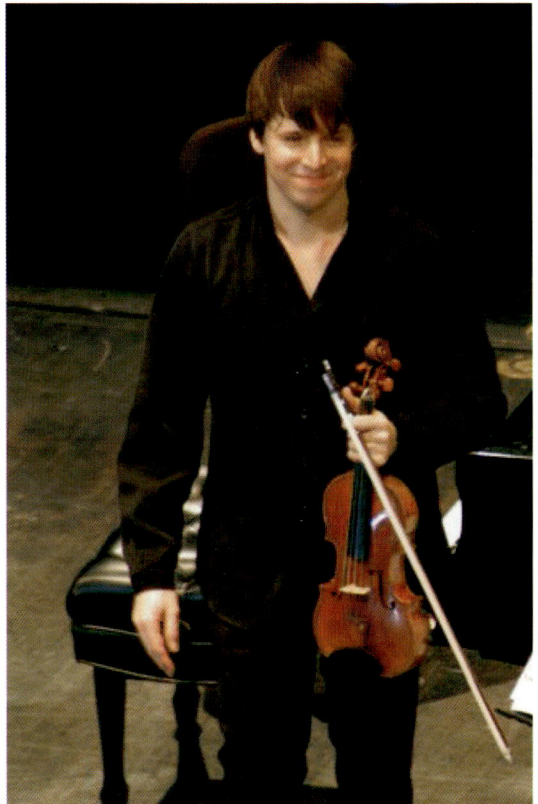

Debüt 1985 ist er weltweit mit nahezu allen bedeutenden Orchestern und Dirigenten unserer Zeit aufgetreten. Neben dem klassischen Standardrepertoire hat er zahlreiche moderne und zeitgenössische Werke zur Aufführung gebracht, mehrere darunter eigens für ihn komponiert. Joshua Bell lebt in New York.

[24] www.joshuabell.com/biography, Bild: http://de.wikipedia.org/wiki/Joshua_Bell

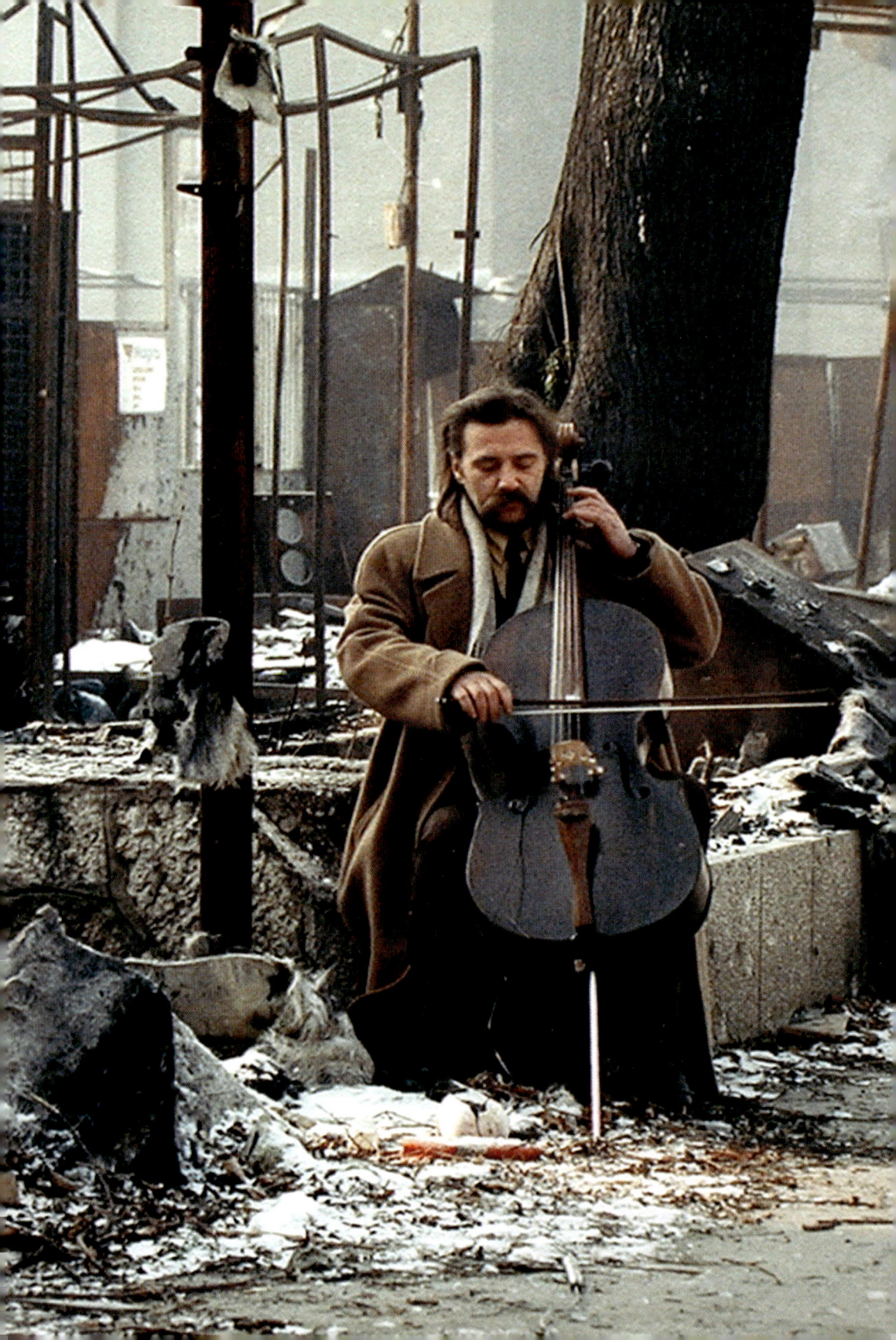

Existenzielle Grenzen
& das Glück im Unglück

Manchmal geht es darum, die eigene existenzielle Ohnmacht und Begrenztheit anzuerkennen. Spirituell betrachtet heißt das, dass wir die existenzielle Ausweglosigkeit unserer Lage als Menschen akzeptieren und anerkennen: wir alle werden geboren und müssen sterben und Schwierigkeiten, wie auch Krankheiten gehören zu unserem Leben.

Anders gesagt, **es gibt kein völlig sorgenfreies Leben, keine ewige Jugend und keine unbegrenzte körperliche Gesundheit**.

Wenn wir viel Unbeschwertheit und Gesundheit erfahren dürfen, dann ist es primär kein Verdienst, sondern ein Geschenk, obwohl wir auch einen aktiven Beitrag zu einem gesunden Leben leisten können. Kürzlich hat ein 50-jähriger Klient, der regelmäßig joggt, bei einer Routineuntersuchung seines Darmes die Diagnose bekommen, dass bei ihm Polypen als Krebsprophylaxe entfernt werden müssten. Er sagte dazu völlig entsetzt: „Ich tue doch ständig was für meine Gesundheit!"

Für ihn war seine sportliche Aktivität so etwas wie eine Gesundheitsgarantie und die Diagnose eine ziemliche Kränkung.

Folgendes Schicksal entstammt der Familiengeschichte eines der Autoren:

„Meine eigene Großmutter musste im zweiten Weltkrieg mit ihren zwei Töchtern vom Schwarzen Meer über Danzig nach Dänemark flüchten. Sie war gezwungen ihren großen Bauernhof und alle Güter zurücklassen. Ihr Mann und zwei ihrer Söhne wurden gegen ihren Willen zum Militär eingezogen und erschossen. Ein weiterer Sohn überlebte Stalingrad und die Gefangenschaft in Sibirien und kam erst 1950 nach Hause. Am Tiefpunkt wog meine Großmutter nur noch 39 kg. Sie wurde am Ende jedoch 84 Jahre und führte jahrelang ein recht glückliches Leben. Sie starb schließlich ganz friedlich am Bodensee, ihrer neuen Heimat."

Kenneth Leong beschreibt, dass Konfuzius 50 Jahre gebraucht habe, um sein Schicksal wahrzuhaben. Erst mit 60 Jahren sei er so weit gewesen dass er ohne um sich zu schlagen, zu jammern und zu schreien, Gottes Willen ganz bejahen konnte. Er hatte sozusagen dann erst wirklich die innere Haltung: „Dein Wille geschehe…"

Wir haben einfach vieles nicht im Griff: Unfälle, der Tod eines Kindes, Verlust sicher geglaubter Arbeit durch Konkurs der Firma usw.

Aber auch da kommt es auf unseren Blickwinkel, den Kontext und unsere Beziehung zu dem was wir erleben an und **im Unglück kann das Glück bereits verborgen sein**, wie folgende überlieferte chinesische Geschichte erzählt:

Die Geschichte vom Glück im Unglück erzählt von einem Bauern, der einen Sohn und einen Ackergaul hatte und ein schönes Stück Acker, den er jährlich bestellen konnte. Die Leute im Dorf sagten: „Welch glücklicher Mann du bist!" und er antwortete: „Wir werden sehen!"

Eines Tages lief ihm der Ackergaul weg und der Sohn machte sich auf, um diesen zu suchen und die Leute sagten: Welch Unglück ist über dich gekommen. du hast zwar ein Feld und einen Sohn, aber keinen Gaul, um den Acker zu bearbeiten…!" und er sagte: „Wir werden sehen!"

Nach zwei Tagen kehrte der Sohn mit dem Ackergaul und drei Wildpferden im Schlepptau nach Hause und öffnete das Gatter um alle vier Pferde im eingezäunten Bereich los zu lassen. Die Leute im Dorf sagten: „Welch Glück ist über dich gekommen! Wer hätte vor zwei Tagen noch gedacht, dass dir ein solcher Reichtum zu Teil werden würde?" und er sagte: „Wir werden sehen!"

Noch in der gleichen Woche ritt der Sohn die Wildpferde ein und stürzte dabei von einem Pferd und brach sich den Oberschenkel. Die Leute vom Dorf sagten: „Welch Unglück ist über dich gekommen! Jetzt hast du Pferde und einen Acker, aber keinen Sohn, der dir helfen mag das Feld zu bestellen!" und er sagte „Wir werden sehen!"

Schon in der folgenden Woche kamen die Soldaten ins Dorf um alle jungen, gesunden und wehrpflichtigen Männer einzusammeln, denn es war Krieg an der Landesgrenze.

Neben dem *existenziellen, schicksalhaften Leid* gibt es auch das *psychologische Leid*, das eine innere Haltung und einen Lebensstil verrät, der an Verletzungen festhält bzw. gegen Wirklichkeit ankämpft.

Er ist gekennzeichnet durch Klagen, Anhaften, Resignation und Verbitterung. In diesem Erlebnismodus geben wir Verantwortung ab, hadern mit anderen, mit uns selbst und dem Schicksal in redundanter Weise.

Nach anfänglicher Pseudo-Aufmerksamkeit distanzieren sich die anderen von uns immer mehr, weil sie die *alte Leier* allmählich nicht mehr hören können.

Stephano Sabetti nennt diese Seite in uns *suffering mind* und meint damit „eine Kombination von Einstellungen, Ersatzgefühlen und Verhaltensmustern, die ein *Feld des Leidens* erzeugen und aufrecht erhalten."[25]

Wenn wir existenzielles Leid erfahren, können wir dies also annehmen und daran wachsen oder daran verbittern und zerbrechen.

[25] Stephano Sabetti (2009), Das Eine (The One): Life Energy Media, Granada Hills, CA, USA, S.136

Wir sind nicht vom Schicksal getrennt und sollten dieses deswegen nicht als einen Feind betrachten, gegen den wir ankämpfen, sondern lieber leben nach der Art: **„Gott gebe mir die Gelassenheit, Dinge hinzunehmen, die ich nicht ändern kann, den Mut, Dinge zu ändern, die ich ändern kann und die Weisheit, das eine vom anderen zu unterscheiden."**[26]

Folgender Witz von der Katz' und der Maus greift das Thema auf humorvolle Weise auf:

> Die Maus ist vor der Katze auf der Flucht und findet ihr Mausloch auf der Weide nicht mehr. Sie rennt und rennt um ihr Leben und plötzlich lässt eine Kuh ihren Kuhfladen auf sie fallen und die Maus steckt komplett in der Scheiße und ist nicht mehr zu sehen. Die Katze sucht und schnuppert und sucht und schnuppert. Vergebens. Bis das Schwänzlein der Maus aus der Scheiße guckt. Da schnappt die Katze zu, spült die Maus im Bach sauber und frisst sie auf. Und die Moral von der Geschichte? Es ist nicht immer von Nachteil, in der Scheiße zu stecken. Nicht jeder, der dich in die Scheiße bringt, ist dein Feind. Nicht jeder, der dich aus der Scheiße holen will, ist dein Freund. Und wenn du schon in der Scheiße steckst, dann solltest du wenigstens deinen Schwanz einziehen!

---

[26] Reinhold Niebuhr (1892-1971): Amerikanischer Theologe, Philosoph und Politikwissenschaftler, Aphorismus „Gleichmut". Auch bekannt als das „Gelassenheits Gebet" der Anonymen Alkoholiker (AA).

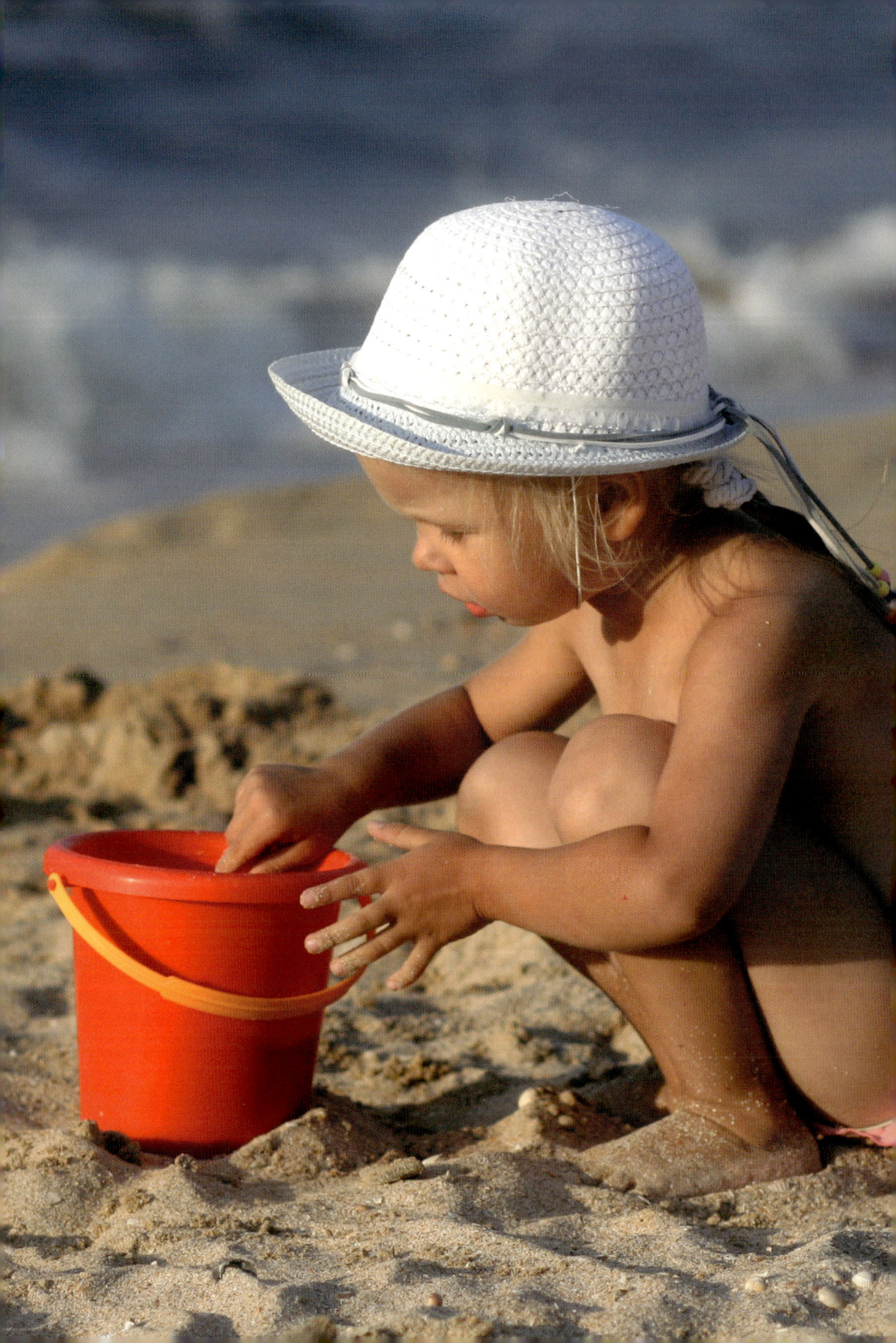

Einfach Sein

Wenn wir als Kind häufig sein sollen wie wir nicht sind und nicht sein dürfen wie wir sind, weil wir uns an fremde Erwartungen anpassen müssen, dann entwickeln wir ein falsches Selbst.

Varianten des falschen Selbst sind: sich aufblasen oder bei sich die Luft raus lassen, über-sicher oder unter-sicher spielen, mehr sein als man ist oder weniger sein als man ist, one-up oder one-down sein.

Nicht einfach der zu sein der man ist, ist nicht nur anstrengend, sondern hat auch immens schädliche Auswirkungen für uns selbst und auf all unsere Beziehungen.

In der Transaktionsanalyse (TA) gibt es dazu vier Grundpositionen:

1. Ich bin o.k. – Du bist nicht o.k. (+/-)   – Die arrogante Position

2. Ich bin nicht o.k. – Du bist o.k. (-/+)   – Die depressive Position

3. Ich bin nicht o.k. – Du bist nicht o.k. (-/-)   – Die verzweifelte Position

4. Ich bin o.k. – Du bist o.k.! (+/+)   – Die o.k.-Position

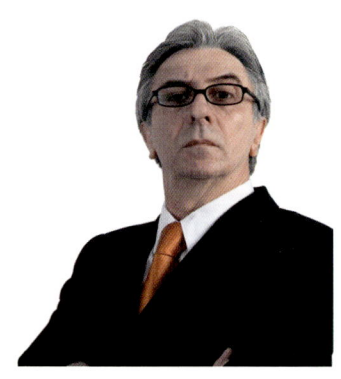

Die arrogante Position (+/-)

Ich bin o.k. – du bist nicht o.k.!

One-up-one down

Winner-Loser-Methode

Über-sicher, überlegen

Abwertung des anderen in dessen Denken, Handeln, Fühlen oder als Mensch insgesamt

Geht in die *Ankläger-Position*

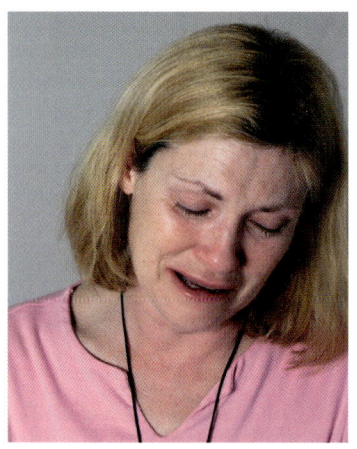

Die depressive Position (-/+)

Ich bin nicht o.k. – du bist o.k.!

Selbstabwertung

One down-one up

Loser-Winner-Methode

Unter-sicher, unter-legen

Übertriebene Bescheidenheit und Minderwertigkeit. Liefert sich anderen schnell aus und geht in die *Opfer-Position*

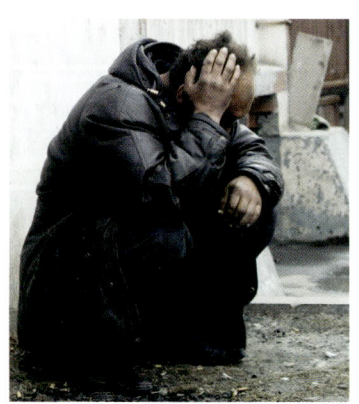

Die verzweifelte Position (-/-)

Ich bin nicht o.k. – du bist nicht o.k.!

Two down

Loser-Loser-Methode

Unter-legen, unter-legen

Alle sind und alles ist beschissen. Die Lage ist hoffnungslos.

Innere Kündigung

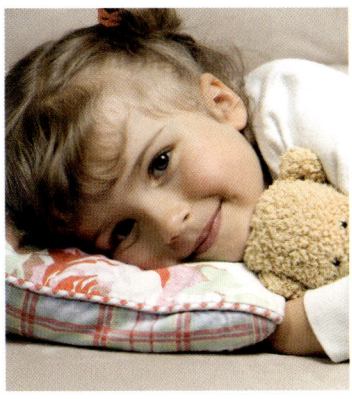

Die o.k.-Position (+/+)
Ich bin o.k. – du bist o.k.!
Two side by side
Ich bin der ich bin und du bist der du bist
Gleichwertigkeit und Suche nach A+B-Lösungen
Win-Win-Strategie
2-Gewinner-Methode

Die Antwort verschiedener spiritueller Lehrer heißt:

Ich bin der ich bin! Das heißt, *ein Mensch der einfach ist* will nicht *sein*, was er nicht ist und nicht *nicht sein*, was er ist. Er ist was er ist. Dieses Annehmen wird unserer Meinung nach wunderbar in folgendem Gedicht von Erich Fried[27] ausgedrückt:

WAS ES IST

Es ist Unsinn sagt die Vernunft

Es ist was es ist sagt die Liebe

Es ist Unglück sagt die Berechnung

Es ist nichts als Schmerz sagt die Angst

Es ist aussichtslos sagt die Einsicht

Es ist was es ist sagt die Liebe

Es ist lächerlich sagt der Stolz

Es ist leichtsinnig sagt die Vorsicht

Es ist unmöglich sagt die Erfahrung

Es ist was es ist sagt die Liebe

---

[27] Fried E. (1991), Als ich mich nach Dir verzehrte – Gedichte von der Liebe, Berlin: Verlag Klaus Wagenbach. S. 35.

Der zu sein, der man ist und aus einer O.-K.-Position heraus zu handeln, zeigt sich in folgenden Grundhaltungen:

- Dem Wunsch seine Sache gut zu machen, jedoch nicht den Ehrgeiz andere ständig zu überrunden und besser zu sein.
- Mit Passion und Herzblut etwas tun (Kein Workaholic oder Zwangs-Arbeiter sein) nach dem Motto: „Alle guten Dinge sind das Ergebnis von Gnade, Kunst und Mühe."[28]
- Seine Stärken und Schwächen kennen und dazu stehen (sich realistisch selbst einschätzen und auch über sich selbst mal lachen können).
- Sich im eigenen So-Sein annehmen und sich selber lieben können, denn wer sich selber nicht schätzt kann anderen kein Schatz sein.
- Die Schönheit des Lebens auch in den kleinen und alltäglichen Dingen sehen und genießen können.
- Eine gewisse Demut dem Leben gegenüber haben und dankbar sein können für das was einem zu Teil wird. Wie schnell sich das Blatt im Leben wenden kann kommt in dem Lied Tears in Heaven von Eric Clapton zum Ausdruck: „Life can bend your knees, life can break your heart, have you begging please."[29]

Aus Sicht des indischen Lehrers Ramana Maharshi liegt das Geheimnis der Erlösung und Gnade nicht darin, sich anzustrengen, sondern sich liebend anzunehmen und dem Fluss des Lebens zu folgen.

Die zwei folgenden Zitate von ihm sind Ausdruck dieser Sichtweise.

Erstes Zitat: „Die Gnade ist in dir, die Gnade ist das Selbst. Du brauchst nur wissen, dass sie in dir existiert, sonst nichts. Du bist nie außerhalb ihres Wirkens. Deine Aufgabe ist es zu SEIN und nicht dieses oder jenes zu sein. Es geht nicht um das Werden, sondern um das Sein."[30]

---

[28] Leong K.S. (2006), Jesus-Der Zenlehrer (Das Herz seiner Lehre), Freiburg, Basel, Wien: Herder Spektrum, S. 57.
[29] Clapton E. (1992), Unplugged (Tears in Heaven), New York: Warner Bros. Records.
[30] Greenblatt M. (2006), Ramana Maharshi - Die essentiellen Lehren (Eine Reise in Bildern), Bielefeld: Kamphausen-Verlag, S 29.

Zweites Zitat: „Was geschehen soll wird geschehen, so sehr du auch versuchst es zu vermeiden und was nicht geschehen soll wird nicht geschehen, so sehr du auch versuchst, es herbeizuführen."[31]

Es kann enorm erleichternd sein, zu glauben und zu erfahren dass **eine** Kraft uns alle bewegt. Wenn wir *wissen* dass diese Kraft in jedem von uns wirkt, jeden Augenblick, weil sie allem Leben innewohnt und es nur diese eine Urbewegkraft gibt, dann können wir uns mehr im alltäglichen Tun hingeben. Wir können uns dann immer wieder daran erinnern und die Kontrolle über den Fluss des Lebens mehr und mehr aufgeben und uns dieser Kraft übergeben. Das ist jedoch kein intellektueller Akt.

Am Ende verlieren wir die Kontrolle ja sowieso. Die Frage ist nur, ob dies freiwillig geschieht, oder unfreiwillig.

Der Alkoholiker verliert die Kontrolle beim Trinken, der Asthmatiker im Ausatemkrampf, der Impotente beim Sex, der Schlafgestörte beim Ein- oder Durchschlafen, der Krebskranke in der Zellwucherung, der Verunfallte im Unfall, der Verschüttete durch das eingestürzte Haus beim Erdbeben…der Sterbende im physischen Tod…

Anmerkung: Wenn Ramana Maharshi sagt, es gehe um das Sein, nicht um das Werden, dann verstehen wir das so, wie wenn wir sagen würden: „*Werde, der Du* auf einer tieferen Ebene bereits *bist*". Im Buch „Gespräche des Weisen vom Berge Arunachala"[32] wird Ramana von einem Schüler gefragt, wie er sein Selbst verwirklichen könne. Die Antwort lautete, dass sein Selbst bereits verwirklicht sei.

Die Aussagen schließen sich nur scheinbar aus. Wir können uns entwickeln und verwirklichen, jedoch im Sinne der Befreiung von unseren Fesseln und Blockaden und von unserer Fremdbestimmung. Wir werden dann immer freier und

---

[31] Osborne W. (1983), Ramana Maharshi-Seine Lehren, München: Kailash-Buch (Hugendubel), Kapitel „Bhakti" ab S. 181
[32] Maharshi Sri R. (1984), Gespräche des Weisen vom Berge Arunachala, Interlaken: Ansata-Verlag.

autonomer und entsprechen immer mehr unserem wahren Wesen. Wir werden sozusagen immer mehr wir selbst, immer authentischer, echter, unverfälschter. Wenn wir tiefer gehen und stiller werden, entdecken wir unseren spirituellen Kern. Im spirituellen Kern, im Herzen, sind wir alle durch die eine universale Kraft, die Liebe, miteinander verbunden.

Wir entwickeln und verwirklichen uns also, schaffen jedoch nichts Neues, was nicht bereits auf einer tieferen Ebene schon in uns angelegt war.

Ein Lied von Klaus Hoffmann[33] enthält folgende Passage als Reim:

> „Doch plötzlich wurd' mir klar,
> dass das, wonach ich suchte,
> schon immer in mir war."

[33] Hoffmann K. (1994), Veränderungen (CD), RCA (Sony Music Austria).

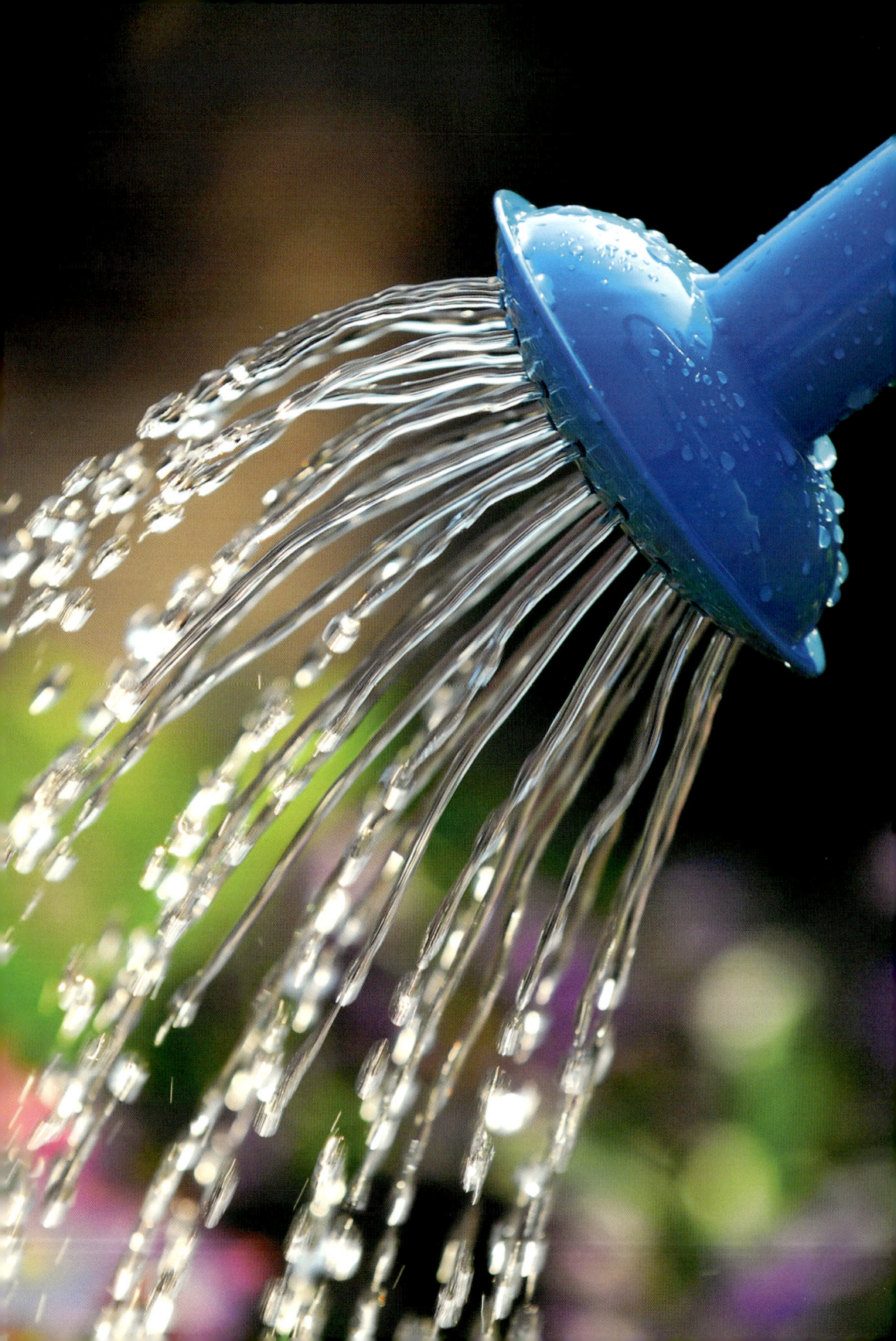

Beziehungsmuster & Konditionierung

Als einer der Autoren vor Jahren einen Schäferhund hatte, da konnte er Pawlow' s Erkenntnisse der klassischen Konditionierung selber anwenden.

Immer wenn der Hund beim Auslauf weit hinter ihm war, weil dieser irgendwo schnupperte und er selbst mit dem Fahrrad bereits einige hundert Meter voraus war, da rannte der Hund irgendwann so schnell er konnte hinter ihm her.

Just in dem Moment machte er immer wieder einen bestimmten Pfiff. Nach einigen Wiederholungen konnte er den Spieß umdrehen. Der Hund war wieder mal weit hinter ihm, er machte den bekannten Pfiff und das Tier begann zu rennen. Das erwünschte Verhalten konnte er noch weiter verstärken im dem er dem Hund zur Belohnung ein Leckerli als positiven Verstärker zum Fressen gab.

Diese relativ feste Reiz-Reaktions-Verknüpfung wird in der Verhaltenstherapie als *Habit* bezeichnet, was vom Wort-Sinn so viel wie *feste Gewohnheit* bedeutet. Nach der modernen Hirnforschung werden auf Grund der spezifischen Erfahrungen Neuronen vernetzt und Datenautobahnen gebaut und geschaltet und zwar um so ausgeprägter, je häufiger wir diese Erfahrungen machen.

Bei uns Menschen kommt eine wesentliche Variante bei der Konditionierung dazu. Wir sind meist konditioniert in Verbindung mit unserem Hunger nach Liebe und Zuneigung (stroke hunger[34]). Wir lernen, dass wir dann geliebt werden,

---

[34] *Stroke hunger* ist ein von Eric Berne (TA) geprägter Begriff. Für ihn gab es neben diesem Hunger noch den *structure hunger* und den *position hunger*.

wenn wir uns auf eine bestimmte Weise verhalten und wir lernen dann im *worst case* gleichzeitig unser wahres Selbst dabei zu verleugnen oder zu verraten.

Das Motto ist dann: **Ich muss mich selbst verlieren** oder etwas von mir verlieren, wie z.B. meine Wut, meinen Trotz, meinen Zorn, **um Dich**, deine Zuneigung **nicht zu verlieren!**

Das ist fatal. Wir lernen dabei einerseits, so zu überleben (= Benefit) und andererseits lernen wir so unecht zu sein, uns zu verstellen und so zu tun als ob (= Preis) um wenigstens darüber Aufmerksamkeit und Zuwendung zu bekommen. Irgendwann zeigen wir dann statt der natürlichen echten Gefühle ERSATZGEFÜHLE: Lächeln statt Zorn, Kullertränen statt Ärger und Enttäuschung.

Die ursprünglichen Zusammenhänge „vergessen" wir wieder und irgendwann wissen wir gar nicht mehr, warum wir uns so verhalten bzw. erleben dies als normal und als wie schon immer so.

Irgendwann suchen wir womöglich jemanden, der genau das ausgeprägt lebt, was uns fehlt, in der Hoffnung dadurch wieder GANZ zu werden, die verlorene Ganzheit wieder zu finden. Das heißt, wenn wir uns zum Beispiel in schizoider Weise von unseren Gefühlen abzuspalten gelernt haben, dann zieht uns z.B. ein emotional lebendiger Mensch an. Doch diese Rechnung geht nur scheinbar und kurz auf.

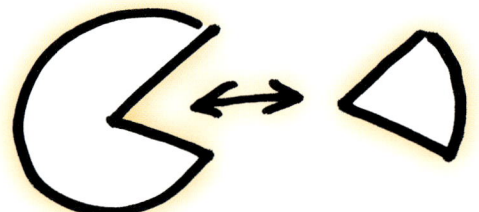

Das Motto ist dann: **Ich suche meine Ergänzung zur Als-Ob-Vollständigkeit.** Sehr illustrierend zu diesem Thema ist das Bilderbuch von Shel Silverstein mit dem Titel „Missing Piece trifft Big O".[35]

---

[35] Silverstein S. (1995), Missing piece meets Big O., Paderborn: Junfermann-Verlag, eigene kurze Zusammenfassung. So wie wir Klienten beispielsweise Geschichten als Metapher erzählen.

Missing Piece dachte „Jemand, wie ich kann doch nicht von alleine rollen." Da versucht „Missing Piece" jemanden zu finden, wo es als Ergänzung hinein passt und in der gemeinsamen Ergänzung wieder ein rundes Ganzes entsteht. Motto: „It takes two to be one".

Einige passten, aber sie konnten nicht rollen, andere konnten rollen, aber sie passten nicht…schließlich kam jemand vorbei der genau passte….sie rollten zusammen….doch plötzlich begann „Missing Piece" zu wachsen"….und als sie deswegen bald nicht mehr wie am Anfang passten sagte seine Ergänzung: „Wieso wächst du? Davon hast du mir vorher nichts gesagt." „Keine Ahnung, das konnte ich doch auch nicht wissen", antwortete „Missing Piece"….und dann war es wieder alleine …und erst als es „Big O" begegnete und „Big O" „Missing Piece" zum selber rollen einlud, da begann es hochziehplumps, hochziehplumps seine Ecken und Kanten abzuschleifen und seine Form begann sich zu ändern bis es schließlich als „Little O" von alleine rollen konnte und dann für „Big O" deswegen attraktiv wurde und sie jetzt ein Stück zusammen rollen konnten…..jeder ganz für sich und gleichzeitig gemeinsam.

Eine Variante zu der Suche nach Vervollständigung durch Ergänzung ist, dass wir in der Rolle des Aggressors von einst das alte Drehbuch der Kindheit wiederholen. Das heißt wir tun mit anderen, was früher mit uns gemacht wurde und an dem, wie es den anderen geht, können wir merken, wie es uns ergangen sein muss. Man nennt dies **Identifikation mit dem Aggressor**. Das bedeutet, dass wir zum Beispiel die Erfahrung machten, dass Eltern oder andere Autoritätspersonen uns mit Nicht-Beachtung gestraft haben, wenn wir uns in deren Anpassungsforderungen durch unser Naturell nicht einfügen konnten oder wollten. Jetzt lassen wir andere auch links liegen, wenn diese sich nicht wunschgemäß verhalten und vererben sozusagen dieses Verhalten an die nächste Generation weiter.

Das kann auch bedeuten, dass wir unsere Kinder schlagen, wie auch wir geschlagen wurden, obwohl eine andere Seite in uns das ablehnt und nicht will. Oder wir verwöhnen unsere Kinder übermäßig und *retten* sie ständig vor den Gefahren und Herausforderungen des Lebens und versperren ihnen so den Weg in ihre Autonomie.

Eine weitere Variante: Wir inszenieren das Drama unserer Kindheit auf anderen Bühnen mit jeweils neuen Mitspielern aus der **Opferrolle** heraus und erleben **immer wieder die alte Schlappe, die alte Kränkung und Verletzung**. Dann werden wir zum Beispiel wieder emotional oder sexuell missbraucht und verstärken somit diesen unbewussten Lebensfahrplan (Skript[36]).

Um solche Muster aufzulösen, müssen wir uns dieser bewusst werden, sie annehmen und durch Musterunterbrechung und Musterveränderung alte Rollen loslassen und etwas Neues wagen.

Im Märchen vom Froschkönig, wunderbar von Hans Jellouschek interpretiert[37], kommt es zur Verwandlung:

> Das Symbol für die verlorene Ganzheit ist die goldene Kugel, die der Prinzessin in den Brunnen fiel. Der Frosch war bereit der Prinzessin die Kugel aus dem Brunnen zu holen. Er machte dies jedoch nicht ohne Eigennutz: Er wollte zum Dank und Lohn dafür jetzt in ihrem Bettchen schlafen, von ihrem Tellerchen essen…Erst willigte sie ein, als der Frosch in seinen Forderungen immer dreister wurde, wurde sie immer wütender und schließlich klatschte sie den Frosch an die Wand. Sie setzte ihm also eine massive Grenze. Dadurch wurde der Frosch in einen Prinzen verwandelt.

---

[36] Skript ist ein Begriff aus der Transaktionsanalyse (TA) für das eigene Lebensdrehbuch, den unbewussten Lebensfahrplan. Die Skriptanalyse ist ein Teilgebiet der TA.
[37] Jellouschek H. (1986), Der Froschkönig, Stuttgart: Kreuz-Verlag.

Das ist im Grunde zwar „ganz einfach" aber nicht ganz so leicht. Im alten vertrauten Muster sind wir *tot*-sicher, - das Neue zu wagen ist *lebens*-gefährlich. Wir müssen dazu unseren alten Rahmen, unsere alte Identität verlassen und Neuland betreten. Je stärker die Prägung und Konditionierung unserer alten Muster, umso schwieriger sie zu verlassen.

Die folgende Aufgabe stammt vom berühmten Gestaltpsychologen Max Wertheimer. Sie lautet: verbinden Sie die neun Kugeln mit vier Linien ohne Unterbrechung.

Wie werden Sie die Aufgabe lösen?

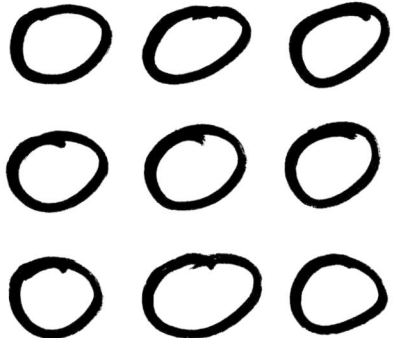

Blättern sie bitte erst danach um!

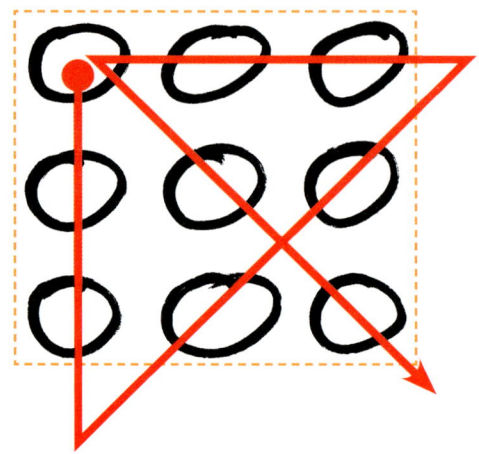

Wie diese Skizze zeigt, müssen wir den alten Rahmen verlassen, um eine Lösung zu finden, Bleiben wir innerhalb des Quadrates der neun Kugeln, so ist die Aufgabe nicht lösbar.

Alle diese Geschichten und Metaphern weisen uns den Weg zur eigenen Veränderung und Vervollständigung. Am Ende stellt sich in unseren Beziehungen die Frage: **Liebe ich dich, weil ich dich brauche** oder **brauche ich dich, weil ich dich liebe?**

So lange wir die verlorene Kugel der Ganzheit in uns selbst nicht wieder gefunden haben, müssen wir zwangsläufig nach der *symbiotischen Phase* des Verliebt seins in unseren Liebesbeziehungen **Ent-Täuschung** und **Ernüchterung** erfahren. Wir spielen dann psychologische Spiele mit negativem Pay-off für alle Beteiligten und sind emotionale Verlierer. Unsere Absicht dahinter, wieder ganz zu werden, ist zwar eine gute, der Weg über den anderen jedoch ein Holzweg.

In der folgenden *Phase der Distanzierung und psychologischen Scheidung*, dem Abschied von den projizierten Fehlerwartungen und nicht erfüllbaren **Hoffnungen auf eine bessere Vergangenheit**[38] kommt es darauf an, die Enttäuschung und Frustration miteinander zu teilen, zu verstehen, zu akzeptieren und loszulassen.

---

[38] Willi J. (1975), Zweierbeziehung, Reinbeck bei Hamburg: Rowohlt-Verlag.

Was wir im Partner oder durch ihn nicht fanden, gilt es in uns selbst zu entwickeln und zu entfalten. Jetzt können wir uns aufs Neue wieder annähern und neue Wege miteinander wagen.

Distanzierung und Wiederannäherung im Wechselspiel, verbunden mit der psychologischen Scheidung führen uns immer mehr in eine reife und durch Autonomie beider Partner sich auszeichnende Beziehung.

Wie bei „Missing Piece" verwandeln wir uns zu „Small O", „Middle O" oder „Big O".

Viele Paare suchen, heute mehr denn je, in dieser Phase der Distanzierung durch enttäuschte Erwartungen eine Außenbeziehung und riskieren am Ende die Scheidung durch Vermeidung. Sie beziehen sich nicht mehr aufeinander.

Beziehung braucht ständige Pflege, gerade auch im Alltag. Nur wenn wir uns aufeinander beziehen, miteinander streiten, miteinander zugegen sind und miteinander erleben, dann gießen wir die Beziehungspflanze und verhindern ihr welken.

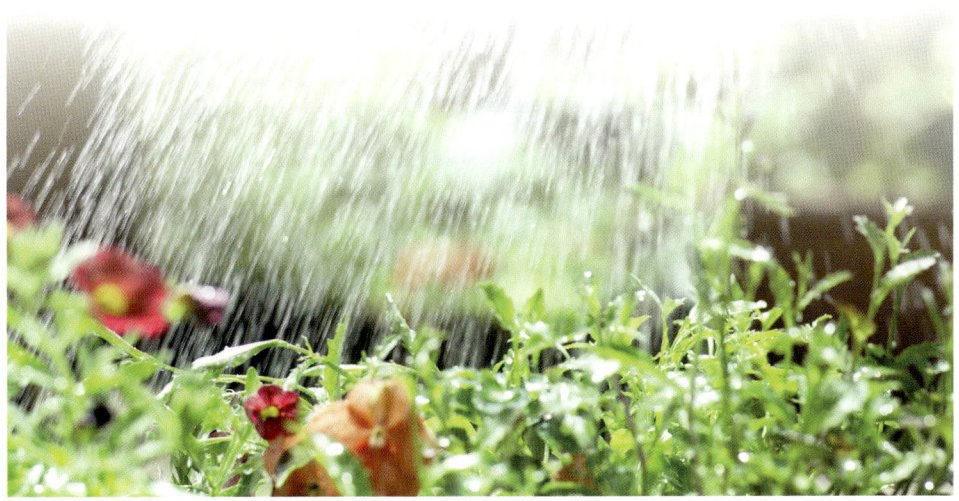

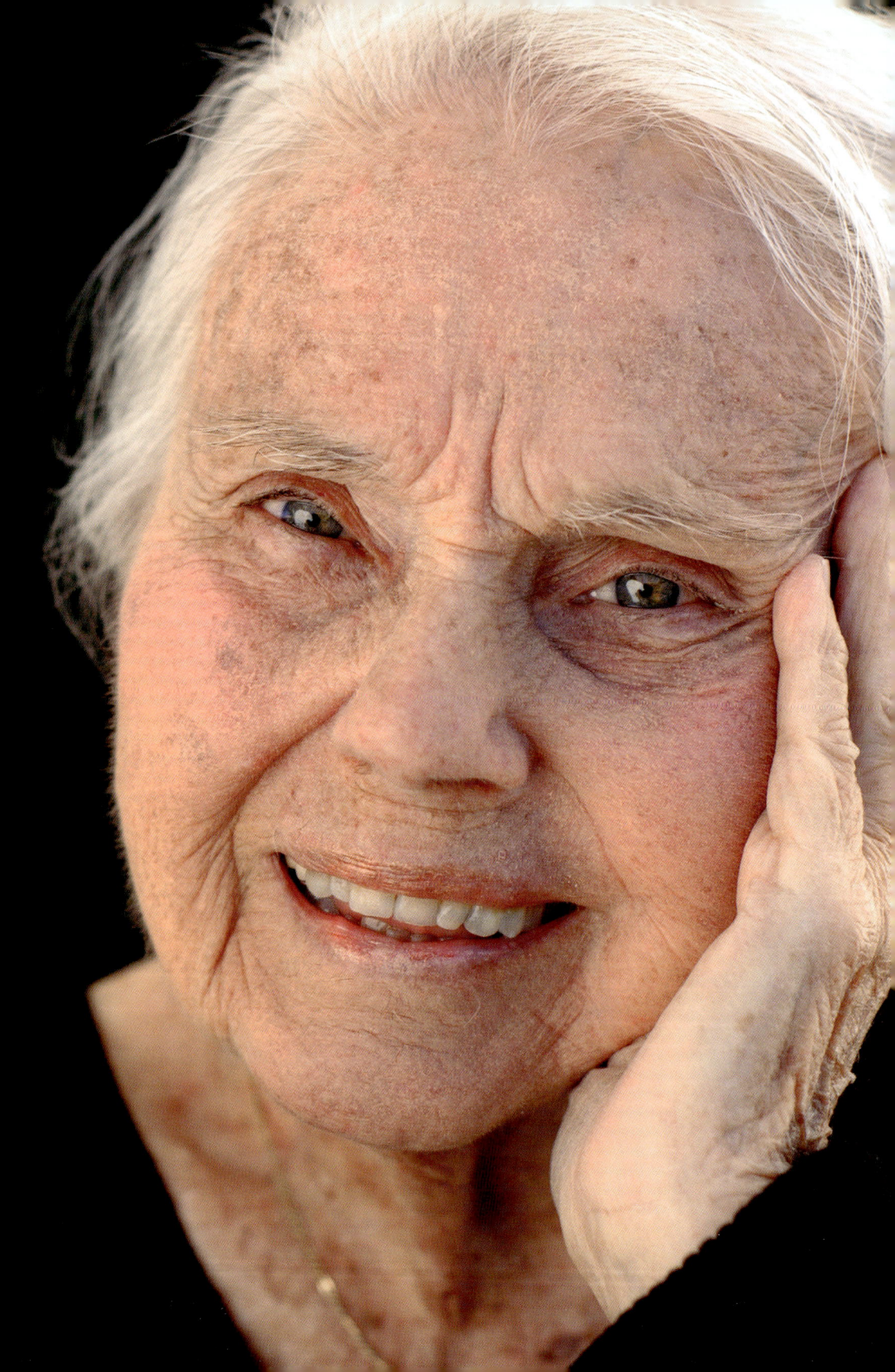

Antlitz-Meditation

In unserem Toskana-Gruppenraum bitten wir die Teilnehmer sich im Knie-Fer-sen-Sitz gegenüber zu sitzen. Ältere Teilnehmer machen es sich mit Sitzkissen als Unterlage bequem. Beide Partner sitzen sich nun so gegenüber, dass später ihre Hände sich gut berühren können.

Zu Beginn sollen beide Partner festlegen, wer **A** oder **B** ist.

Am Anfang schließen beide die Augen und beginnen miteinander zu atmen, und zwar so, dass immer der eine aus- und der andere einatmet und umgekehrt. Es entsteht dabei ein gemeinsamer Rhythmus im Wechselspiel des Atems.

Beide richten jetzt auch ihre Aufmerksamkeit auf das gemeinsame Feld, das spontan entsteht, wenn beide in dieser Konstellation und mit dieser vollen und absichtslosen Aufmerksamkeit füreinander zusammmen kommen.

Dann laden wir zu folgender Erfahrung ein:

- Person „**A**" öffnet nun die Augen, während „**B**" sie geschlossen hält und still da sitzt.
- „**A**" betrachtet nun die Gesichtszüge von „**B**" und zeichnet in Gedanken dessen Züge wie ein Maler nach. Als ob seine Finger über das Gesicht glei-ten würden.

Und wir fragen:

- Was fällt dir sofort ins Auge?
- Was ist im Vordergrund und was scheint im Hintergrund?

- Was sagt dieses Gesicht ohne Worte?
- Was hat das Leben in diesem Gesicht durchscheinend gemacht?
- Was kommt von dieser Seele durch dieses Gesicht zum Ausdruck? Was strahlt an die Oberfläche?
- Was ist gelebt und was ist ungelebt oder verborgen?
- Was ist Maske und was ist das „wahre Gesicht"? Einfach wahrnehmen ohne zu demaskieren!
- Was hat dieses Gesicht in diesem Leben wohl bekommen und was hat es entbehrt?
- Welche Seite in deinem Gegenüber nimmst du jetzt wahr? Die verwundete Seite, die ungeliebte Seite, die ängstliche, vorsichtige Seite…?
- Was braucht dieses Gesicht (diese Seite) wohl an unterstützender und heilender Berührung?
- Wie ist es jetzt für Person „**B**" dieses *An–Sehen* zu erfahren, einfach so, bedingungslos, um ihrer selbst willen?

In der letzten Phase laden wir „**A**" ein, ganz langsam die Hände (in Zeitlupe) in Richtung des Gesichtes von „**B**" zu bewegen. In dieser Phase der Annäherung und Berührung untermalen wir die Erfahrung mit zarter Musik und sagen:

- Berühren und berührt werden. Was rührt es in dir an?
- Was für feine Bewegungen und Veränderungen entstehen durch die Berührung?

Die meisten Teilnehmer beginnen aus innerer Bewegung und Rührung zu weinen (zu schmelzen). Andere erleben eher eine sinnlich-erotische Aufladung oder traurige Berührtheit, stille Freude und anders mehr.

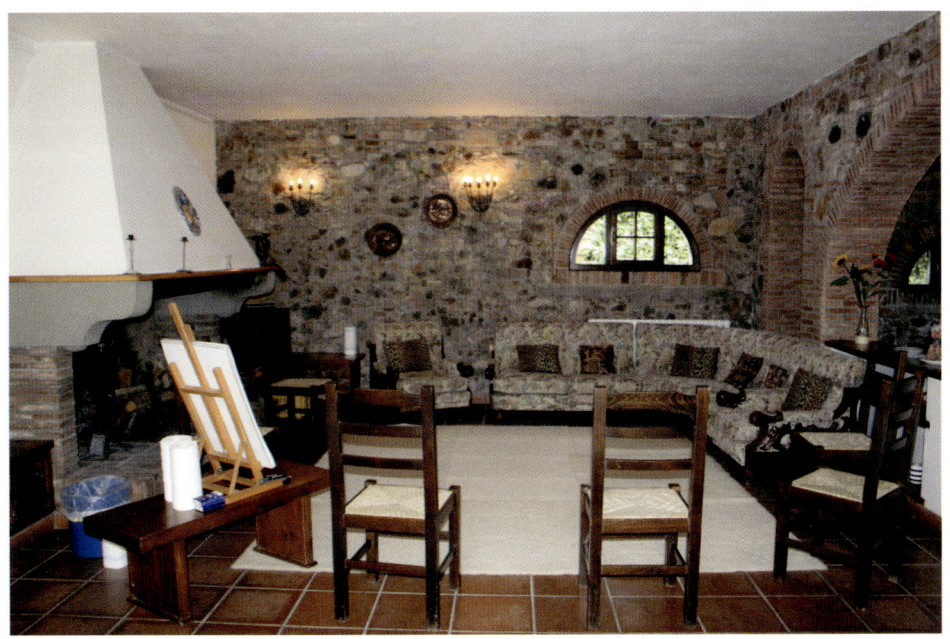

Gruppenraum Toskana

Jetzt folgt der letzte Schritt:

Person „**B**" möge nun ihre Augen langsam öffnen während „**A**" ihr Gesicht mit den Händen immer noch berührt.

Es entstehen *Augen–Blicke*.

Wir bitten „**A**" und „**B**" sich nun mit offenen Augen zu sagen, was sie jetzt im Gesicht des jeweils anderen sehen: „Ich sehe jetzt Deine Angst!" oder „Ich sehe Deine liebenden Augen!" usw.

Abschließend laden wir zu einem Austausch des miteinander Erlebten ein.

Manchmal laden wir auch dazu ein als „letzten Schritt" die Augen nicht zu öffnen, sondern wieder Abschied zu nehmen von der Berührungserfahrung, so dass „A" seine Hände ganz langsam wieder zu sich zurückbewegt und auf diese Weise zu seinem Partner ohne Worte wieder Adieu sagt. Auch das fühlt sich an.

In dieser Art Bewegungserfahrung wird eine elementare Grunderfahrung nachgezeichnet: Distanzierung und Wiederannäherung, Kommen und Gehen, Sich binden und sich wieder entbinden.
Diese Bewegung geschieht bereits ganz früh zwischen Mutter und Kind. Aus der Zwei-Einheit entwickelt das Kind – wenn es gut läuft – eine immer größer werdende Autonomie und kann gleichzeitig immer wieder zum Heimatstützpunkt „Mutter" zurück.

Kuckuck-Da-Da-Spiele bahnen diese Bewegung bereits an. Dann folgt ein erstes Weg- und Zurückkrabbeln (und sich schnell rückversichern, dass die Mama noch da ist).Das Kind bewegt sich schließlich aus dem Raum in dem die Mutter sich befindet selbständig hinaus und kommt wieder zurück.
Dann kann es bereits alleine mit dem Dreirad fortfahren, in die Spielstraße gehen, bei einem Spielkameraden alleine übernachten, alleine im Kindergarten bleiben, ins Schullandheim gehen usw.
Auch die Mutter bzw. der Vater haben ihr Eigenleben und beginnen sich nach und nach wieder mehr zu distanzieren, organisieren einen Babysitter, lassen das Kind mal für ein Wochenende bei den Großeltern usw.
Distanzierung und Wiederannäherung – Bindung und Entbindung - ist also eine Zweibahnstraße.

Immer ist dabei für das heranwachsende Kind die wiederholte Erfahrung wichtig, dass das emotionale Band hält und bei Bedarf die Rückversicherung im Heimatstützpunkt möglich ist: z.B. bei Krankheit oder Sorgen (Ende einer Freundschaft/ Liebesbeziehung). Auch wenn das Kind inzwischen erwachsen ist, wenn es studiert oder gar einen Auslandsaufenthalt wagt.

In einer Partnerschaft setzt sich die Bewegung der Bindung und Entbindung, der Distanzierung und Wiederannäherung lebenslang fort.

Wer ursprünglich nicht gehen durfte oder eine Mutter erlebt hat, die sich in ihrer Mutterrolle verlor und ihr Leben als Frau „vergaß" und eine symbiotische Beziehung zu ihrem Kind pflegte (=wir beide sind zusammen eine Person), tut sich schwer mit dem alleine sein, mit der Autonomie in einer erwachsenen Beziehung. Eigenaktivitäten des Partners werden kritisch beäugt und sind bedrohlich. Eifersucht vergiftet die Eigenbewegungen des geliebten Menschen durch Besitzansprüche.

Wer heimatlos war, wer immer leicht gehen durfte, aber nicht wirklich kommen konnte, weil da emotional niemand zu Hause war, der klammert womöglich an und macht immer wieder die gleiche tragische Grunderfahrung des Zurückgestoßen und Abgewiesen Werdens (ich bin anderen zu viel).

In der oben beschriebenen Bewegungserfahrung werden solche prägenden Urerfahrungen und Ängste wieder wach. Wer eine solche Erfahrung anleitet muss sich also im Klaren sein, dass er damit an alte Verletzungen der Teilnehmer rührt und behutsam sein. Eine gute Begleitung lässt die alten Wunden durch korrigierende Erfahrungen und eine Korrektur alter Grundüberzeugungen heilen.

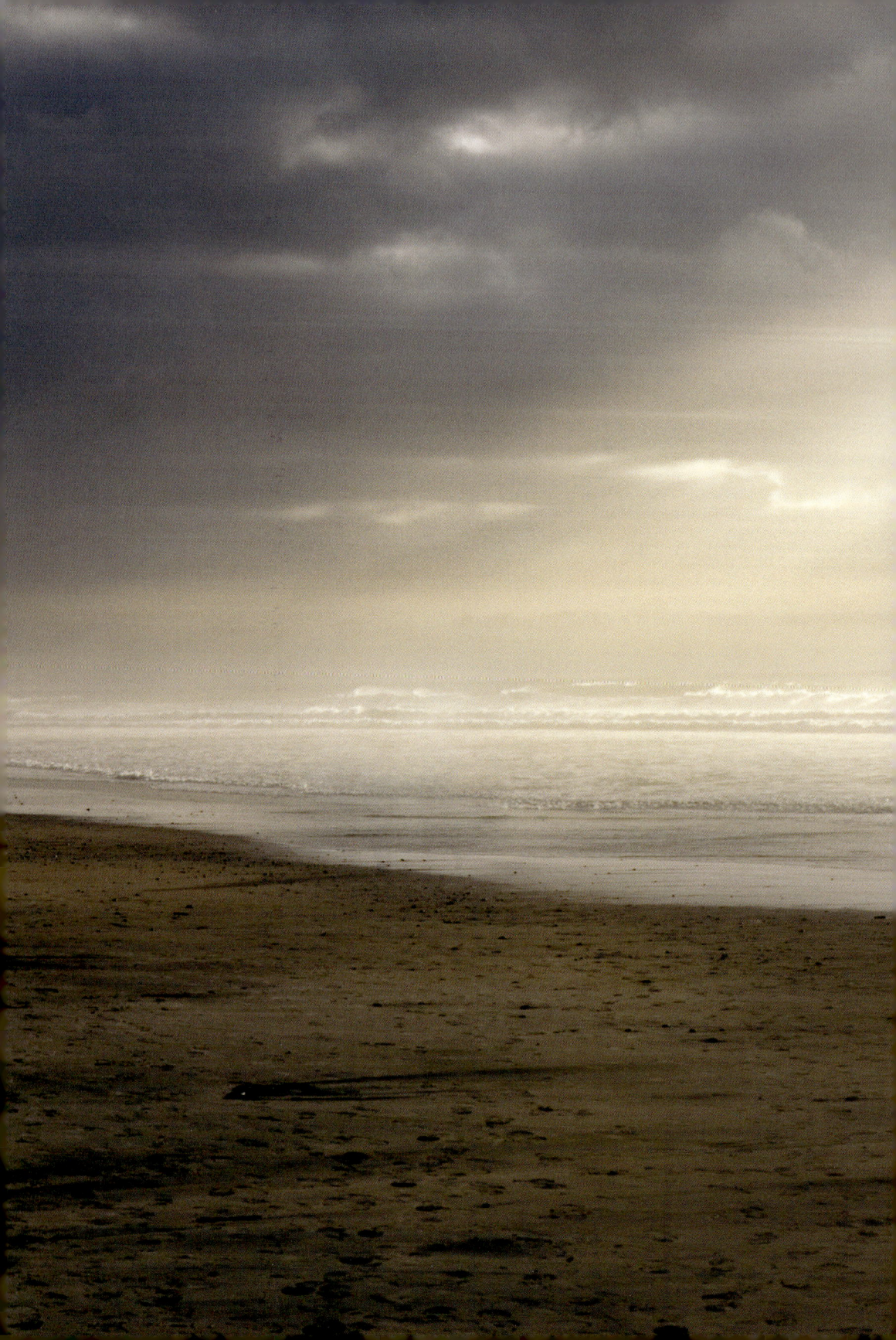

Ein Gedicht für Paare

I want to love you without clutching

appreciate you without judging

invite you without demanding

leave you without guilt

criticize you without blaming

and help you without insulting.

If I can have the same from you

then we truly meet and enrich each other

Von Virginia Satir

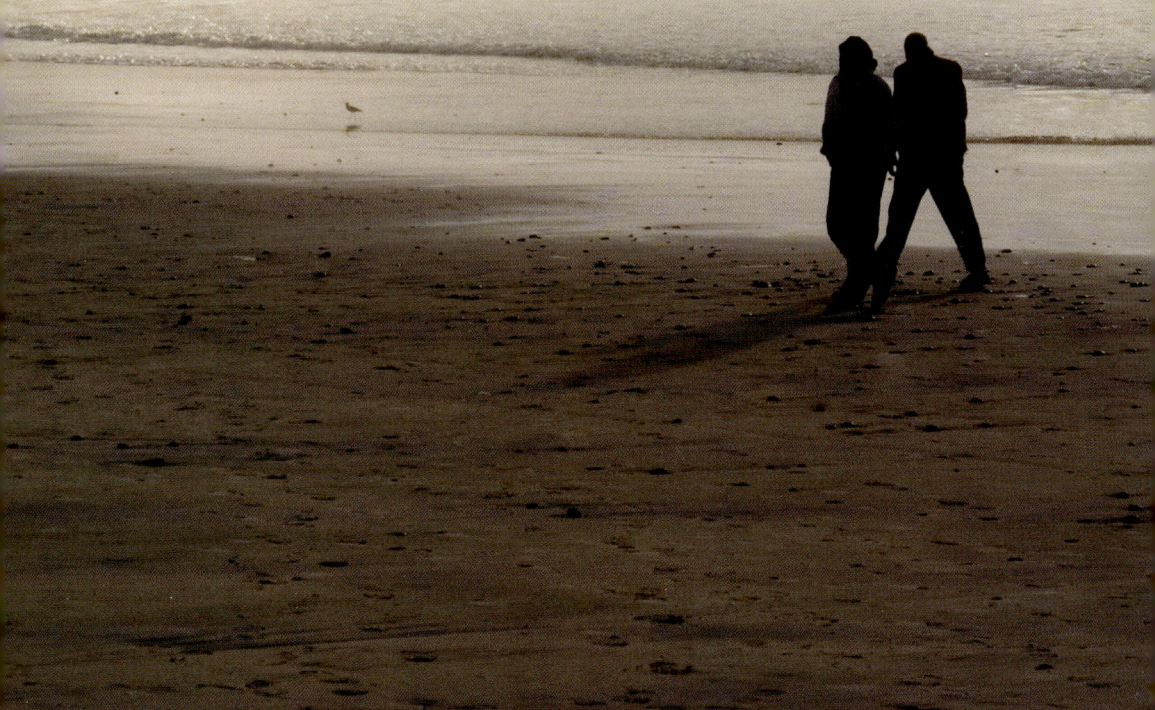

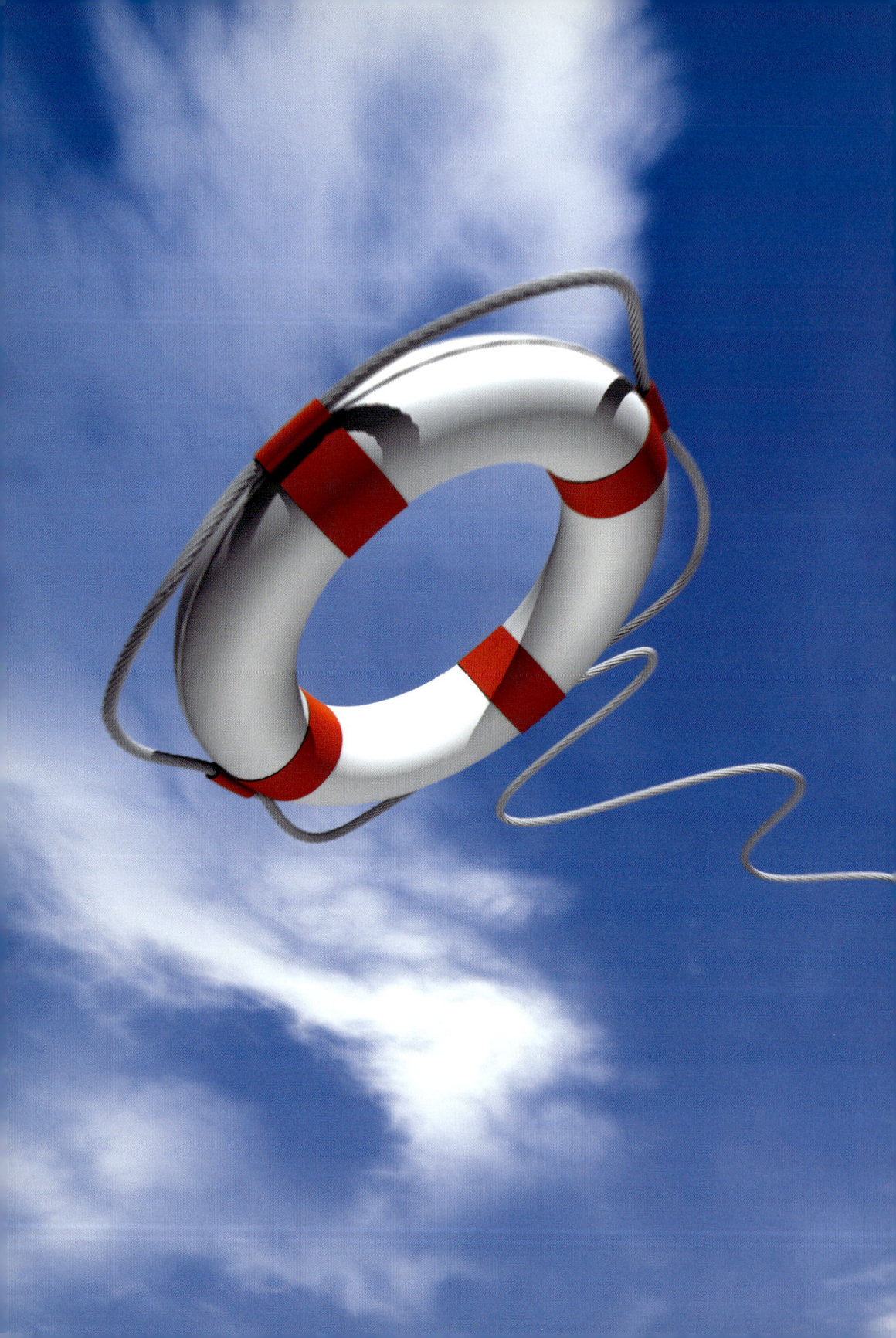

Bitte nicht helfen, -
es ist auch so schon schwer genug!

Wir können den Hund nicht zum Jagen tragen und wir sind manchmal *hilflose Helfer*. Ganz einfach deswegen, weil ein anderer Mensch im Moment nicht bereit ist, mit uns für gemeinsame Ziele zu kooperieren. Dies gilt in der psychotherapeutischen Praxis häufig, wenn jemand durch Dritte geschickt wird und selbst gar nicht will, was die anderen für ihn wollen.

Wenn jemand zum Beispiel durch vielfältigen Alkoholmissbrauch im Betrieb auffällt und die Verantwortlichen wie der Betriebsrat, der Betriebsarzt und/oder die unmittelbaren Vorgesetzten bei einem konfrontativen Gespräch die Auflage machen, einen Therapeuten aufzusuchen, dann kann man das graphisch in Abb. links darstellen: Fanita English hat mit ihrem **Dreiecksvertrag** den wir noch erweitert haben (zum Vieleck oder Kreis) einen wertvollen Beitrag im Rahmen der TA zu diesem Thema geleistet.

Im obigen Beispiel hat der Alkoholiker einen Vertrag mit seiner Ehefrau, hat einen Vertrag mit den Betriebsvertretern und schließt jetzt einen mit dem Therapeuten und vor allem mit sich selbst.

Die Frage ist, ob die Verträge deckungsgleich sind oder ob ein Zielkonflikt besteht, bzw. ob die anderen Parteien einen Änderungswunsch an den Alkoholkranken haben, den dieser nicht hat, weil er das Problem womöglich verleugnet und durch den äußeren Druck in eine vordergründige Anpassung geht. Er ergibt sich, jedoch auf einer tieferen Ebene sabotiert er die Lösungswünsche und Lösungsversuche der Anderen und lässt den Therapeuten auflaufen:

„Heilen Sie mich (haha) nach dem Motto „Wo lassen Sie Probleme lösen? - Ich natürlich bei Ihnen!" und „Bemühen Sie sich ruhig (Ich werde Sie schon zu sabotieren wissen)!"

Dazu passend gibt es die Aufhebe–Übung:
So baten wir in der Gruppensitzung andere Teilnehmer die Rollen der Ehefrau, des Betriebsrates, des Betriebsarztes und Personalleiters zu übernehmen und baten den Betroffenen sich rücklings auf den Boden zu legen.

Die anderen bekamen die Anweisung, ihn non-verbal auf die Beine zu stellen. Synonym: Wenn der steht, dann ist er einsichtig, behandlungsbereit, wirkt mit, wird trocken und ändert sich…

Die anderen bemühten sich redlich, jedoch sackte der passive Alkoholiker immer wieder in sich zusammen. Einmal hielten die Retter ihn sogar unter den Achseln in der Vertikalen, doch dann ging den *hilflosen Helfern* die Puste aus und sie mussten sich wieder geschlagen geben.

Die heilsame Erkenntnis: „Wenn der nicht will, - dann geht das nicht!"

Ein weiteres Beispiel für einen Dreiecksvertrag (in der Ich-Form geschrieben):
In einer Firma in unserer Region wurde ich vom Personalleiter zu einem Vorge-

spräch wegen einer geplanten Moderation angefragt. Er kam durch Empfehlung zu uns und hatte sich bereits auf der Homepage vorinformiert.

Das Vorgespräch mit ihm und die geplante Moderation mit drei Projektleitern aus seiner Firma ließen wieder einen Dreiecksvertrag entstehen. Als ich am ersten der geplanten vier Vormittage mit den drei Projektleitern im hauseigenen Fortbildungszentrum saß, wurde sofort klar, wie wichtig eine gute Vertragsarbeit ist. Die drei saßen nämlich erwartungsvoll da. Einer hatte seine Hände vor der Brust verschränkt und sagte: „Na, dann fangen Sie mal an!" Auf die Frage „Womit denn?" antwortete dieser: „Na, mit dem Kommunikationstraining!" Darauf malte ich ein Dreieck an das Flip-Chart und entgegnete ihm, dass ich mit ihrem Personalleiter besprochen hatte, dass ich heute und in drei weiteren Sitzungen einen Konflikt moderieren solle, der zwischen den drei Anwesenden schwelen würde. Darüber waren die drei einigermaßen erstaunt.

Dann erfuhr ich, dass der Personalleiter mit den Dreien etwas anderes vorbesprochen hatte. In deren Wahrnehmung sollte ich ein Kommunikationstraining anleiten und zwar auf der Basis der Transaktionsanalyse (TA).

Die dritte Ebene im Dreiecksvertrag bestand nun zwischen den drei Projektleitern und mir und wir konstatierten, dass wir einen Absprachen- und Zielkonflikt hatten.

Was war nun zu tun? In diesem Fall, auch durch die räumliche Nähe zur Firma bedingt, rief einer der drei den Personalleiter an, mit der Bitte kurz zu uns rüber zu

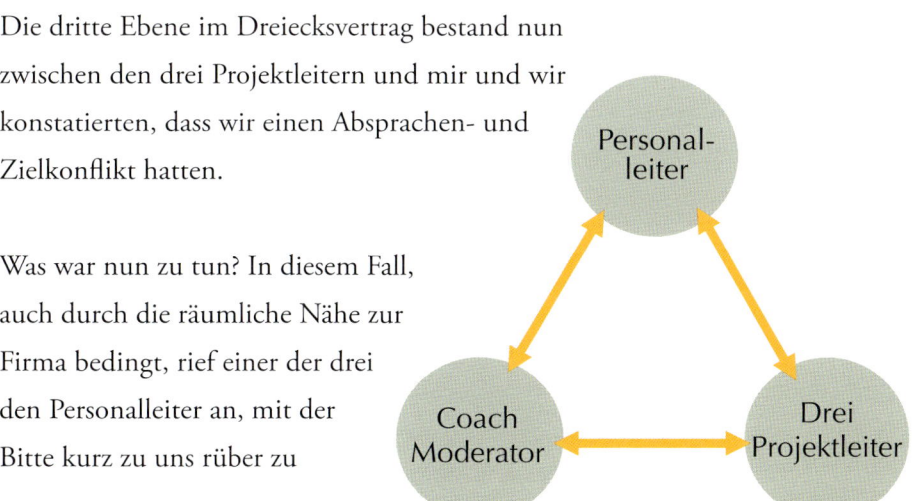

kommen um aufzuklären, was nun zu tun sei. Glücklicherweise hatte dieser Zeit und kam umgehend zu uns dazu.

Im folgenden Gespräch klärte sich auf, dass der Personalleiter tatsächlich die Moderation des vorhandenen Konfliktes meinte, im Gespräch mit den Dreien diesen jedoch als Kommunikationstraining verpackte. Er hegte wohl die stille Hoffnung, dass wir dann schon zur Sache kommen würden, ohne dass er den Projektleitern so direkt seinen Eindruck des schwelenden Konfliktes unter die Nase reiben müsste.

Die drei bezeichneten sein Vorgehen als feige und dass dies hier genau das Problem sei, dass man nicht offen Tacheles miteinander reden würde.

Die drei gestanden schnell ein, dass sie sehr wohl Probleme miteinander, jedoch auch mit dem Personalleiter hätten.

Wir einigten uns schließlich, dass heute die drei Projektleiter mit mir zieldienlich deren Konflikte klären würden. Beim nächsten Mal würden wir mit dem Personalleiter zu fünft miteinander Probleme lösen.

Hätten wir hier nicht zu Beginn den Auftrag mit den Zielkonflikten geklärt, wären wir wohl in Teufels Küche miteinander geraten.

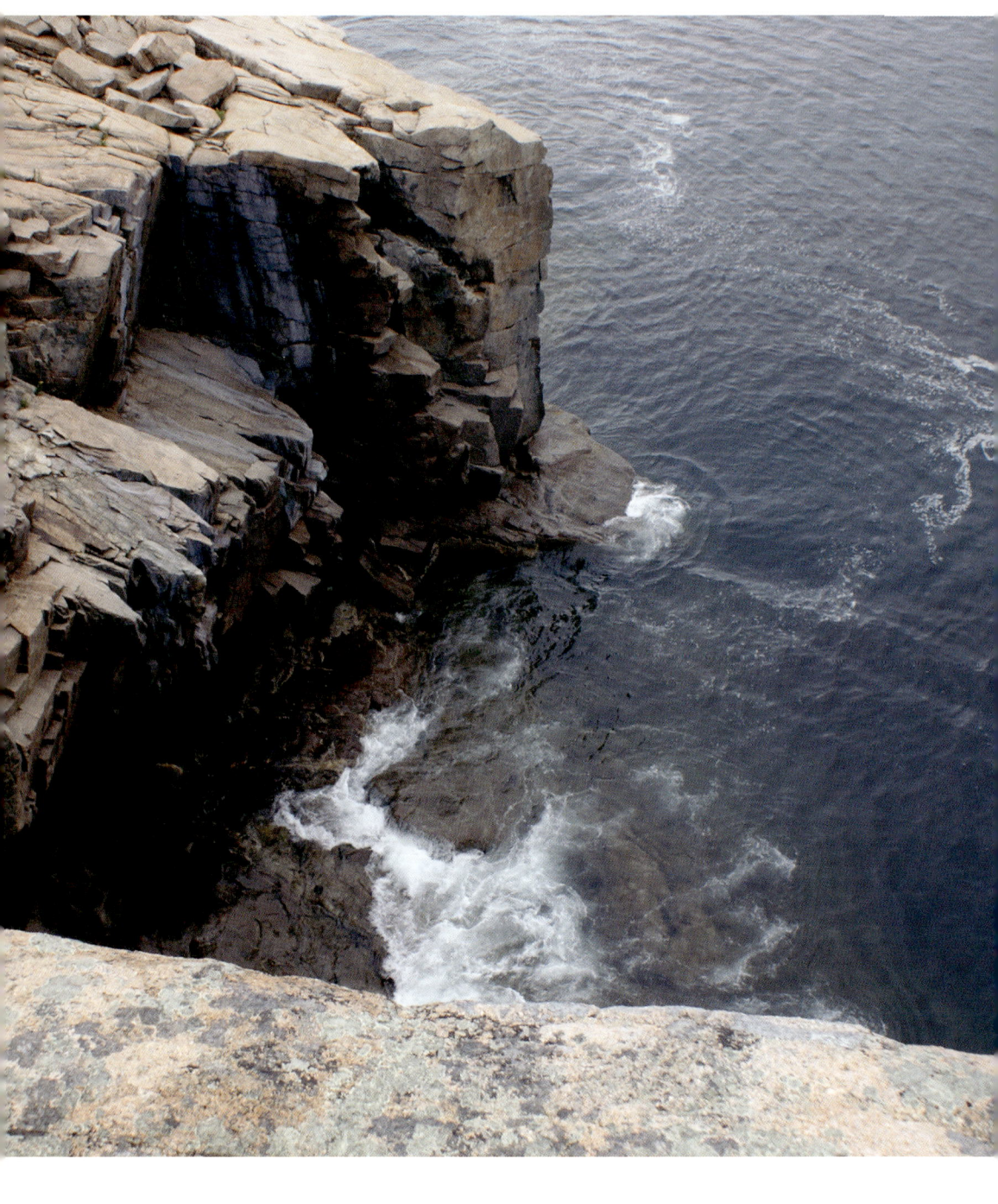

Lieben heißt nicht lieb sein

Das wohl bekannteste Symbol des Fernen Ostens ist Yin & Yang, auch bekannt als Ti und T'ien, das Prinzip des Dualismus in der manifestierten Welt.

Im Taoismus wurde es zum kosmischen Symbol der Ureinheit und Harmonie und der manifestierten Dualität der Phänomene, zum Symbol der zwei Kräfte der Natur.

So gibt es zwei große regulierende Kräfte der kosmischen Ordnung in der Welt der Phänomene, d.h. im physischen Kosmos kann alles diesen beiden lebendigen Aspekten der Lebensenergie zugeordnet werden.

Wasser ist z.B. fast ganz und gar Yin, Fels ist fast ganz und gar Yang. Andere Dinge wechseln zwischen Yin und Yang, wie z.B. die Jahreszeiten oder der Ausdruck unserer männlichen und weiblichen Aspekte.

Es geht es um eine dynamische Balance zwischen dem Yin und dem Yang, zwischen Offenheit und Grenze, Öffnen und Schließen, Beweglichkeit und Struktur, weich und hart usw.

Yin	Yang
Weiblich, Offenheit, Hereinnehmen	Männlich, Aggression, Abgrenzung
Weich, Schmelzen, Nachgeben, JA	Hart, Position beziehen, NEIN
Linke Körperhälfte	Rechte Körperhälfte
Entspannung	Spannung
Mond	Sonne
Wasser	Fels
Tendenz zur Veränderung, Chaos-Prozess	Tendenz zum Gleichbleiben, Struktur, Ordnung
Einatmen	Ausatmen
Türe öffnen	Türe schließen

Im Yin-Yang-Symbol wird die polare Aktivität von Yin und Yang so dargestellt, dass jede Polarität in ihrem komplementären Teil als Punkt vorkommt. So hat jeder Yin - Prozess auch ein Yang - Element und umgekehrt.

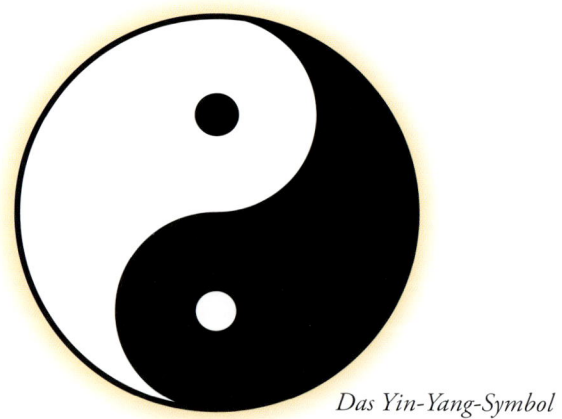

Das Yin-Yang-Symbol

Gesunder Wandel beinhaltet einen harmonischen Rhythmus zwischen einem Yang-Gipfel (Aufladung) und einem Yin-Tal (Entladung), zwischen Expansion und Kontraktion, Einatmung und Ausatmung usw.

Kippt ein Mensch aus der dynamischen Balance des Yin-Yang-Prinzips auf eine Seite, dann sprechen wir von einem Yin/Yin-Prozess oder von einem Yang/Yang-Prozess.

Dies hat Probleme zur Folge. Beispielsweise wenn ein Familienmitglied auf dem Rücken der anderen Familienmitglieder sich ungebremst krebsartig und egoistisch entfaltet (= Expansion) und die anderen sich übermäßig zurücknehmen (= Kontraktion).

So ist bei einem Paar womöglich die Partnerin für alles offen (= Yin/Yin) und *stärkt als Lamm, das sich fressen lässt, die Ordnung des Wolfes*, in diesem Falle ihres Ehemannes. Irgendwann hat sie dann genug und schließlich eine Rabattmarkensammlung sowie eine Be*recht*igung für Yang/Yang-Härte und schlägt zurück.

Ein Manager mit zu viel Yang-Energie (Yang/Yang) kann sich mit Druck und übergroßer Willenskraft und Anstrengung in seiner Arbeit bis über seine Grenze treiben und dann in Krankheit (Kollaps, Herzattacke) oder gar Tod und damit in die Yin/Yin-Polarität kippen.

Zuviel Yin-Energie (Yin/Yin) lässt uns zu verletzbar sein, zu weich, zu nachgiebig, zu verständnisvoll, zu lieb.

Lieben heißt aber nicht lieb sein und es anderen einfach nur recht zu machen.

Yin und Yang sind also zwei verschiedene Aspekte desselben Ganzen, wie zwei Seiten einer Münze, die in beständigem Wechsel oder universeller Umkehrbarkeit zusammenwirken.

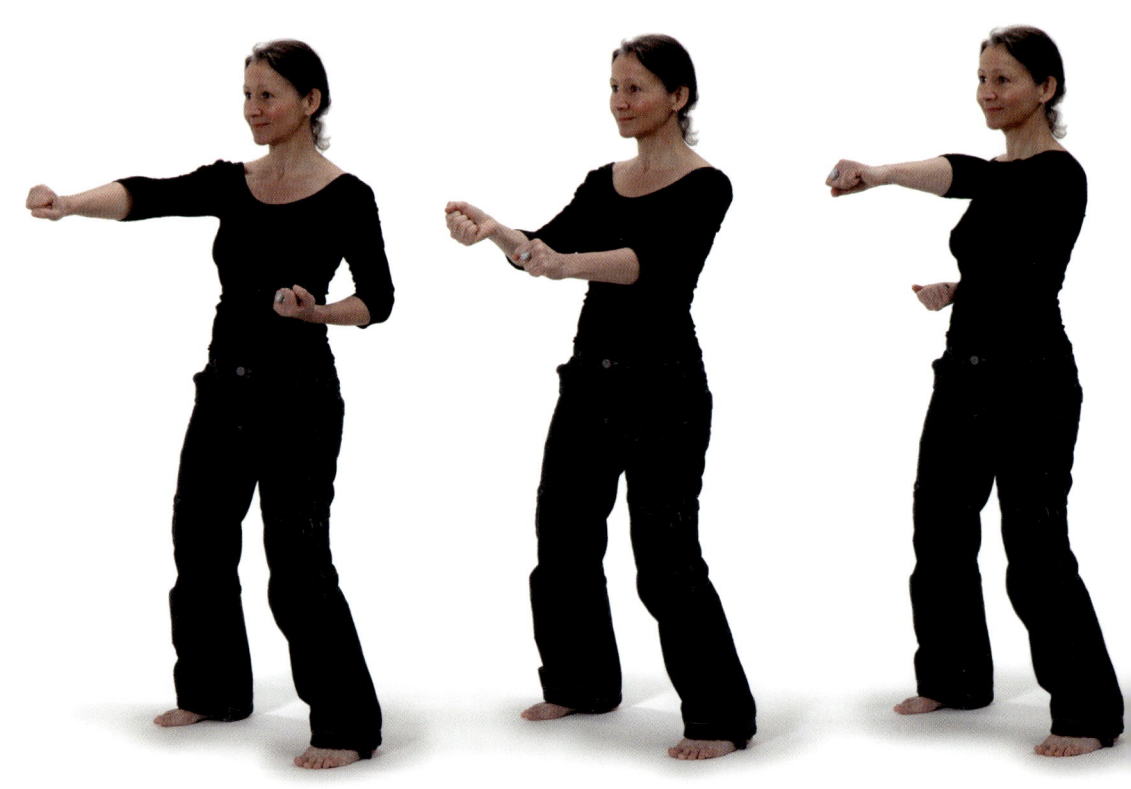

Yin & Yang - Körpererfahrung

In unseren Workshops beginnen wir den Tag immer mit einem Warming-up zur Einstimmung und Bewegung in den Tag. Wir machen dabei nicht nur Qi Gong oder Yoga usw., sondern integrieren die bereits im Gruppenprozess aufgetauchten oder anstehenden Themen in die morgendliche Bewegungsarbeit.
Wir kommen dabei mit dem eigenen Körper in Kontakt. Wir erden, zentrieren und sammeln uns und nehmen den Atem bewusst wahr.
An einem Morgen laden wir beispielsweise die Teilnehmer zu folgender Erfahrung zum Thema Offenheit und Grenze im Sinne einer Yin-Yang-Körpererfahrung ein.

Alle Gruppenteilnehmer werden nach einem intensiven Warming-up gebeten, sich in zwei Reihen aufstellen. Zwei aus jeder Reihe stehen sich dabei jeweils gegenüber. Die Augen bleiben zunächst geschlossen, die Hände auf dem Hara (Energiezentrum – drei Finger breit unter dem Nabel), die Knie gebeugt, der Mund leicht geöffnet, der Atem ist ruhig und tief.
Dann in etwa folgende Anleitung:
„Öffne langsam deine Augen und schaue dein Gegenüber an. Beide Partner nehmen jetzt die Karate-Grundposition ein: (Bild links) Linker Arm ausgestreckt in Schulterhöhe (Ellbogen leicht gebeugt). Hand zur Faust geballt. Der Handrücken zeigt nach oben und ist in einer Linie mit dem Unterarm.

Rechter Arm angewinkelt in der Taille. Hand zur Faust geballt. Der Handrücken zeigt nach unten und ist in einer Linie mit dem Unterarm.

Die Füße stehen hüftbreit nebeneinander und die Knie sind gebeugt (Sattelstellung).

Beide Partner atmen nun langsam und gemeinsam durch die Nase ein (=Aufladung) und durch den Mund aus (=Entladung).

Während der Ausatemphase wird nun der rechte Arm nach vorne gedreht. Der linke Arm wird in die Taille zurückgedreht (Beide Arme tauschen also ihre Ausgangsposition).

Das ganze mehrmals langsam im Atemrhythmus und im T' ai Chi-Tempo wiederholen.

Auge in Auge mit deinem Gegenüber.

Jetzt gemeinsam im Atemrhythmus immer schneller werden und schließlich beim Fauststoß einen Laut mit heraus bringen: HAH!

Dann wieder die Ruhestellung einnehmen, die Hände auf das Hara bringen und dich in deinem Körper spüren.

Nimm den Unterschied wahr! - Vorher und jetzt!

Dann noch einmal dieselbe Erfahrung wiederholen und dabei noch mehr dich und deine ganze Kraft hinein geben.

Erlebe wie es ist, wenn du für dich, für deine Position und für deine Kraft und Grenze stehst!

Komme jetzt wieder in die Ruhestellung und spüre dich dabei!"

Als nächstes bitten wir die Partner, mit den Handflächen aneinander in Kontakt zu treten und sich Auge in Auge gegenüber zu stehen. Beide Partner üben jetzt einen leichten Druck gegen die Handflächen des jeweils anderen aus.

Einer sagt jetzt dabei „*Ja*" und der andere „*Nein*". Beide spielen mit unterschiedlich starkem Druck über die Hände und mit unterschiedlicher Lautstärke im „*Ja*" und „*Nein*". Beide Partner bleiben mehr oder weniger am gleichen Platz stehen. Es geht nicht darum den anderen wegzudrücken oder zu gewinnen, sondern dass sich beide in dieser Kraft erleben.

„Komme jetzt wieder in die Ruhestellung und spüre dich dabei."

Als nächstes bitten wir beide Partner, wieder mit den Handflächen aneinander in Kontakt zu treten,- jedoch im Rollentausch des „Ja" und „*Nein*".

Dann wieder die Ruhestellung einnehmen und sich spüren.

Nach dieser Yang-Erfahrung laden wir die Teilnehmer in der Folge zu einer Yin-Erfahrung ein.

Wir bieten ganz bewusst die Yang-Erfahrung **vor** der Yin-Erfahrung an, da ein geschütztes System, ein geschütztes Herz, sich leichter öffnen kann. Anders gesagt: Wenn ich mit der gerade erfahrenen Yang-Kraft bereit bin für mich einzustehen, dann kann ich mich auch leichter mit meiner weichen Seite zeigen.

Die Anleitung ist jetzt in etwa folgendermaßen:

„Komme langsam vor dir auf den Boden in den Knie-Versen-Sitz. Sitze dabei deinem Partner so gegenüber, dass eure Hände sich erreichen können.

Lege deine Hände wieder auf dein Hara, schließe die Augen und spür dich in deinem Körper.

Jetzt lass mit geschlossenen Augen eine ganz, ganz langsame Mikrobewegung deiner Hände zu deinen Partner hin beginnen und spüre dich dabei mit jeder Zelle."

Dazu ertönt Yin-Musik die das Herz berührt.

„Wie ist es für dich wenn jemand da ist, zu dem du dich hinbewegst und deine Arme ausstreckst? Wie ist es wenn jemand mit ganzer Aufmerksamkeit zu dir kommt?"

Berühren und Berührt werden…
„Nimm wahr, wie eure Hände sich finden und wie eine gemeinsame Bewegung entsteht.
Vielleicht gibt es ein Wort für diese Bewegungserfahrung. Wenn ja, dann lade ich dich ein es auszusprechen.

Jetzt nimm langsam wieder Abschied von deinem Partner und bringe deine Hände in einer langsamen Bewegung zurück zu deinem Hara, komme ganz langsam wieder zu dir nach Hause."

Schließlich folgt am Ende eine Phase der Stille auf dem Boden liegend, in der die Erfahrung nachwirken kann.

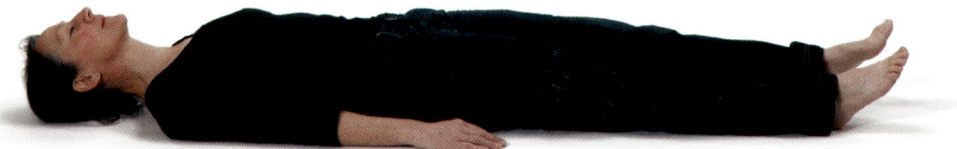

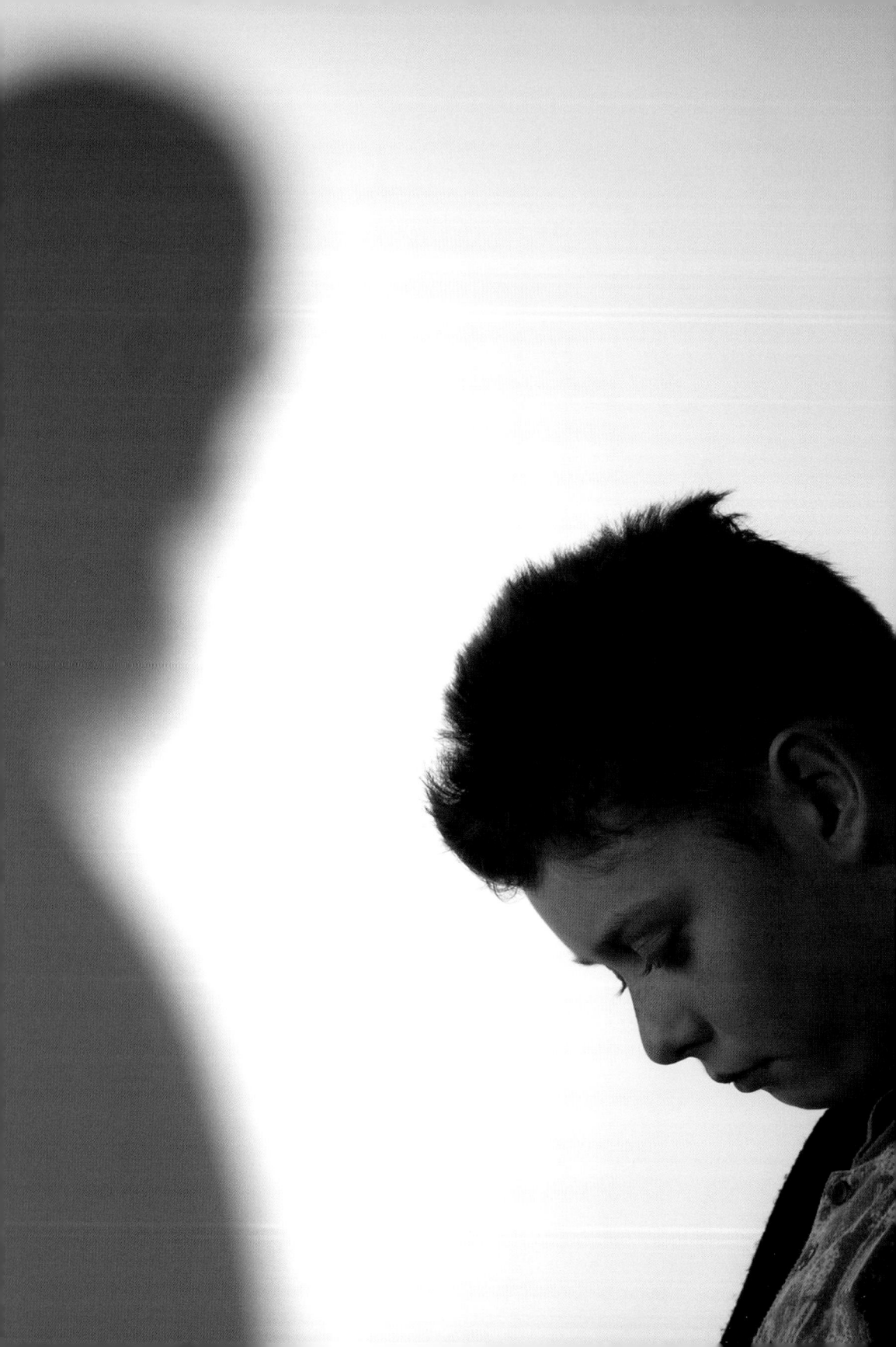

Die Täter- und
die Opferseite in uns

Verena Kast hat in einer ihrer Vortragsreihen im Rahmen der Lindauer Psychotherapiewochen darauf hingewiesen, dass häufig die Arbeit mit der *Täterseite* in
uns zu kurz kommt.

Bevor wir darauf eingehen, ist es hilfreich sich zuvor kurz mit dem Konzept der
inneren Dialoge und der *Engpässe*[39] zu befassen.

Innere Dialoge:

Innere Dialoge finden immer dann statt, wenn unser Geist nicht völlig still ist.
Dabei ist es enorm bedeutsam, was wir innerlich zu uns sagen. Niemand redet im
Laufe eines Lebens so viel mit uns, wie wir selbst. Ob wir uns dabei zum Beispiel
abwerten, also quasi niederschlagen und dann niedergeschlagen sind oder ob wir
freundlich, positiv und zieldienlich und einladend mit uns reden, macht einen
großen Unterschied. Deutlich wird das in folgendem Blondinen-Witz:

> Da gehen zwei Blondinen die Straße lang und ca. zehn Meter vor ihnen
> liegt eine Bananenschale. Da sagt die eine zur anderen: „Oh Gott, jetzt
> rutsch ich gleich aus!"

Anders gesagt, die Gedanken über uns selbst wirken wie eine Selbsthypnose. Wir

---

[39] Der Begriff „Engpass" wurde in der TA von Bob & Mary Goulding geprägt.
Goulding R. & McClure-Goulding M. (2005), Neuentscheidung (Ein Modell der Psychotherapie): Klett-Cotta.

befinden uns dann zum Beispiel in einer Problemtrance oder im guten Falle in einer Lösungstrance. Es ist also überhaupt nicht egal, was wir denken.

Zwei Beispiele sollen die Kraft der Imagination verdeutlichen:

- Ein amerikanischer Arbeiter soll versehentlich in einen Kühlwagen in einem der großen Schlachthöfe eingesperrt worden sein. Man ging davon aus, dass er annahm, dass dieser in Betrieb sei. Das hätte bedeutet bei Minus 18 Grad die Nacht oder noch länger zu verbringen. Am nächsten Morgen jedenfalls sei er mit allen Symptomen der Erfrierung tot aufgefunden worden. Bei der Rekonstruktion soll heraus gekommen sein, dass das Kühlaggregat zu der Zeit schon lange ausgeschaltet war. Die Temperatur stieg also schon kontinuierlich gegen Null Grad. Der Container war im Auftau-Modus. In seiner Erwartung des Schrecklichen geschah dann wohl leider auch das Schreckliche.

- Ein Hofnarr aus Budapest soll seinen Fürsten vor Publikum bloßgestellt und in inakzeptabler Weise lächerlich gemacht haben. Der Fürst liess ihn deshalb wohl zum Schein vors Hofgericht stellen und als Revanche zum Tode verurteilen. Der Ahnungslose sei nun mit verbundenen Augen aufs Schafott gelegt worden. Auf Geheiß des Fürsten musste ihm der Henker laut erzählter Überlieferung eine Schüssel kalten Wassers auf den Nacken gießen, statt ihn zu enthaupten. Der Narr soll vor Schrecken in Erwartung des Schrecklichen gestorben sein.

Wir sprechen je nach Erlebnis-Raum, in den unsere Gedanken gehen, vom Ergebnis her auch vom schlimmsten Fall [Katastrophie] oder vom schönsten Fall [Anastrophie][40].

---

[40] Katastrophie & Anastrophie. Beide Begriffe wurden geprägt von Dr. Stephano Sabetti, dem Begründer der Life Energy Therapy

Negative Vorstellungen (–) Katastrophie	Positive Vorstellungen (+) Anastrophie
Negatives Image	Positives Image
Identifikation mit Misserfolgen	Identifikation mit Erfolgen
Negative Selbsthypnose	Positive Selbsthypnose
Z.B. Beeil-dich! Tempo! Mach weiter!	Z.B. Du darfst dir Zeit lassen! Bleib ruhig!
Negative Bilder	Positive Bilder
Negative, ungute Gefühle	Positive, angenehme Gefühle
Symptome, wie z.B. Verspannungen, erhöhter Blutdruck, Gastritis	Vertiefte Atmung, Ruhe, Entspannung, wohlig warmes Gefühl

Engpässe:

Engpässe sind eine Verdichtung konflikthafter Beziehungserfahrung. Der ursprüngliche Konflikt ist dabei mehr oder weniger verdrängt. Historisch gibt es einen Konflikt zwischen einer elterlichen *Anpassungsforderung* und einer hinsichtlich der Anpassungsforderung *ungeeigneten Beschaffenheit des Kindes*. Mit *elterlich* sind Eltern und andere Autoritätspersonen gemeint, so wie wir sie in deren Denken, Handeln, und Fühlen verinnerlicht haben. In der TA wird dieser Ich-Zustand oder Persönlichkeitsanteil als *Eltern-Ich* bezeichnet.

Das Fantasie-Bild der Eltern und anderer Autoritätspersonen ist nicht wie die reale Person war, sondern wie wir sie erlebt, wie wir sie sinnlich wahrgenommen und auf einem Multimediaband aufgezeichnet haben.

Folgendes Schaubild zeigt diesen Eltern-Ich-Zustand mit einigen verinnerlichten Introjekten:

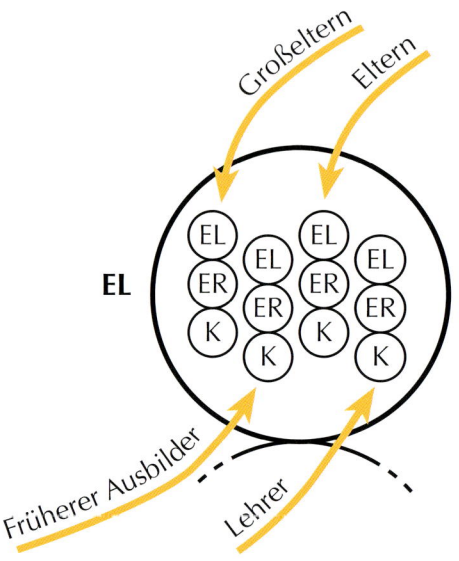

Der eigentliche Engpass besteht in einer ungelösten konflikthaften Beziehungserfahrung zwischen dem Eltern-Ich (EL) und dem inneren Kind (K), früher reale Elternfiguren und Kind. Engpässe gehen auf Prägesituationen zurück, können aber ein Leben lang an Brennpunkten unserer Entwicklung verstärkt werden. In der Gegenwart konstellieren und reaktivieren wir den Engpass meist durch eine ähnliche Situation, wie die Prägesituation und eine ähnliche emotionale Erfahrung, die der prägenden Episode gleicht.

Das heißt wir haben prototypisch in unserer Kindheit durch konkrete und schmerzliche Lebenserfahrungen mit Erwachsenen bestimmte Dramen uraufgeführt und suchen uns später neue Mitspieler, um das alte Stück auf's Neue zu inszenieren. Außenstehende können dabei wahrnehmen, dass der Betroffene mit anderen ein altes Muster stereotyp wiederholt und dass der Ablauf immer der gleiche ist. Als Pay-off erlebt er selbst auch das gleiche unerfreuliche Ende und die gleichen negativen Ersatzgefühle, wie z.B. Schuldgefühle, enorme Anspannung, unter Strom sein, Scham, Angst, reaktive Wut usw.

Er bestätigt sich außerdem die gleichen negativen Grundüberzeugungen und Glaubenssätze über sich selbst, andere und die Welt.

Engpass-Situationen werden in unserem Gedächtnis als Generalisierung von bestimmten schwierigen Situationen gespeichert und können als *Festhalten an einem verinnerlichten Bild* angesehen werden.

Die Wirkung dieser verinnerlichten Bilder in uns entsteht durch die Bedeutung, die wir ihnen gegeben haben und dadurch, dass wir in der Fixierung auf das verinnerlichte Mutter-Bild oder Vater-Bild des Engpasses stehen bleiben. Es ist weitgehend bedeutungsarm, ob sich die Mutter die wir mit vier Jahren hatten, inzwischen weiter entwickelt hat und auch eine andere geworden ist.

Es gibt Engpässe, die früher oder später in unserem Leben entstanden sind.

Einer der frühesten Engpässe entsteht, wenn ein Kind, das geboren werden und kommen will, nicht willkommen ist. Das bedeutet soviel, wie *„Ich will dich nicht! Existiere nicht! Du bist für mein Leben ein Sargnagel!"* und andere massive Entwertungen.

Auch das folgende Beispiel stellt einen Engpass zwischen Eltern-Ich und Kind-Ich dar:

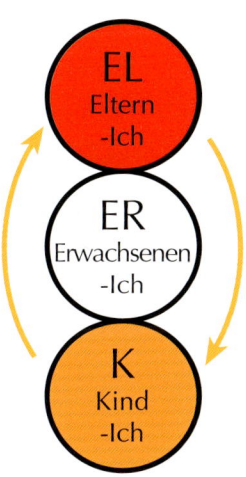

Gib alles, sei 120%ig! Sei der Beste! Sei Perfekt! Mach keine Fehler! Vergleiche dich mit anderen! Übertrumpfe andere! Rage heraus! Nur die Besten sind was wert!

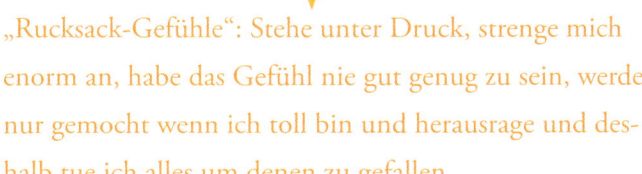

„Rucksack-Gefühle": Stehe unter Druck, strenge mich enorm an, habe das Gefühl nie gut genug zu sein, werde nur gemocht wenn ich toll bin und herausrage und deshalb tue ich alles um denen zu gefallen.

Die darunter liegenden natürlichen Gefühle des Kindes sind oft: ich will um meiner selbst willen geliebt werden. Ich will auch mal Fehler machen dürfen. Ich will auch mal gewöhnlich, also einer von allen und durchschnittlich sein dürfen. Ich will gut sein können, einfach so, weil ich Lust dazu habe und ohne Zwang und nichts müssen …

Der zur Perfektion innerlich Angetriebene mag sich unter anderem fragen: „Für wen und in wessen Loyalität will ich herausragen und für wen versuche ich ständig mein Bestes zu geben und der Beste zu sein?

Wenn wir mit der Täterseite (Eltern-Ich) in uns arbeiten, dann können wir das z.B. mit der Zwei-Stuhlarbeit[41] tun oder durch Identifikation mittels Screening auf der Imaginationsebene. Zwei-Stuhl-Arbeit heißt einmal auf dem Täter-Stuhl Platz zu nehmen und ganz mit dieser Seite in Kontakt zu kommen, bzw. ganz diese Seite zu sein. Dasselbe gilt dann für den Opfer-Stuhl. Wichtig dabei ist es die Klienten einzuladen wirklich ganz die jeweilige Seite zu sein, ohne Vermischung mit Gefühlen oder Elementen der anderen Seite.

Beispiel: *Hermann ist auf einem Stuhl der gnadenlose Richter und rechnet mit der nachlässigen, vergesslichen und manchmal ungenauen Seite in sich auf dem Opfer-Stuhl ab. Die Opfer-Seite nennt er „Hermännle". Als Täter schreit er und macht eine Faust mit der rechten Hand. Er bekommt einen ganz roten Kopf dabei. Schließlich nimmt er einen Schlauch aus Installations-Isomaterial aus unserer Materialkiste und peitscht das Hermännle aus in dem er auf den Stuhl einschlägt dass es knallt. Er zählt dabei: „21,22,23,24,25…" Er beschimpft das Hermännle mit wüsten Ausdrücken und wertet ihn massiv ab. In der Rolle fühlt er sich mächtig und wie ein Herrscher, der seine Untertanen springen lässt, wie es ihm beliebt. Er steht am Ende mit aufgeblasener Brust vor dem Würstchen auf der anderen Seite da. Als er den Stuhl und*

---

[41] Zwei-Stuhl Arbeit geht zurück auf Fritz Perls den Begründer der Gestalt-Therapie.

die Rolle wechselt, da weint er bitterlich und sagt: „Bitte höre endlich auf! Bitte höre
endlich auf! Gnade! Sei einmal gnädig mit mir!"

Screening heißt beide Pole des Engpasses, den Eltern-Teil oder Täterpol und den
Kind-Teil oder Opferpol nacheinander und ohne Vermischung auf der inneren
Leinwand zu visualisieren, also mit inneren Bildern lebendig werden lassen. Dazu
gehört Größenerleben, Alter, Körperhaltung, Atmung, Bewegung, Aussagen,
Gefühle, Position auf der Leinwand usw.

Beispiel: *Giesela sieht sich im Problem-Erlebnisraum in der Mitte der Leinwand als*
kleines Rehlein namens Bambi und als eine riesige schrullige Alte namens Margret
Thatcher, die das Bambi an einer Leine hat, es hinter sich herzieht und ihm dabei
fast die Luft zum Atmen nimmt. Giesela ist in dem Erlebnisraum sowohl Täterin
Thatcher als auch Opfer Bambi in Personalunion.

Wir können das Engpass-Thema mit den beiden Seiten auch malen lassen [Aus-
drucksmalen] oder durch Gegenstände[42] repräsentieren und nach außen bringen
und so erfahrbar werden lassen. Wir haben dazu einen alten Schrank voller Gegenstände: Stein, Schlange, Trichter, Lupe, Kette, Kompass, Teddi-Bär, Hammer
u.v.m.

Beispiel: *Lisa stellt eine Figur auf, die den Kopf zur Seite dreht und klebt ihr ein*
Pflaster auf den Mund. Der Figur gegenüber legt sie einen Hammer und eine Mause-
falle hin.

Wir lassen Lisa hinter die Symbole treten und den Dialog beginnen. Dabei
beziehen wir uns natürlich wieder auf die zuvor deutlich gewordene Engpass-
Situation.

---

[42] Das Visualisieren intrapsychischer Anteile mit Gegenständen wurde in der KBT (Konzentrative Bewegungsthera-
pie) entwickelt.

Wir können auch mittels *Problem T'ai Chi*[43] die eigene Verkörperung der Täterseite entdecken bzw. sie in der Bewegung erforschen [*Movement-Inquiry*[44]] um diese auf Multi-Ebenen und vielen Kanälen wieder zu beleben und damit unmittelbar in Kontakt kommen. Wie unser Zugang auch sein mag, wir können die beiden Seiten durch Berührungs- und Bewegungserinnerungen, durch Erinnerungen an Fühlen, Schmecken, Riechen, Körperhaltung, Tonfall und Stimme wieder lebendig werden lassen.

Wir können die Engpass-Dynamik zwischen Täter- und Opfer-Anteil auch auf der inter-aktionellen Ebene als *Beziehungsdynamik im Gruppengeschehen* und/oder in der *Übertragung* auf die Therapeuten anschauen und etwas daran verändern. Wir können durch *Ressourcen*-Arbeit den Klienten einladen psychische Lebensräume zu finden oder aufzusuchen, die frei von Engpass-Erleben sind und wir können diese ankern.

Wir können aufhören mit dem „Vergrößerungsglas" auf andere und mit dem „Verkleinerungsglas" auf uns selbst zu schauen.

Wir können auch die Entwicklungsthemen hinter den Lebensthemen des Engpasses herausarbeiten: Z.B. gutmütterlich statt stiefmütterlich zu sich selbst sein oder sich was gönnen, für sich und für andere sorgen und darauf verzichten, dem Partner Schuldgefühle machen zu wollen.

Indem wir uns ganz mit der Täter-Seite identifizieren, übernehmen wir auch ganz die Verantwortung dafür, was wir uns inzwischen und schon lange selber im Gewand alter verinnerlichter Autoritäten antun. So werden uns auch die Auswirkungen dieses Verhaltens sonnenklar. Es liegt jetzt in unserer Hand und es gibt keine Ausreden mehr…

---

[43] Den Begriff Problem T'ai Chi haben wir von Dr. Gunther Schmidt, MEI Heidelberg.
[44] Movement Inquiry (Selbst-Erforschung in der Bewegung) ist eine Methode von Dr. Stephano Sabetti

Auf der Opfer-Seite spüren wir so ohne jede Vermischung der beiden Seiten eindeutig, wie es sich anfühlt so behandelt zu werden und was wir eigentlich brauchen und schon immer gebraucht haben.

Die meisten Klienten tun sich leichter auf der Opfer-Seite. Ganz und mit Haut und Haar der zu sein, der sich z.B. selbst schädigt oder gar *ums Leben bringt* wie durch Saufen, Drogenkonsum u.a. fordert schon einiges und bedeutet eben die Arbeit mit dem eigenen Schatten.

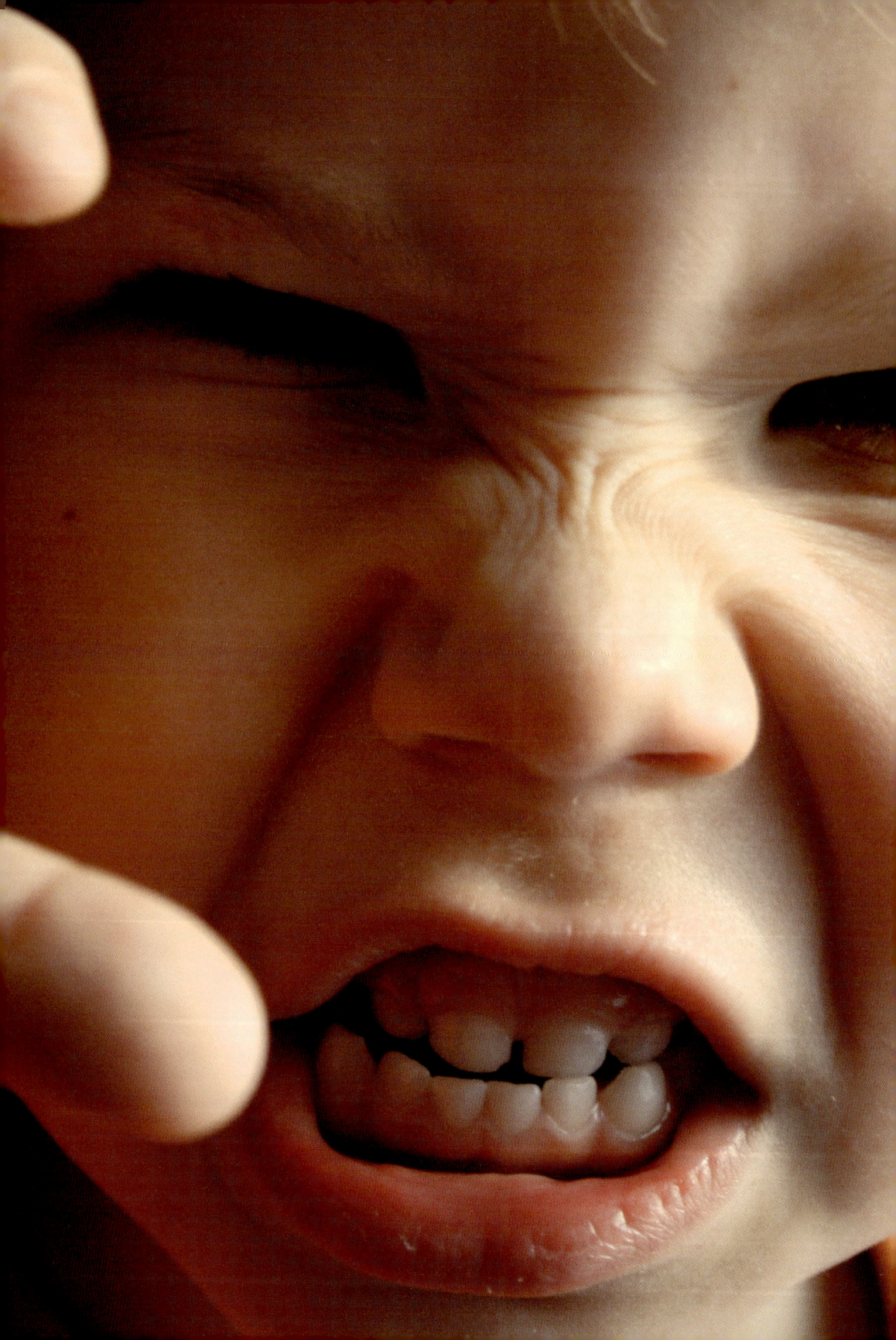

Wut

Der alkoholkranke Tim ist Schulleiter und hat eine für ihn unerklärliche Wut auf Institutionen, mit denen er täglich zu tun hat. Vor kurzem wurde in seiner Heimatstadt ein neues Landratsamt eingeweiht, das den Steuerzahler enorm viel Geld kostete und er hätte bei der Einweihung mit der Spitzhacke reinschlagen können. Für seine Sonderschule und für die Schwachen in unserer Gesellschaft würde ständig gestrichen und da würde das Geld mit vollen Händen zum Fenster hinaus geworfen werden.

Tim will herausfinden, was hinter seiner großen Wut auf die steht, die unsere Steuergelder verprassen und für sein Gefühl seine Einrichtung [= ihn] quasi leer ausgehen lassen. Man könnte auch von seinem *Neid-Ärger* sprechen. Auffällig ist, dass er hier etwas ganz persönlich nimmt und etwas aus seinem Inneren nach außen projiziert. Der Einfachheit halber schreiben wir wieder in der Ich-Form.

Körperarbeit & psychologisches Erforschen:

Im Hier und Jetzt in der Gruppe kommt er stehend in Kontakt mit der Wut, atmet tief, schließt seine Augen und spürt eine Enge und Blockade in seiner Brust. Wir laden ihn ein mit seiner Aufmerksamkeit ganz da zu bleiben, so dass dieses Gefühl stärker werden und sich ausdehnen kann.

Er will einen Holzstock in die Hand nehmen. Der steht für die Spitzhacke. Vor ihm liegt ein großes stabiles Kissen und er beginnt fokussiert los zu schlagen und

zu schreien: „HAAA! SCHWEINE! HAAA! SCHWEINE-BANDE!...“
Er bleibt stehen, atmet jetzt ganz tief und stößt beim Ausatmen Seufzer der
Erleichterung aus.

Therapeut.: „Bleib im Kontakt mit Deinem Körper, mit Deinem Atem und
spüre ob da noch was kommen will.“

Klient.: „Ja, ich glaube da muss noch was raus.“

Dann entlädt er seine Wut zum zweiten Mal in einer zweiten Welle: „HAAA!
HAAA!. Er gibt körperlich alles und schlägt und schreit mit seiner ganzen Kraft.
Sein Körper pulsiert jetzt und sein Atem ist noch intensiver vor Erregung.

Th.: „Bleib einfach in der Wahrnehmung und lass dich spüren, ob das jetzt ganz
weg ist, was dich vorher blockiert hat.“

Kl.: „Nee, nee!“

Th.: „Was heißt nee?“

Kl.: „Das ist noch nicht weg. Ich hab bloß keine Luft mehr bekommen. Ja, der
Block ist noch da, aber jetzt im Hals. Ja, der ist jetzt hier. Oh ja [atmet hörbar].“

Th.: Ich lade ihn ein, jetzt vom Stehen ins Liegen zu kommen [auf einer Matra-
ze]. Ich reiche ihm jetzt dazu ein Handtuch und bitte ihn, es mit beiden Händen
zu wringen und auch ins Handtuch zu beißen und zu tönen.

Kl.: „AAH, AAH, AAH, OOH…!“

Th.: „Ja, mach die Kehle auf!“

Kl.: Weint und regrediert: „Ich fühle mich so klein. Ich fühle mich so verletzbar.
Ich fühle mich so schutzlos!“

Th.: „Wer könnte dich verletzen?“

Kl.: „Da ist gar niemand der mich verletzen kann. Da ist niemand [sagt dies ganz
erschrocken]!“

Th.: „Ist das die Verletzung, dass da niemand ist?“

Kl.: „Ja, da ist niemand, da ist niemand [weint tief und schluchzt laut]! Ich hab'
plötzlich Durst. Ich hab' ganz arg Durst [er bekommt dabei einen ganz trockenen Mund und versucht mit der Zunge seine Lippen zu befeuchten]. Das ist
schlimm!"

Th.: „Wonach hast Du Durst?"

Kl.: „Nach hochgenommen und gehalten werden. An jemand hingedrückt werden."

Th.: „Ist das o.k., wenn ich derjenige bin?"

Kl.: „Ja"

Th.: „Laß dich jetzt mal spüren, wie das ist, wenn jemand da ist. Wenn dich
jemand hält und wiegt."

Kl.: „OH JA, AAH, OH JA, AH, das ist schön [weint vor Glück]."

Th.: „Und wenn jemand zu dir steht und dich jemand streichelt."

Kl.: „JAA, OH JA, MMH, MMH."

Th.: „Und wenn sich jemand mit dir freut."

Kl.: „MMH, MMH [lacht und dabei entsteht eine richtige körperlich spürbare
Hitze]."

Th.: „Na, wie fühlt sich's jetzt an?"

Kl.: „Jetzt ist es gut!"

Spannend bei dieser Arbeit ist, dass wir durch das Ersatzgefühl *Wut* zum eigentlichen Gefühl der Verletzung durch das *Verlassen-werden* und *Alleine-gelassen-
werden* kommen. Besonders eindrücklich ist hier, dass der alkoholkranke Tim mit
dem *Durst seiner Seele* in Berührung kommt.

Er hatte sich quasi immer gefüllt bzw. abgefüllt, war aber niemals erfüllt.
Man kann die Liebe eben nicht in der Flasche finden.

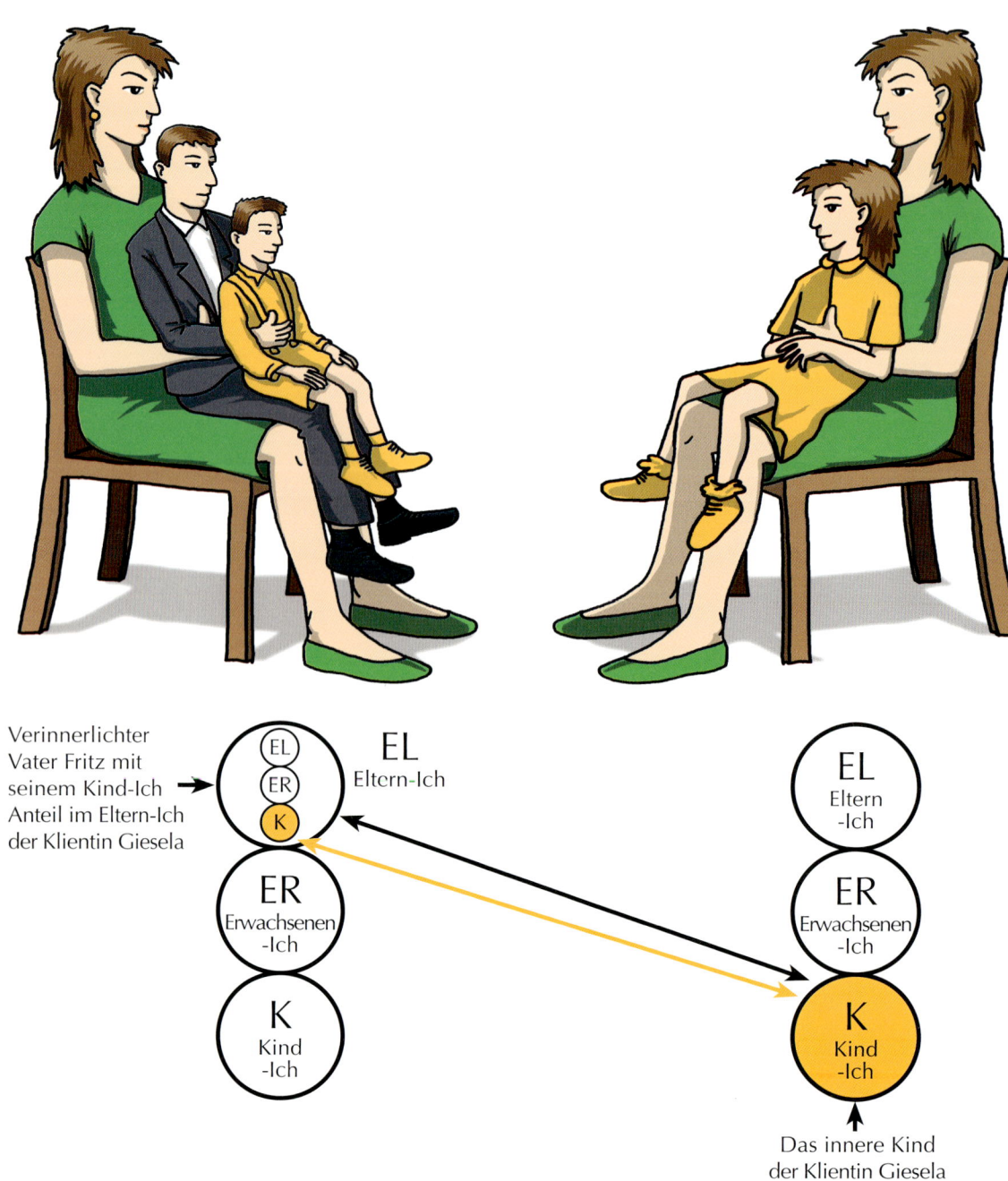

Verinnerlichter
Vater Fritz mit
seinem Kind-Ich
Anteil im Eltern-Ich
der Klientin Giesela

EL
ER
K

EL
Eltern-Ich

ER
Erwachsenen
-Ich

K
Kind
-Ich

EL
Eltern
-Ich

ER
Erwachsenen
-Ich

K
Kind
-Ich

Das innere Kind
der Klientin Giesela

Eltern-Interview

In der TA gibt es das so genannte **Eltern-Interview**, bei dem der Therapeut quasi in einer Zwei-Stuhlarbeit mit dem inneren Kind auf der einen Seite und dann mit dem Eltern-Teil auf der anderen Seite spricht und einen Dialog zwischen den beiden Seiten initiiert:

Aus dem Schaubild wird deutlich, dass auch der verinnerlichte Vater einen Kind-Ich-Zustand hat, d.h. auch diese Seite hat eine Geschichte, hat Gefühle, hat vielleicht damals ihr Bestes gegeben und mehr war nicht möglich. Im Eltern-Interview geht es darum, dass die beiden Seiten, die beiden Kind-Ichs [siehe Graphik Eltern-Interview], im Klienten Verständnis, Mitgefühl füreinander entwickeln und am Ende womöglich gar Vergebung und Versöhnung möglich werden, - mindestens jedoch die eigene bisherige Sicht vom verinnerlichten Elternteil und die Beziehung zum verinnerlichten Eltern-Teil verändert wird.

Beispiel eines Eltern-Interviews: Eine Klientin erlebt auf dem Giesela-Stuhl ihre gesamte Wut und ihren Hass auf den Vater, der die Familie bereits verliess als sie ein Jahr alt war und zu dem sie ein Leben lang versuchte, Kontakt herzustellen. Er blieb stets kurz angebunden, es gab immer wieder kurze Begegnungen, jedoch immer von ihr initiiert. Kein einziges Mal kam er auf sie zu. Zu ihrer Hochzeit blieb er trotz Einladung fern. Als ihr Mann schwer verunglückte und sie dazu noch hoch schwanger war, besuchte er sie auch nicht und es kam kein Hilfeangebot.

Während sie ihrer Wut Luft macht, laufen ihr die Tränen herunter und sie spürt auch wie sehr sie von diesem Mann enttäuscht ist. Und vor allem spürt sie auch was sie sich so sehr von ihm gewünscht hat: Dass er einmal auf sie zukommt und ihr zeigt, dass er sie mag! Vielleicht geschah dies sogar bei ihrer letzten Begegnung, denn da weinte der Vater beim Abschied, kurz bevor sie in ihren Jahresurlaub fuhr. Als sie zurück kam, war er tot: Herzversagen. Für sie bedeutete sein Tod, dass er sich wieder einmal verpisst hat.

Auf dem Vater-Stuhl sitzend, auf dem ich sie mit Fritz anrede, offenbart sie als „Fritz", dass er alkoholkrank ist, nach der Trennung von der Familie nur ein paar unglückliche Beziehungen hatte und auch beruflich nichts mehr auf die Reihe bekam. Als „Fritz" ist sie einsam, gescheitert und blickt auf ein Leben zurück das nicht gut war: „Ich habe alles versaut!" und „Ich schäme mich für mein Leben" und „Ich kam deswegen nicht zu deiner Hochzeit, weil ich dir so nicht unter die Augen treten wollte!" Sie weint dabei auf dem Vaterstuhl.

Nach Stuhlwechsel wieder auf dem Kind-Stuhl angekommen spürt sie jetzt Trauer und Bedauern für den Vater. Sie sagt: „Schade, dass du so ein Ende nehmen musstest" und sie spürt auch große Erleichterung in ihrer Brust.

Früher wurden oft Katharsis-Arbeiten gemacht, bei denen ein Klient auf den ganzen Vater einschlug. Wir haben uns angewöhnt, auch dann, wenn solch ein Wutausdruck erforderlich ist, den Vater oder die Mutter quasi aufzuteilen, indem wir z.B. ein Kissen für den guten Vater mit all den Ressourcen, Qualitäten, gute Erfahrungen und Erinnerungen hinlegen lassen und eines für den bösen Vater [the object of evil] um so eine Integration des inneren Vaters möglich werden zu lassen und den liebenswerten Vater-Anteil für sich zu bewahren und zu beschützen und eben auf diesen nicht einzuschlagen.

So haben im Verlauf einige Klienten den bösen Eltern-Anteil quasi umgebracht. Ein Klient hat zum Beispiel mit einem Handtuch in der Hand symbolisch seinem Vater die Gurgel zugedreht und dazu lautstark geschrien: „Ich mach dich alle, du Schwein!"….

Gerade in unseren Therapiewochen haben wir immer wieder erlebt, wie heilsam es ist, den guten Eltern-Anteil zu sich zu nehmen. Eine Klientin hatte in ihrer Arbeit mit dem inneren Kind und dem Vater wieder gespürt und erinnert was sie vollkommen vergessen hatte: Dass sie ihren Vater liebte und sie sich von ihm geliebt fühlte bevor er sie als Kind und Jugendliche ab zwölf Jahren und bis zum 16. Lebensjahr sexuell missbrauchte.

Diese Liebe neben den zuvor schon empfundenen und ausgedrückten Gefühlen von Ohnmacht, Ekel, Wut, Scham u.a. wieder zu entdecken, ist zu einem fortge-schrittenen Zeitpunkt in der Therapie ein ausgesprochen heilsamer Prozess, weil dann zumindest diese Seite von dem Elternteil einen guten Platz in uns bekommt und die Schattenseite womöglich leichter ertragen werden kann und damit mehr Frieden in uns einkehrt.

Das ist ja im übrigen auch oft das Dilemma beim Missbrauch selbst: dass der Täter bis zum Zeitpunkt des Missbrauchs ein geliebter Mensch ist und dieser Zwiespalt nicht im sowohl böse als auch gut integriert werden kann.

Am Ende jedenfalls geht es um Integration und A & B-Lösungen. Wir können nicht einen Teil aus uns herauswerfen oder herausschneiden.

Die Klientin im Fritz-Giescla-Beispiel hätte es jedenfalls vor dieser Arbeit für unmöglich gehalten an ihrem Vater irgendetwas Annehmbares und Akzeptables zu finden.

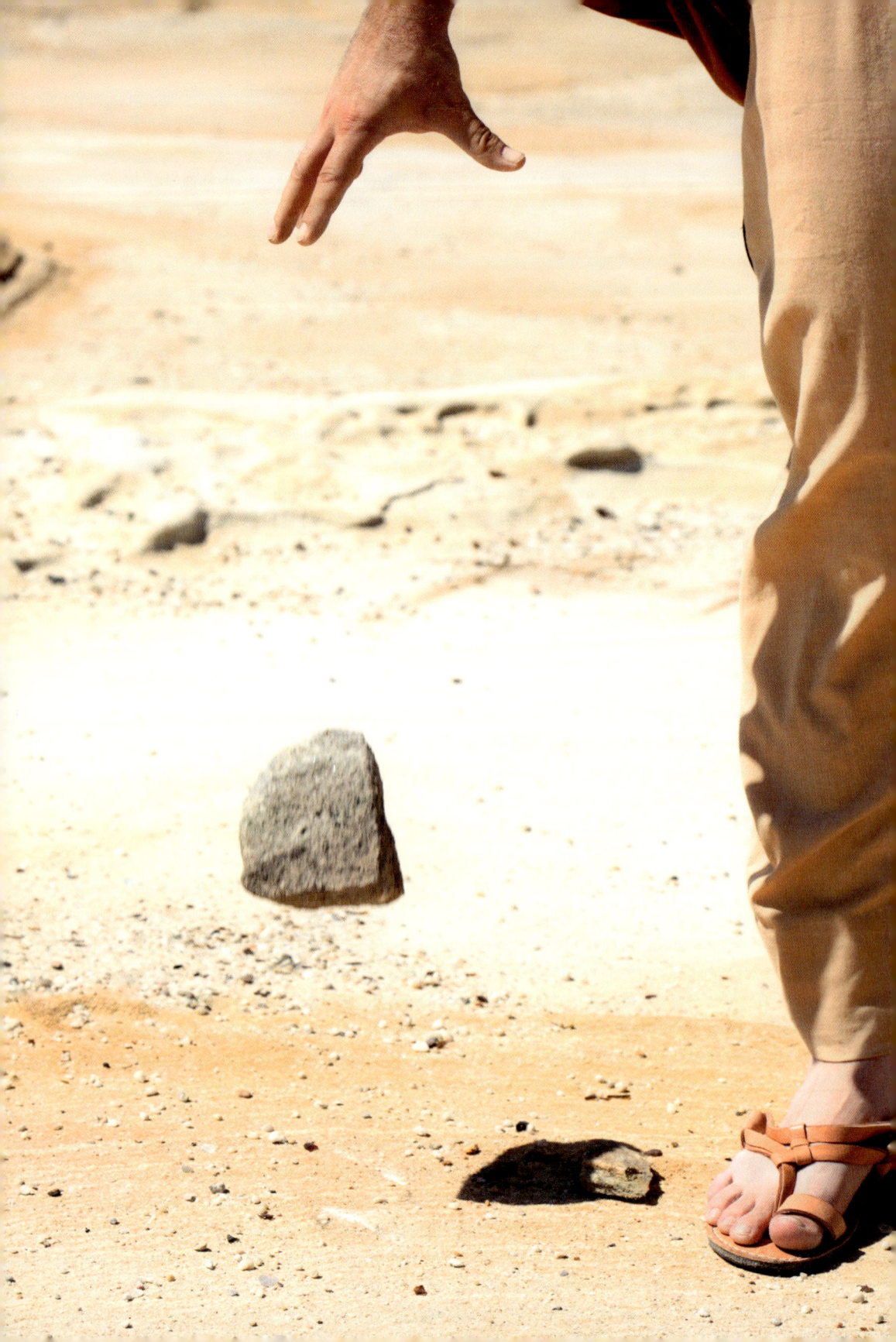

Vergeben & Verzeihen

Im vorher beschriebenen Eltern-Interview wird der Beginn eines Prozesses gezeigt, bei dem Giesela am Ende ihrem Vater vergeben konnte. Einem der Autoren war dies trotz vielfältiger Arbeit mit seinem inneren Vater erst vollständig möglich, als dieser im Sterben lag.

Selbst wenn unsere Eltern bereits tot sind und wir noch unser Herz entrümpeln müssen, weil wir noch an alten Verletzungen, an Groll, Hass und Verurteilungen usw. hängen, so ist es Gott sei Dank möglich auch mit bereits Verstorbenen ins Reine zu kommen. Verzeihen ist heilsam und ermöglicht neues Leben und befreit gebundene Lebensenergie.

Einmal hat eine Klientin in der Gruppe ein Grab gebaut und sich davor gestellt und mit uns allen im Rücken eine bewegende Abschiedsrede an ihre Mutter gehalten. Bei der wirklichen Beerdigung war sie nicht zugegen, weil sie in Australien unterwegs und von den Verwandten zur Zeit der Beerdigung nicht erreichbar war.

In jeder unserer Beziehungen können Machtkampf, Vergleichen, Verurteilen, Schmerz und Verletzung auftauchen und deswegen ist eine tiefgreifende Veränderung und Bereinigung meist gar nicht ohne Vergebung möglich.

Wenn wir unverzeihlich sind, finden die Verletzungen vor allem immer noch in uns selber statt. **Wir** denken an sie (energy flows where attention goes), **wir** erinnern all die Ohnmacht, den Schmerz, die Wut, **wir** erstarren und kontrahieren in unserem Körper usw.

Das Festhalten und die ständige Re-Inszenierung findet in uns statt, nicht da draußen!

Es sind unsere Gedanken, unsere Bilder, unsere Projektion aus unserem Gedächtnis in unser gegenwärtiges Bewusstsein. **Wir verletzen uns immer wieder selbst** und rauben uns Kraft. Wir sind es, die die Bindung an Menschen und Ereignisse aufrechterhalten. Wir sind die Wiederkäuer! Manch einer denkt: *„Ich habe ein Recht darauf, wütend und voller Groll zu sein."* Selbst wenn das stimmt, tut uns das gut und führt uns das weiter?

Vergebung ist wie ein Lösungsmittel, das festgeklebte Ersatzgefühle wie Groll, Wut, Selbsthass, Rachegedanken, Bitterkeit und Vorwürfe und Urteile löst.

Können wir uns eingestehen, dass wir etwas im An-denken halten und seelische Energie binden und dass unser inneres Kind ein Recht darauf hat, nicht mehr mit vergangenen Eindrücken und festgehaltenen Emotionen und Bildern in Form einer *Problemtrance* gequält zu werden?

Wenn wir verzeihlicher werden, dann trauern wir auch. Bei der Katharsis oder emotionalen Reinigung ist Weinen bzw. Schmelzen ein wichtiger Beitrag. Als einer der Autoren einmal selbst in einem Workshop bitterlich geweint und alten Seelenmüll entsorgt hatte, da trat er in der Gruppenpause ins Freie und hatte das Bedürfnis, sich am Brunnen im Garten zu waschen und sich auf diese Weise weiter mit frischem Wasser von dem alten Schmutz zu reinigen. Es war eine Wohltat.

Das weitere Festhalten ist wie eine Verunreinigung und Vergiftung unseres eigenen Organismus. Selbst immer noch vergiftet, tragen wir dieses Gift auch in unsere Beziehungen bzw. werden krank und kränken immer fort. Wir erschaffen Leid indem wir an negativen Erfahrungen, Einstellungen gegenüber Menschen und Umständen festhalten.

Wenn wir nicht erkennen, dass wir das bewusst tun, wieder und wieder, dann werden wir es einfach unbewusst wieder und wieder tun! Die Auswirkungen sind die gleichen.

Hinter all den Urteilen, Vorwürfen und Attacken stecken versteckte Wünsche und unerfüllte Bedürfnisse und Sehnsüchte. Im Verzeihen und annehmenden Loslassen können wir etwas über die *Feindesliebe* lernen. Was uns stört ist unsere Störung. Wenn wir verzeihen werden wir sanftmütig, voller Mitgefühl und Verständnis. In der Liebe werden wir weich und gnädig uns selbst und anderen gegenüber.

„Weich ist stärker als hart. Wasser ist stärker als Fels.“[45]

Wir können uns jeden Moment entscheiden mit dem Annehmen und Loslassen zu beginnen. Verzeihen und Vergebung ist am Ende des Weges in der Beziehungsklärung.

Für Dinge, die wir anderen angetan haben, können wir um Vergebung bitten und uns selbst verzeihen. Das ist dann wie ein Gebet, wo wir uns und unserem Schöpfer eingestehen, dass wir im Moment noch nicht die Kraft besitzen, aus all den Schuldgefühlen oder Beschuldigungen auszusteigen. Die eigene Bereitschaft, das noch vorhandene Unvermögen und die Bitte um Hilfe an das Universum ruft dessen Hilfe auf den Plan.

Einer der Autoren erinnert sich wie ein Klient im Tessin in einer kleinen Bergkapelle im Valle di Onsernone ganz alleine auf dem Boden vor dem Altar saß. Er hatte eigenes Fehlverhalten vor Augen und bat seinen Schöpfer aufrichtig um Vergebung. Nach anfänglichem Würgereiz begann er tief zu weinen und spürte so etwas wie Balsam auf dem Herzen.

---

[45] Hesse H. (1986), Siddharta, Frankfurt: Suhrkamp.

Über das Beten

Über das Beten gibt es ein wunderbares „Gedicht" von *Sören Kirkegaard*:

Als mein Gebet immer andächtiger und innerlicher wurde, da hatte ich immer weniger und weniger zu sagen. Zuletzt wurde ich ganz still! Ich wurde – was womöglich noch ein größerer Gegensatz zum Reden ist – ein Hörer. Ich meinte erst, Beten sei reden. Ich lernte aber, dass Beten nicht bloß Schweigen ist, sondern hören. So ist es: Beten heißt nicht sich selber reden hören. Beten heißt still werden und still sein und warten, bis der Betende Gott hört.

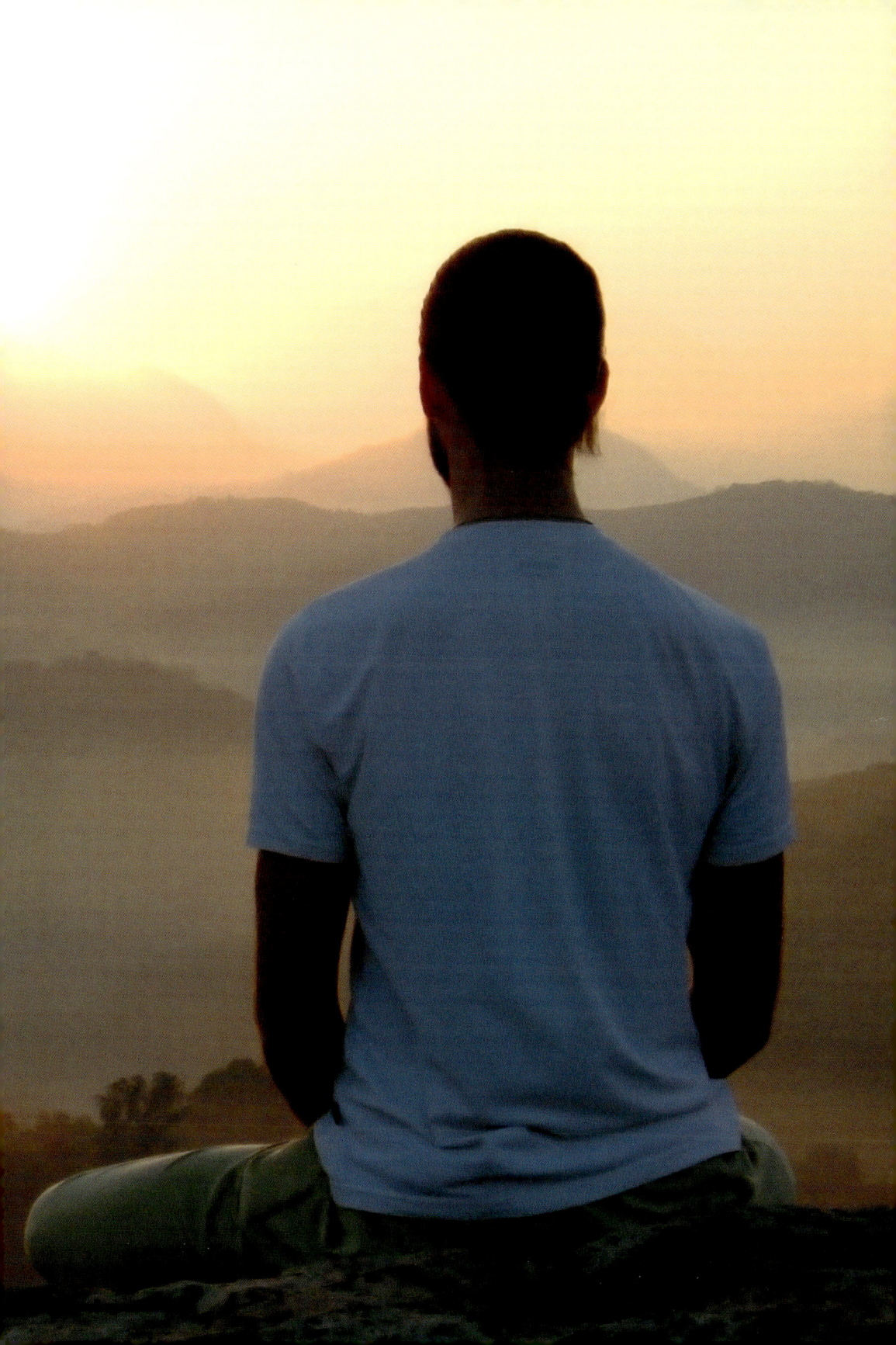

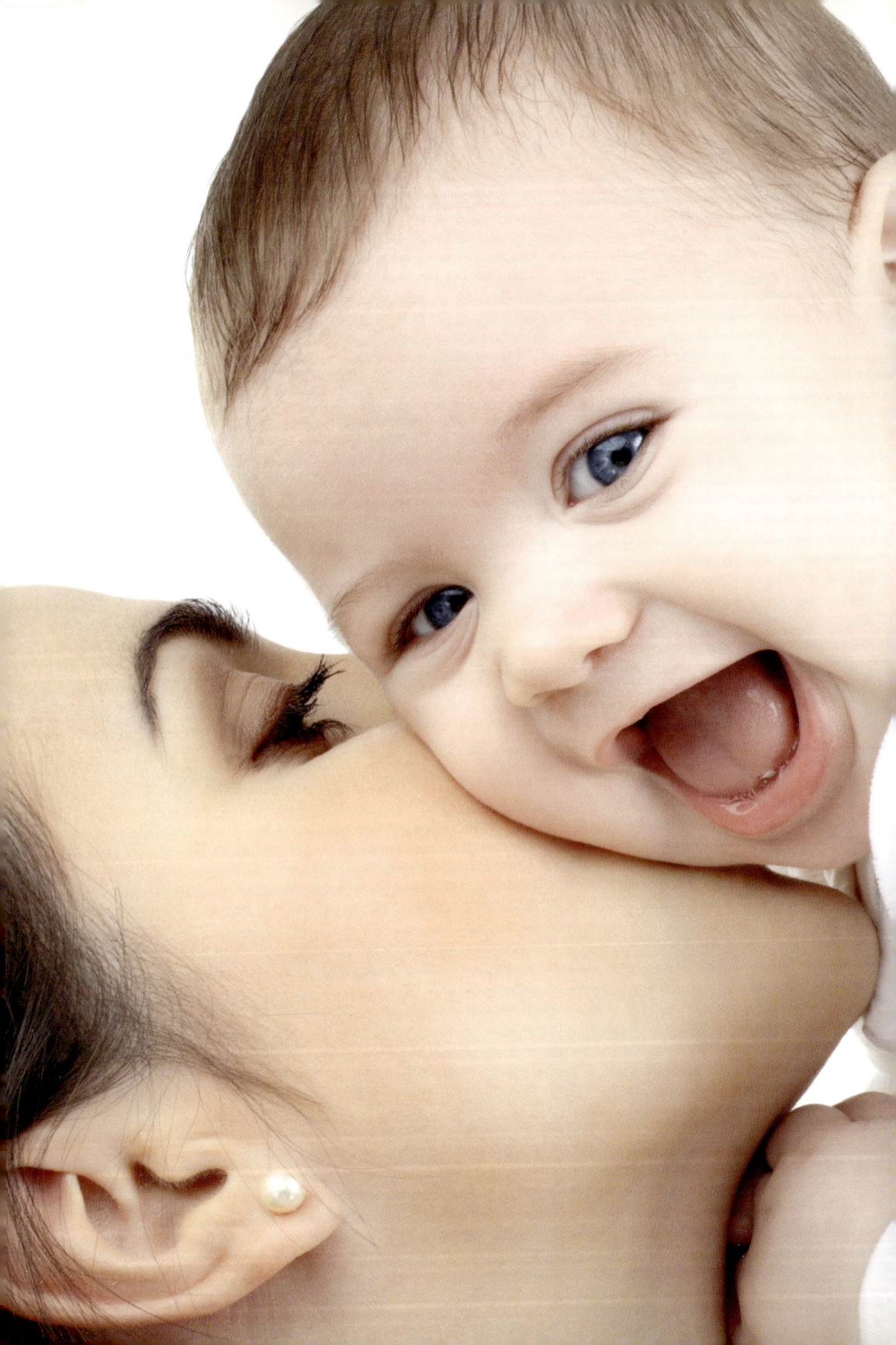

Schmusermangel (Hunger nach Zuwendung)

In der Transaktionsanalyse (TA) gibt es ein einfaches und hilfreiches Konzept von Einschärfungen zur Entstehung und Beibehaltung eines schmerzhaften *Schmusermangels* bzw. von seelisch-emotionaler Unterernährung und damit ein wirksamer Beitrag zur Depression.

Wer sich an folgende sechs Einschärfungen (Regeln) hält, kann seinen Hunger nach Zuwendung nicht wirklich stillen. Er erzeugt geradezu einen Schmusermangel und erhält diesen aufrecht. Es handelt sich also geradezu um eine Anleitung zum Unglücklichsein:

- **Gib dir selber keine Wertschätzung!** Eigenlob stinkt! Stattdessen schlage dich nieder, werte dich ab und missachte dich und sei niedergeschlagen!
- **Bitte um keine Streicheleinheiten,** auch wenn du sie noch so dringend brauchst! Lerne auf Sparflamme und mit wenig Liebe zu leben!
- **Nimm keine Streicheleinheiten an!** Wenn du Streicheleinheiten bekommst, entwerte sie, werfe die *warmen Schmuser* in den Papierkorb oder lobe einfach gleich zurück! Bloß nicht annehmen, durchatmen und Danke sagen, das könnte dir sonst gut tun!
- **Lehne keine Streicheleinheiten ab,** auch wenn du sie nicht möchtest! Wenn dein Partner Sex will dann sag ja, auch wenn du nein fühlst, denn es könnte immer deine letzte Chance sein und sage lieber nein zu dir und ja zu anderen als umgekehrt.

- **Gib keine Streicheleinheiten her,** sonst könnten dir deine *echten warmen Schmuser* ausgehen! Verteile also höchstens *kalte Fröstler* oder *Plastikschmuser* [plastic strokes][46]
- **Versorge dich tapfer selbst** und rede dir ein, dass du niemanden brauchst, dann kannst du nicht mehr zurückgewiesen und verletzt werden.

Wer oral fixiert ist hält unbefriedigte Bedürfnisse fest und bleibt in der Angst stecken, auszustrecken und um „*warme Schmuser*" zu bitten. Gleichzeitig existiert ein großes Bedürfnis nach Kontakt und Wärme.

„Life long looking for the tits!"[47] (Lebenslang auf der Suche nach der Brustwarze!) Durch das Gefühl von Mangel, innerer Leere entsteht ein abnormer Appetit auf verschiedenen Ebenen. Dieser zeigt sich im Versuch sich zu füllen. Doch die Liebe findet man nicht im Kühlschrank, nicht in der Alkoholflasche, in einer abhängigen Beziehung, in Rauschmitteln oder im übermäßigen Arbeiten (Workaholic) usw.

Der seelisch Unterernährte will vor allem aufnehmen und absorbieren statt geben und nehmen im Ausgleich, d.h. er will vor allem HABEN oder KRIEGEN.

Seine Abhängigkeit macht ihn extrem empfindlich gegen seine Umgebung. Der Bedürftige ist reizbar, wenn die Bedingungen ungünstig sind und unter günstigen Bedingungen blüht er auf. Er hat eine geringe Frustrations- und Spannungstoleranz.

Mancher hat sich für die Pseudo-Unabhängigkeit entschieden, die er trotzig zur Schau trägt.

Er ist ein *Selbstversorger*: "I am a rock, I am an island... and a rock feels no pain and an island never cries… I touch no one and no one touches me… "[48]

Er vermittelt also den Eindruck, andere nicht zu brauchen.

Aus Angst in einer abhängigen Beziehung wieder frustriert und verletzt zu werden, weigert er sich Hilfe und Unterstützung anzunehmen.

---

[46] Steiner C. (2000), Wie man Lebenspläne verändert, Paderborn: Junfermann-Verlag. Die Schmusergeschichte
[47] Lowen A. (1981), Körperausdruck und Persönlichkeit, München: Kösel-Verlag. Kapitel „Oraler Charakter"
[48] Simon & Garfunkel (1990), Greatest Hits (CD), Sony Music Entertainment.

Er will das Risiko fallen gelassen zu werden nicht mehr eingehen. Seine Angst besteht also darin, bedürftig zu sein und um Hilfe zu bitten.

Beispiel: Hannah ist eine extrem arbeitsame Juristin. Sie hat drei Jobs und ist eine arbeitswütige hübsche Frau (Workaholic). Sie lebt ohne Partner, ist im Grunde sehr bedürftig, wehrt diese Bedürftigkeit jedoch ab und wirkt tapfer, stark und sich selbst versorgend.

Am letzten Wochenende in einem Workshop wurde ihr klar, dass sie kaum *Privatleben* hat und sie pendelt zwischen der *Hard-Workerin* im Alltag einerseits und der *Nonne* in ihr, wenn sie regelmäßig zur Meditation ins Kloster geht. Unter anderem auch um dort zu schweigen und zu fasten.

In der Zwei-Stuhl-Arbeit im Dialog zwischen der *Hard-Workerin* und der *Nonne* in ihr, entdeckt sie das 4-jährige Mädchen, das im Krankenhaus, den „un-barmherzigen" Nonnen (Ordensschwestern) ausgeliefert war. Als die Mama nach dem Besuch wieder ging und sie weinte, da sagten die Schwestern zu ihr: „Sei brav und ruhig und kontrolliere deine Gefühle, sonst kommt die Mama nicht mehr zu Besuch!"
Obendrein war ihr Vater cholerisch und impulsiv und schlug sie. Auch da musste sie still sein, keine Regungen zeigen, sondern funktionieren und so baute sie eine Mauer um ihr Herz und blieb im Protest und Widerstand stecken und kann dem Vater und den Nonnen bis heute nicht verzeihen.

Als ihr klar wird, dass sie nur Schutz gebraucht hätte und dass jemand bei ihr ist und ihr die schrecklichen Frauen oder den cholerischen Vater vom Leib hält, da beginnt sie tief zu weinen und nimmt in Form eines Teddy-Bärs ihr inneres Kind symbolisch und liebevoll in den Arm. Da versorgt sie sich erst mal selbst – wie früher- und erst als sie den Therapeuten bittet, jetzt sie mitsamt dem Bären zu halten, da erfährt sie wie erlösend es ist, liebevolle Versorgung zu empfangen und zu nehmen.

Am Ende erzählen wir ihr die folgende Geschichte vom Wienerwaldhähnchen (siehe nächstes Kapitel).

Die Geschichte vom Wienerwaldhähnchen[49]

Ein Mann in der Wüste, erschöpft und am Ende, hungrig und durstig, schleppt sich durch den Sand und plötzlich glaubt er einen Brunnen zu sehen, rennt los, doch dann war es nur eine Luftspiegelung…

Dann glaubt er am Horizont eine Oase zu sehen. Er rafft sich auf und läuft schneller, aber dann denkt er wieder, es sei auch nur eine Fatamorgana und sinkt innerlich wieder in sich zusammen.

Während er sich weiter so dahinschleppt, hungrig und durstig, glaubt er immer wieder in der Ferne eine Oase zu sehen und irgendwann fällt ihm das grüne Schild WIENERWALD ein und dieses Schild geht ihm nicht mehr aus dem Kopf. Es geht ihm grad so wie mit einer Melodie, die man als Ohrwurm nicht mehr los wird…

Mit der Zeit denkt er aber nicht nur an das grüne Schild, sondern an ein saftiges, knuspriges Wienerwald-Hähnchen. Beim Gedanken daran läuft ihm sogar noch etwas Wasser im schon völlig ausgetrockneten Mund zusammen. Seine Lippen erleben wieder eine Spur von Feuchtigkeit…

Hätte er nicht diesen großen Sombrero auf dem Kopf, dann wäre er in der glühenden Mittagssonne bereits ums Leben gekommen oder allmählich verrückt geworden.

---

[49] Die Geschichte vom Wienerwaldhähnchen stammt von Ulrich Dehner, Konstanzer Seminare. Im Laufe der Jahre haben wir sie modifiziert.

Schließlich kommt er tatsächlich in einer OASE an. Sie war keine Einbildung. Er fragt sogleich den ersten, dem er begegnet, wo das Wienerwaldrestaurant hier steht. Dieser schüttelt den Kopf und zuckt mit den Schultern. „Weiß ich nicht" sagt ein zweiter und „nie gehört" ein dritter usw.

Der Mann schleppt sich durch alle Gassen und sinkt schließlich erschöpft am Dorfbrunnen zusammen, wo er endlich Wasser schlürfen und sich damit über-schütten kann. Ein unbeschreiblich wohliges Erlebnis. Dann sinkt er im Schatten des Dorfbrunnens zusammen. Ein alter, weißhaariger Mann steht von der Parkbank auf und geht auf ihn zu und spricht: "Mann, sehen Sie fertig aus. Kann ich irgendetwas für Sie tun?"

„Ich muss unbedingt ein Wienerwald-Hähnchen-Restaurant finden!!!" entgegnet unser Wüstendurchquerer.

Der alte Mann sagt: „Ich will dir helfen, wenn du meine Worte wirklich in dich einlässt!" und er willigt ein. Darauf der Alte: „Wenn du aufhörst, das Mögliche zu verunmöglichen indem du das Unmögliche möglich machen willst, dann wird dir geholfen werden."

„Davon werde ich auch nicht satt!" denkt unser Mann. Und der alte Mann lässt ihn mit diesen Worten wieder alleine am Brunnen zurück.

„Das hilft mir nun wirklich mit meinem Hunger auch nicht weiter" sagt der Erschöpfte bitter. Doch dann plötzlich ist es als ob ihm die Augen aufgehen würden und er sieht vom Mittelpunkt des Marktplatzes aus ein Chinarestaurant, eine italienische Pizzeria, ein griechisches Restaurant, ein japanisches Sushi-Restaurant, einen Kebab-Stand, ein schwäbisches Spätzle-Restaurant und noch einige andere…

Schließlich geht er in eine Pizzeria und bestellt sich Tortellini und probiert davon, bezahlt, steht auf und geht wieder. „Das ist einfach kein Wienerwald-hähnchen!" Er geht wieder zum Brunnen zurück, nimmt einen Schluck Wasser.

Gerade genug um nicht zu sterben und zu wenig, um zu leben...dann geht er in das griechische Restaurant und bestellt sich Souvlaki und wieder das gleiche ...wieder und immer wieder...

Und es sind verschiedene Enden dieser Geschichte überliefert.

Eine lautet, dass er sich eines Tages einer Karawane angeschlossen hätte, um in einer anderen Oase ein Wienerwaldrestaurant zu finden. Eine besagt, dass er begonnen hätte, Geld zu sammeln und von zu Hause anfordern wollte um selber dort ein solches Restaurant zu eröffnen. Eine tragische Variante besagt, er habe eines Tages sich nach dem Genuss eines Kebab übergeben und in den Brunnen gekotzt und wäre dann als Brunnenvergifter erhängt worden…

…und eine Überlieferung lautet, dass er offensichtlich eines Tages im schwäbischen Spätzle-Restaurant etwas gegessen habe, das ihm zum ersten Mal schmeckte obwohl es kein Wienerwaldhähnchen war und dass sich sein Leben von da an grundlegend verändert hätte…

Bei dieser Geschichte liegt die Tragik des Hauptdarstellers in der Fixierung auf das Wienerwald-Hähnchen. Er verhält sich so, wie wenn es, um einen Vergleich zu wählen, in ganz Deutschland nur eine Tankstelle geben würde, an der er tanken könnte. Oder man könnte auch sagen, dass er haben will, was er nicht bekommt und nicht haben will, was er bekommen könnte.

Das geht oft auch Menschen so, die quasi von ihren Eltern eine bestimmte *Zuwendungs-Währung* gebraucht und ersehnt und gewünscht haben, zum Beispiel *Zuwendungs-Dollar*. Diese Eltern hatten aber, warum auch immer, nur *Zuwendungs-Lire* zu bieten, das heißt, die hatten nur eine andere *Währung*, nicht die erwünschte. So konnten die Eltern nicht geben und die Kinder nicht nehmen.

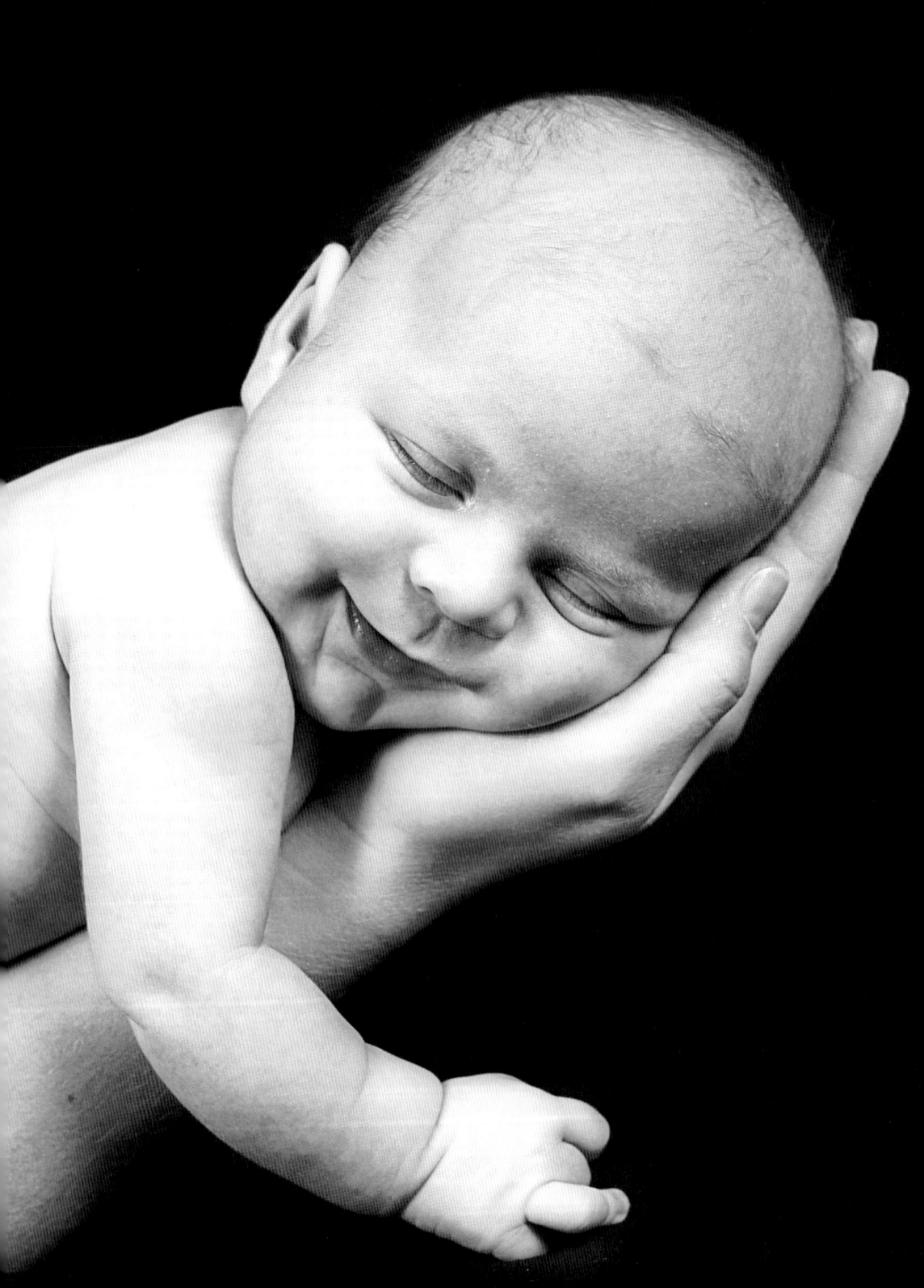

Gehalten werden

In unseren Intensivwochen, wie auch in unserer fortlaufenden Psychotherapiegruppe haben wir immer wieder *Beelterungsarbeiten*[50] begleitet.

Die *Beelterung* will natürlich gut vorbereitet sein und eingebettet in einen klaren Auftrag und einen zuvor erarbeiteten emotionalen Kontakt des Klienten zu seinem inneren Kind und der oralen Deprivation der Prägesituation. Der autonome Klient weiß sehr wohl, was er an nonverbaler und verbaler Lösungserfahrung braucht und zu wagen bereit ist.

Es kann sein dass ein Therapeut oder ein Gruppenteilnehmer mit ihm zunächst Rücken an Rücken sitzen soll und er so *Rückenstärkung* erfährt oder dass ihn jemand im Arm hält, wie eine gute Mutter, und er bestimmte heilsame Sätze hört, wie z.B.: „Schön, dass es dich gibt!" oder „Du bist willkommen!" oder „Du gehörst zu uns!"

Die beelternde Person kann dazu auch sagen: „*Wenn ich damals bei dir gewesen wäre*, dann wüsstest du, dass du liebenswert bist!" usw.

Wir haben immer wieder erlebt, dass es wichtig war, dass ein Klient die Erfahrung des Gehaltenwerdens in einem umfassenderen Sinne machen konnte.

Beispiel: Anne hat Gelenkrheuma und trotz der Einnahme starker Medikamente immer wieder Schmerzen und Bewegungseinschränkung. Sie liegt auf dem Rücken auf weichen Schafsfellmatten und alle aus der Gruppe die jetzt wirklich

---

[50] **Beelterung** stammt aus der TA und ist ein therapeutisches Verfahren, bei dem ein Klient sich in eine frühere Präge-Situation als Kind zurückversetzt und wortlos und/oder verbal korrigierende Botschaften erhält, -so wie er es damals gebraucht hätte.

bereit und offen sind, knien um sie herum. Sie hat die Augen noch offen. Dann lädt sie Einzelne der Reihe nach ein, sie zu berühren. Franz soll ihren Kopf in seine Hände nehmen und halten. Giesela möge ihre Hand auf ihr Herz legen und Paul und Günther bittet sie, ihre Fußgelenke zu halten. Erika möge ihre rechte Hand halten. Und Johannes die Hände auf ihre Kniegelenke legen. Sie schließt dann die Augen, atmet und spürt in sich hinein. Die liebevolle Berührung ihrer schmerzenden Gelenke lässt sie in Tränen ausbrechen.

Sie weint schließlich ganz tief und wir laden sie nach einer Weile ein, noch einen Schritt weiter zu gehen: vier Paare greifen sich mit den Händen unter ihrem Körper hindurch, einer hält ihren Kopf ganz sanft und gemeinsam heben wir sie langsam vom Boden nach oben, bis wir alle stehen und dann wiegen wir sie ganz, ganz sanft. Als Therapeuten beobachten wir dabei jede kleine Veränderung und Regung. Einer von uns legt ganz zarte Musik auf und wir bleiben im minimalen Dialog mit ihr bezüglich dessen, was sie jetzt erfährt. „Und wenn du das jetzt noch mehr in dein Herz hinein lassen würdest." „Wenn du nun ein wenig mehr glauben könntest, dass das echt und ehrlich gemeint ist, was du jetzt erfährst." „Und wenn du jetzt den Atem noch tiefer gehen lässt und dem Zittern [Vibrieren] um deine Mundwinkel Raum gibst… Jetzt weint Anne noch tiefer, so dass ihr ganzer Körper bebt. Wir nennen das *Schmelzen*.

Schließlich erlebt sie zum ersten Mal wieder leibhaftig, wie das ist, Halt zu erfahren. Am Anfang kontrahiert und kontrolliert sie noch, öffnet zwischendurch die Augen und muss sich rückversichern, bis sie sich schließlich immer mehr fallen lässt und wieder zu vertrauen beginnt. Jetzt überwindet sie den Punkt, wo einst ihr Vertrauen so schmerzhaft enttäuscht wurde. „She *falls* in love!" (to fall in love = in Liebe *fallen*).

Im letzten Teil bringen wir sie ganz langsam wieder zum Boden, zur *Mutter Erde*, und berühren sie noch ganz sanft an Kopf, Armen und Beinen, um schließlich auch wieder unsere Hände zurückzunehmen. Wir laden sie ein, noch mit geschlossenen Augen den Halt in ihrem Körper nachwirken zu lassen. Auch wenn wir bereits physisch uns wieder von ihr entfernt haben, so bleibt doch die emotionale Verbindung wie ein unsichtbares Band bestehen. Einer von uns deckt sie mit einer Decke sanft zu. Da rollen ihr noch ein paar Tränen die Wangen hinunter.

Zum Schluss darf sie einfach im Liegen Stille erfahren und das Erlebte nachklingen lassen. Da ist alles wichtig, was Raum und Schutz und Achtsamkeit anbelangt.

George Kohlrieser sagte einmal in einem Vortrag über *Bonding und Detachment*: „Never do this work if you don't have your own heart open!"[51]

Jiddu Krishnamurti soll sinngemäß folgendes dazu gesagt haben: Wenn keine Liebe da wäre, könnten wir machen, was wir wollen. Wir könnten Sozialarbeiter werden, eine Partei gründen, die Welt vom Elend befreien wollen u.v.m.

Ohne Liebe würden wir nur noch mehr Elend in die Welt tragen.

Wenn Liebe da sei, könnten wir machen, was wir wollen, wir könnten damit keinen Schaden anrichten.

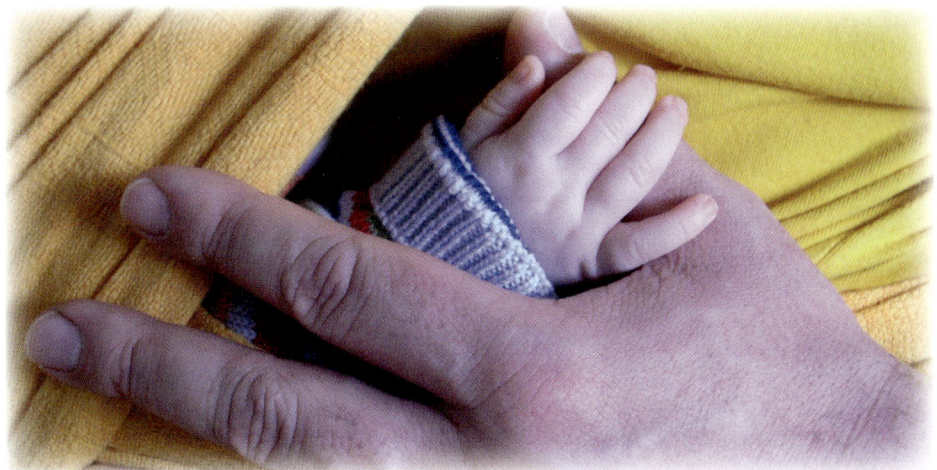

51 Kohlrieser, George, EATA-Kongress in Nordwiekerhout, Holland, 1990, Vortrag.

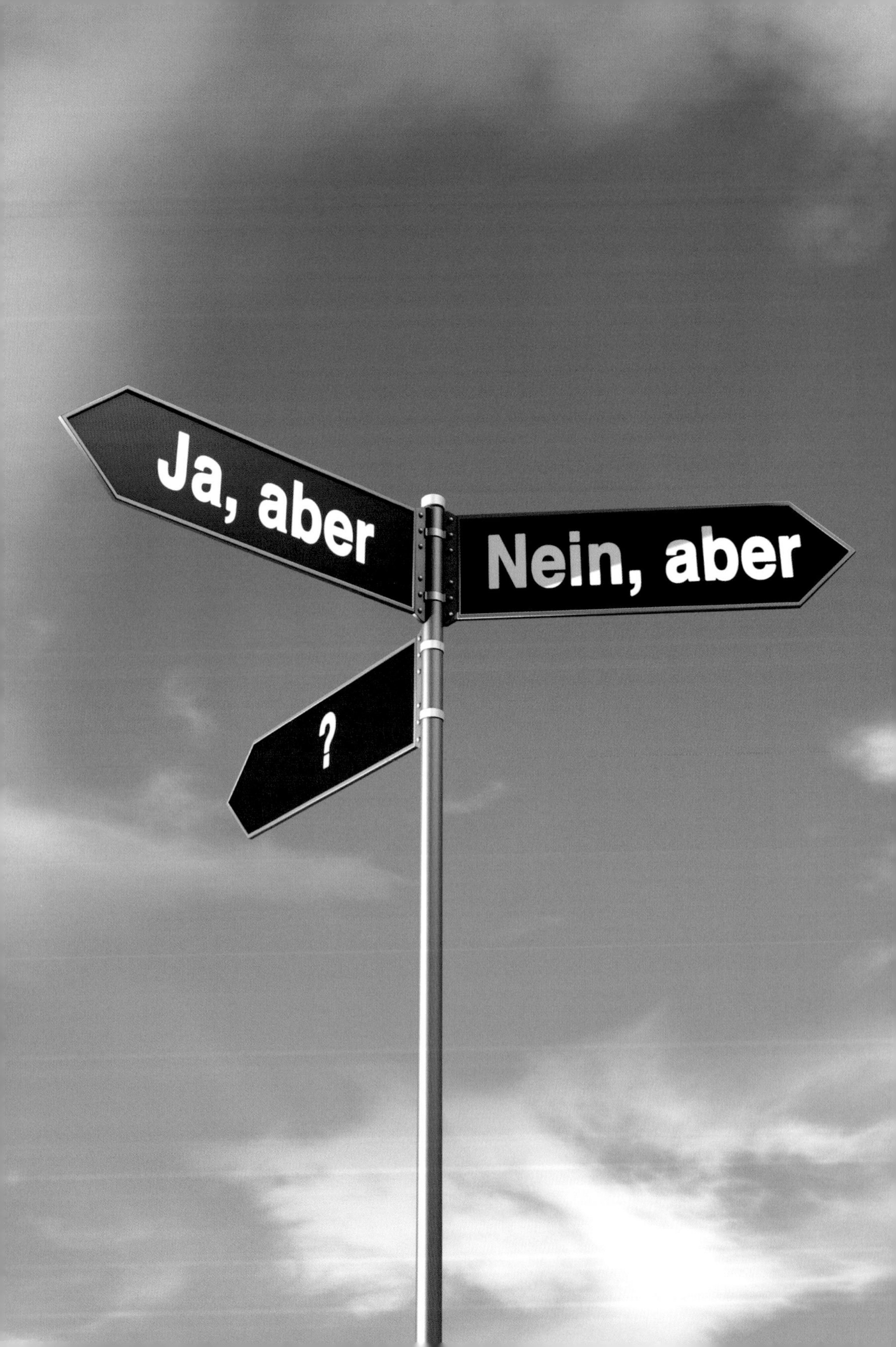

Ambivalenz & Multivalenz

Ambivalenz zeigt sich phänomenologisch als eigentlich-aber, als hin und her, vor und zurück und am Ende im Kreis herum.

Es ist, wie wenn jemand auf einem Stuhl sitzt und *versucht* aufzustehen, – es aber nicht ganz tut und auch nicht ganz sitzen bleibt sondern sich zwischen Sitzen und Stehen hin und her bewegt. Wenn Sie das einmal probieren, werden Sie schnell merken, wie anstrengend dieser stagnierende Wandel[52] ist.

In den USA sagt man *Trying is lying* und das zu Recht, denn Versuche liefern keine sichtbaren Ergebnisse. **Fast** wäre ich aufgestanden oder **beinahe** wäre ich sitzen geblieben bedeutet ich habe weder das Eine, noch das Andere ganz getan. Was zählt sind nur die Fakten.

Für diesen Fall hätte sich der Betreffende ja entschieden. Und entscheiden hat im Sinne des Wortes mit Scheiden zu tun. Die Buddhisten kennen das EINE OHNE ZWEITES als Haltung im Sinne von *wenn du isst, dann iss und wenn du gehst dann gehe und wenn du zuhörst, dann höre zu und wenn du küsst, dann küsse…*und tue das Eine jeweils ganz ohne Zweites.

Ambivalente Menschen fürchten genau dieses so sehr wie der Teufel das Weihwasser.

Sie wollen ein *bisschen* schwanger sein und wollen gewaschen sein ohne dabei nass zu werden.

Der Trick ist das **Zwei**-feln, der Zwie-spalt. Goethe schrieb einst im Faust: „Zwei

---

[52] *Stagnierender Wandel* ist ein Begriff von Stephano Sabetti.
Sabetti S. (1992), Rhythmen des Wandels, München: Hugendubel-Verlag.

Seelen wohnen, ach, in meiner Brust". Was verhindert wird, ist die **Ein**-Sicht, ein-deutig zu sein, ein-fach etwas zu tun.

Es geht dabei nicht um richtig oder falsch, sondern darum, dass etwas für die Person jetzt stimmig ist. Das heißt dieselbe Person hätte vielleicht vor einem halben Jahr in der gleichen Angelegenheit etwas anderes getan oder würde in drei Monaten am gleichen Punkt erneut anders entscheiden. Das heißt es gibt keine ideale, alles umfassende, wasserdichte oder immer perfekte Wahl. Wenn wir auf unsere innere Stimme hören und ihr trauen und folgen lernen, dann können wir nichts falsch machen. Was wir dann tun ist manchmal weder logisch noch rational begründbar. Doch gibt es dieses innere Wissen, welches das Stimmige auch als das jetzt Richtige erscheinen lässt.

In dem Märchen *Feuergold* [53] da haben die Hauptpersonen der Geschichte, zwei Kinder die den legendären See Feuergold suchen, ein Amulett an einer Kette um den Hals hängen, so dass das Amulett auf ihrem Hara liegen bleibt. Das Hara ist unser Energiezentrum, zwei Finger breit unter dem Nabel, unsere Mitte, unser innerer Kompass. Das Amulett ist von besonderer Art. Es wird immer dann warm, wenn sie auf dem richtigen Weg sind und es wird sofort kalt, wenn sie den falschen Weg einschlagen. Man könnte sagen dass die zwei Kinder ihren Wegweiser immer bei sich tragen. Ihre Suche nach dem See ist symbolisch für die Suche nach uns selbst, nach dem wahren Geheimnis des Lebens.

In Paulo Coelhos *Alchimist* [54] folgt der andalusische Hirte Santiago auf der Suche nach dem Schatz von dem er zwei Mal träumt, seiner *inneren Stimme* und den *Botschaften der Weltenseele* ins ferne Ägypten. Den Schatz findet er am Ende zu Hause, dort wo er hergekommen ist.

In dem Märchen *Die große Wegkreuzung* [55] kommt eine Frau, die eigentlich ans Meer will, an eine Weggabelung. Sie weiß nicht in welche Richtung sie weitergehen soll. So fragt sie andere Reisende, woher sie kommen und wohin sie gehen,

[53] Bissing R.H. (1989), Feuergold, Fellbach: Lucy Körner-Verlag.
[54] Coelho P. (1996), Der Alchimist, Zürich: Diogenes-Verlag.
[55] Körner H. (1983), Die große Wegkreuzung in „Die Farben der Wirklichkeit", Fellbach: Lucy Körner-Verlag.

geht einmal mit jemandem mit bis ins nächste Dorf, arbeitet und lebt dort und kehrt doch wieder um und geht zurück an die Wegkreuzung. Sie geht auch noch ein weiteres Mal mit jemandem mit auf einem der anderen Wege in ein anderes Dorf. Einmal lebt jemand mit ihr an der Weggabelung, bis auch dieser wieder seiner Wege geht und weiter zieht. So vergehen die Jahre und sie wird zu einer alten Frau. Am Ende ihres Lebens steigt sie auf den nahen Berg an der Wegkreuzung und stellt oben angekommen zu ihrem Entsetzen fest, dass alle Wege zum Meer geführt hätten. Leider ist sie keinen wirklich beherzt und bis zum Ende gegangen um ihrem Sehnsuchtsziel näher zu kommen.

Bei einem Konflikt gibt es auf beiden Seiten Für und Wider. Wenn wir ambivalent sind, wägen wir die Vor- und Nachteile hin und her und kommen zu keinem Ergebnis, jedenfalls nicht im Kopf, nicht im Denken, denn das Denken ist Teil des Problems. Die Lösung, das heißt die tiefere Wahrheit heißt in der Regel bei Ambivalenzen weder A noch B sondern C und die Antwort kommt aus dem Bauchgefühl, dem Herzen, der Intuition.

A-Pol
der
Ambivalenz

B-Pol
der
Ambivalenz

56

C-Lösung
Tiefere Wahrheit

Wenn jemand seiner inneren Stimme folgt und das Eine ganz ohne Zweites tut, ist es dennoch wichtig multiple Perspektiven zu haben. Da kann es eine bereichernde Chance sein, aus einer Vielfalt wählen zu können. Es geht dann eben um eine jeweils stimmige Wahl.

[56] Das Trichter-Modell ist ein Konzept und eine Visualisierung der A+B-Lösungen von Stephano Sabetti

Es gibt in diesem Sinne kein richtiges Richtig. Konzepte in unserem Kopf die sagen „Das ist so!", „Das muss man so machen!" usw. legen fest, wirken prinzipiell oder grundsätzlich und übergehen das Bauchgefühl des Augenblicks.

Springt jemand zwischen seinen inneren Seiten hin und her, dann entsteht womöglich ein chaotisch erlebter Wellensalat.

Das Problem besteht nicht darin, dass jemand eine Vielfalt von inneren Stimmen mit Wahlmöglichkeiten hat, sondern in der erlebten Unfähigkeit, sich im jeweiligen Moment aus dem Bauch heraus stimmig für eine entscheiden zu können (Wahlfreiheit) oder in der prinzipiell-rigiden Festgelegtheit.

Beispiel:

Ein Teilnehmer unseres Workshops kann sich nicht entscheiden, ob er dem Ruf als Professor in eine andere Universitätsstadt folgen soll oder ob er zweiter Mann [Co-Pilot] an seinem jetzigen Institut bleiben soll. Schon länger hat er deswegen schlaflose Nächte und seine Frau drängt ihn, Karriere zu machen und zu gehen. Ebenso seine Eltern und sein Bruder sagen, das müsse er machen. Er selbst hat genau dies bisher immer verfolgt, ganz geradlinig und zielstrebig. Andererseits zweifelt er, ob er dem enormen Arbeitsaufwand und der Verantwortung gewachsen wäre. Und er bekommt schon Bauchweh beim Gedanken an seine Führungsaufgaben und die vielen Reisen und Vorträge. Ob er dann noch weniger Zeit für seine Hobbies hätte? Dann aber wiederum hätte er viel Ehr, viel Ruhm…

Er sagt, er könne sich einfach nicht entscheiden und das ewige hin und her koste ihn viel Energie.

So luden wir ihn ein, eine bequeme Haltung einzunehmen und induzierten eine leichte Trance und Entspannung.

Dann sollte er *für die eine Seite in ihm, die Karriere machen und gehen will*, eine Geste mit einer Hand bzw. seinem Arm finden und in der Folge diese Geste in Bewegung bringen und in dieser Bewegung bleiben.

Er macht mit der rechten Hand eine Faust und während er den Arm nach vorne schnellt, öffnet er die Faust zur gestreckten Hand.

Dann laden wir ihn ein, einen Ton zur Bewegung zu machen oder einen Satz finden und er sagt laut *„Ich komme!"* und *„Ganz oben!"*

Auf die Frage welche Farbe diese Erfahrung hat, sagt er rot.

Der Geschmack dieser Erfahrung ist jedoch *bitter* und sie riecht nach *abgestandener Luft* und nach *Klassenzimmer in der Schule*.

Als dominantes Körpergefühl erlebt er *Brust raus* und *Druck in der Brust*.

Auf der emotionalen Ebene empfindet er dabei einen *Hauch von Trauer*.

Auf die Frage was für eine Person aus seinem Leben dazu auftaucht, erscheinen sein Vater und sein Grundschullehrer Arm in Arm.

Das Bild aus seiner Kindheit dazu ist, wie er als Junge täglich am Schreibtisch sitzen muss, während die anderen draußen spielen. Dabei steht der Vater als Dompteur mit der Peitsche hinter ihm, um den wilden Jungen in ihm zu zähmen. Dabei laufen ihm ein paar Tränen über die Wangen.

Auf die Frage, zu wem er auf dieser Seite wird, sagt er: *„Zum traurigen Streber!"*

Als er die eine Seite in ihm auf diese Weise erfahren, erfühlt, benannt und geankert hat, laden wir ihn ein, den rechten Arm wieder in seinen Schoß zu legen und der Erfahrung einen guten Platz zu geben.

Dann möge er mit dem linken Arm eine Geste und Bewegung für *die andere Seite in ihm finden, die Co-Pilot und in der zweiten Reihe sein* und am gegenwärtigen Arbeitsplatz bleiben will. Er legt die linke Hand auf sein Herz und macht eine ausladende Geste und lächelt dabei ein wenig.

Ihm kommt jetzt seine erste große Liebe in den Sinn und er sagt *Leben und leben lassen*. Er hört dabei die *Meereswellen rauschen* und es riecht nach *Seeluft*.

Die Erfahrung ist *blau* und schmeckt nach *Kirschen*. Es fühlt sich frei und *unbeschwert* an. Über das Körpergefühl erinnert er, wie er mit seinem Freund als Kind Kirschen beim Bauern klaut und beide ihr T-Shirt voller Kirschen haben und sein weißes T-Shirt allmählich Kirschfarben wird. Der Freund ist der Anführer. Sie erleben viele solcher Abenteuer.

Auf dieser Seite wird er zum *fröhlichen Lausbub*.

Auch diesen Arm möge er jetzt wieder in seinen Schoß legen und auch dieser Erfahrung einen guten Platz geben.

Als dritten Schritt laden wir ihn ein, beide Gesten und Bewegungen mit dem linken und rechten Arm gleichzeitig zu machen. Aus der Bewegung heraus möge er nun beide Hände in Zeitlupe ganz langsam aufeinander zu kommen lassen und dabei überrascht werden von dem, was da an Drittem, Neuem entsteht. Einfach kommen lassen, was sich entwickeln mag.

Als die beiden Hände sich nun berühren und der fröhliche Lausbub und der traurige Streber zusammen kommen, da geht die rechte Hand als Faust zum Herzen, während die linke Hand die rechte umschließt und dann öffnen sich beide zu einer Geste des Empfangens.

Diese Erfahrung ist für ihn *violett* und schmeckt nach *Lebkuchen* und er hört dabei leise den Blues *It ain't nobody's business if I do* und spürt ein *warmes Strömen* in seinem ganzen Körper.

Als er Worte für die Bewegung finden soll sagt er: „*Lebende Spitze–Spitze leben.* "

In seinem Erleben wandelt er sich weiter und wird als nächstes zum *genießenden Küchenmeister*. Dabei wird ihm klar, dass er überall kochen kann, egal, wo er ist. Die Hauptsache ist, dass ihm sein Kochen Spaß macht. Ob er nun einen Stern, zwei Sterne oder keinen Stern hat, das sei so ziemlich egal, sagt er. Wichtig ist, dass es Menschen gibt, die sein Essen schätzen und dass es auch noch ein Leben außerhalb der Küche gibt. Kochen ist nicht alles. Deswegen will er nicht der Chef des Hauses sein. Lieber glücklicher Küchenmeister als unglücklicher Restaurantbesitzer. Das fühlt sich satt und rund und richtig an.

Wir laden ihn ein all den Erlebnissen einen guten Platz zu geben, in sich nachwirken zu lassen, langsam wieder in den äußeren Raum zurück zu kommen und später wieder auf sein ursprüngliches Thema Bezug zu nehmen.

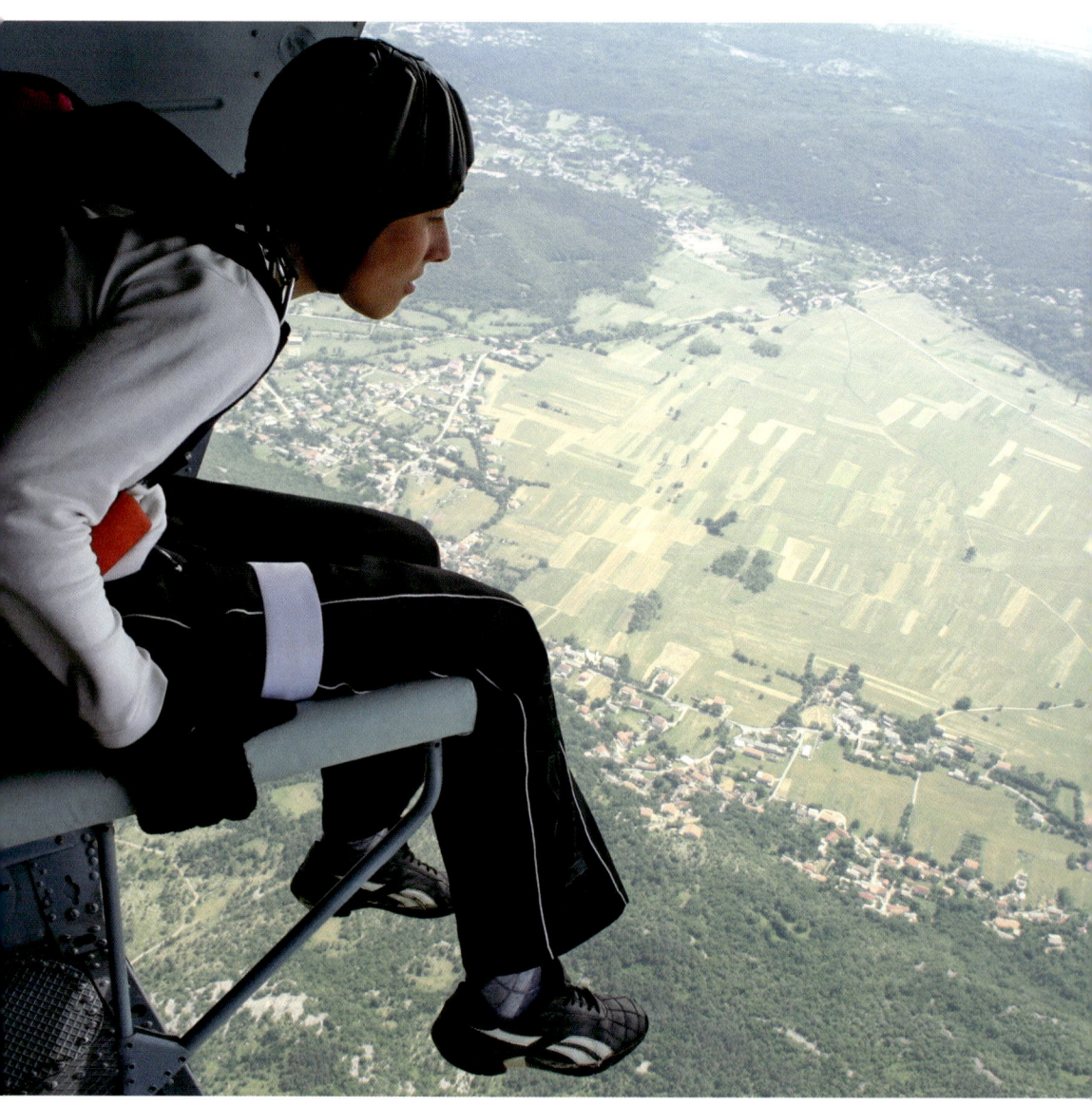

Angst

Wir alle kennen Angst. Die Angst mit ihren ganz unterschiedlichen Gesichtern. Die Angst vor Einsamkeit und Isolation, die Angst vor unheilbarer Krankheit, die Angst vor Kontrollverlust, die Angst zu versagen, die Angst nicht geliebt zu werden, die Angst vor Krieg und Gewalt und damit die Angst verletzt oder getötet zu werden oder Angehörige zu verlieren. Wir kennen die Angst vor Dunkelheit oder bösen Geistern, die Angst vor körperlichen Schmerzen, die Angst von einem geliebten Menschen verlassen zu werden, die Angst vor einem gefährlichen Tier…

Ängste sind zum Teil tief in uns verwurzelt und hinter all den Ängsten gibt es eine zentrale Angst: die Angst vor dem Tod. Das gilt sowohl für das Sterben im Sinne von Loslassen als auch und im Besonderen die Angst vor dem physischen Tod.

Es gibt auch neurotische Ängste, die symptomatisch als Phobien zum Vorschein kommen können: als Höhenangst, Fallangst, Platzangst, Angst zu Erröten, Angst vor Enge [z.B. Fahrstuhl oder Kernspin], als Angst jemanden oder sich selbst zu verletzen, Angst vor bestimmten harmlosen Tieren, Verfolgungsangst, als Angst bestimmte Gefühle zu fühlen oder zum Ausdruck zu bringen bzw. vor den Folgen, wenn ich das tue oder sonst ein bestimmtes Verhalten zeige.

In der Verhaltenstherapie gibt es eine eindrucksvolle graphische Darstellung bezüglich des Konfliktes zwischen dem Wunsch etwas Bestimmtes zu tun und sich einem bestimmten Ziel zu nähern sowie der Tendenz einen gefürchteten Reiz zu vermeiden, den sogenannten **Approach-Avoidance-Conflict**[576]:

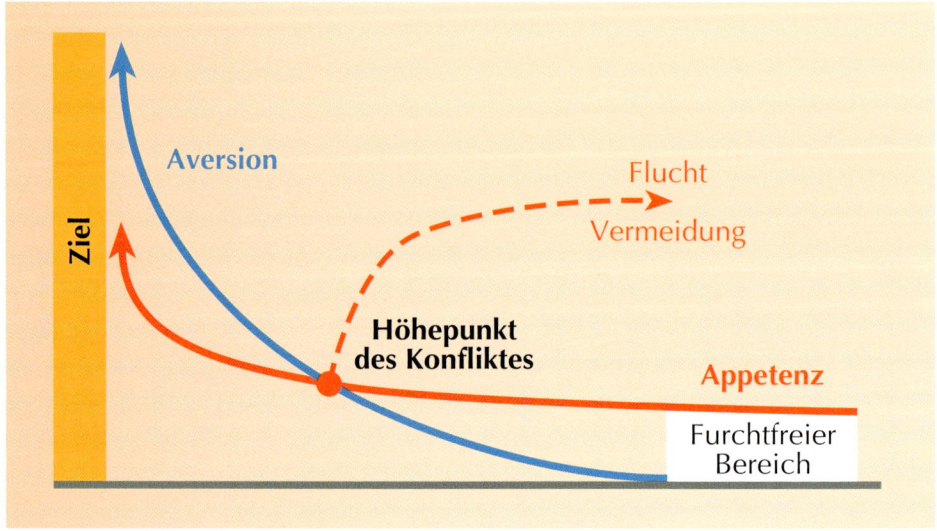

Appetenz ist definiert als die Tendenz, sich einem bestimmten Ziel zu nähern. Jemand hat zum Beispiel einen ziemlichen Ärger auf seinen Chef und will diesen Ärger loswerden.

Aversion ist die Tendenz einen gefürchteten Reiz zu vermeiden, die umso stärker ist, je näher man diesem Ziel ist.

Die Stärke der Aversion wächst dabei mit zunehmender Nähe zum Ziel schneller, als die Stärke der Appetenz.

Auf dem Höhepunkt des Konfliktes sind beide Kräfte gleich groß und viele Menschen vermeiden hier die Situation durch Flucht, Vermeidung, um so die psychophysische Spannung zu reduzieren. Manche Menschen manipulieren sich unter Umständen auch chemisch, wie zum Beispiel eine Professorin, die Beruhigungsmittel einnimmt, bevor sie vor die Studenten im Hörsaal tritt oder der Abteilungsleiter, der sich Mut antrinkt, bevor er zum Geschäftsführer geht, um

[57] Kurt Lewin (1890-1947), deutschtämmiger Psychologe, Begründer der Sozialpyschologie, entwickelte Theorien über Konflikte, wie Menschen sie erleben/erfahren, u.a. approach avoidance conflict.

eine längst überfällige Forderung zu stellen.

Krishnamurti unterscheidet die *neurotische Angst* von der *natürlichen Angst*, die er **Intelligenz** nennt. Damit meint er zum Beispiel die unmittelbare Reaktion auf ein gefährliches Tier oder eine reale Bedrohung durch einen gewaltbereiten Menschen oder der instinktive Sprung zur Seite, wenn ein Motorradfahrer angerast kommt.

Krishnamurti sagt, wenn wir die Bewegung der Angst, nicht ihre vielen Verzweigungen, sondern ihre Wurzel anschauen würden, dann würde klar, dass wir uns zunächst sicher fühlen müssen, auch physisch sicher fühlen, damit unser Gehirn in Ruhe d.h. angstfrei arbeiten könne. Wenn dieser sichere Ort nun vorhanden sei, könnten wir uns vertrauensvoll nach Innen wenden um die Bewegung der Angst in uns zu erforschen.

Diese Aussage deckt sich mit den Erkenntnissen der Hirnforschung und moderner Psychotherapie, wie NLP oder hypnosystemischer Arbeit. Hier wird für den Klienten eine sichere Beobachterposition aufgebaut um von dort aus ängstigende oder beunruhigende Erlebnisse mit Sicherheitsabstand anzuschauen.

Wir haben uns durch Kontrolle [=Angst= Kontraktion= Festhalten] eine *Als-Ob-Sicherheit* geschaffen. Diese war ursprünglich Schutz und Überlebensstrategie. Es ist jedoch, wie wenn wir auf einen spitzen Stein getreten sind und darauf stehen bleiben und auch in der reaktiven Kontraktion bleiben, die dadurch ausgelöst wurde. Wir sind dann in dieser Haltung eingefroren.

Krishnamurti stellte die Frage, ob der menschliche Geist und Verstand völlig frei von Angst werden könne. Und zwar nicht durch Verdrängung, durch Flucht, durch Analyse, nicht durch Rationalisierung oder durch Erklärungen usw. und in dem Wissen, dass es kein letztliches Ausweichen vor dieser jetzt wahrnehmbaren Angst in uns gäbe?

Diese Angst zeigt sich in uns dann wenn wir sie assoziiert erleben zum Beispiel als Enge, Kontraktion, Spannung und reduzierte Atmung. An diesem Punkt ist in gewisser Weise jeder damit alleine, auch wenn achtsame Menschen und Wegbegleiter von außen unterstützend dabei sein können. In letzter Konsequenz müssen wir diesen Weg des spürenden Erfahrens selber gehen.

Krishnamurti stellt als nächste Frage, ob *der Geist die Angst ohne zu denken beobachten könne, und zwar ihre ganze Bewegung, nicht nur einen Teil der Angst.*[58] Er fragt also, ob der menschliche Geist die Tatsache Angst in sich mit freundlichen, liebenden Augen beobachten könne? Ob er die Bewegung der psychischen und physischen Angst in sich wahrnehmen und verstehen könne? Ob er der Raum sein könne für diese Erfahrung?

Die Antwort ist *ja.* In dem Moment, wo ich als Forschergeist die Angst bin, also keine Trennung mehr existiert zwischen dem Beobachter und dem Beobachteten, zwischen mir und der physischen und psychischen Manifestation der Angst, da geschieht ein völliges Annehmen dieser Angst mit all ihren Erscheinungsformen, wie Kontraktion der Nacken- Schulter- und Atemmuskulatur, flacher Atem, ein flaues Gefühl im Bauch u.a.

Der Forscher kann seinen Körper *durchscannen*, die kontrahierten Bereiche wahrnehmen und ganz sanft da hinein atmen. Er kann jetzt tiefer und tiefer spüren, hinein sinken und sich seines Festhaltens gewahr werden. Er kann die Auswirkungen seines Kontrahierens beobachten. Er kann entdecken, zu wem er dann wird und womit er dann identifiziert ist. Er kann begreifen, was er vom Festhalten hat und was für einen Preis er dafür bezahlt im Sinne der Auswirkungen.

Als nächstes kann er erforschen, wann, unter welchen Bedingungen, er diese Kontraktion loslassen könnte. Was müsste dazu sicher gestellt sein?

Im beginnenden Annehmen und Loslassen kann er die Auswirkungen des Loslassens erfahren und entdecken ob das Loslassen wirklich vollständig ist oder ob es doch noch irgendein subtiles Festhalten in ihm gibt. Er kann jetzt entdecken, zu

---

[58] Krishnamurti J. (1974), Anders Leben, München: Kösel-Verlag.

wem er wird, ohne Festhalten, wenn er nicht mehr mit der Kontraktion verhaftet ist. Er kann jetzt die tiefere Bewegung, die bisher zurückgehalten war und die jetzt durch ihn kommt, zulassen und beobachten und er kann entdecken wo sich dann seine Aufmerksamkeit hinbewegt. Er kann aus dem Weg gehen, *sich küssen lassen*[59] , d.h. berühren lassen von der unmittelbaren Erfahrung.

Die Erfahrung zeigt sich nur in unserem Körper und verändert sich ständig. Die Frage ist: „Wie ist jemand mit der Erfahrung?" Das Bewusstsein ist immer hier und ist der Raum in dem die Erfahrung erscheint. Die Energie fließt dahin, wo die Aufmerksamkeit hingeht. *Energy flows where attention goes.* Diese Art des Hineingehens setzt allerdings eine stabile Persönlichkeit mit Forschergeist voraus.

Zum Schluss eine wunderbare Geschichte von der Angst, die in einem Kindermärchenbuch mit dem Titel *Tonio auf dem Hochseil*[60] erschienen ist und unseres Wissens leider nicht mehr neu aufgelegt wurde.

> Da wird berichtet von Tonio, dem berühmtesten Artisten im Zirkus Mondo, der dort mit seiner Frau Pamina in glitzernden Kostümen auftritt. Das Publikum hält den Atem an, wenn seine Frau auf seinem Kopf einen Kopfstand macht, während er mit dem Rad das Hochseil überquert. Das Publikum ist außer sich.
>
> Eines Morgens beobachtet er, wie ein Spatz einen Moment nicht aufpasst und gegen eines der dicken Taue des Zeltes fliegt und in die Tiefe stürzt. Das Herz des Spatzen macht in seiner Hand die letzten Schläge und es ist als ob der Spatz zu ihm sagt: „Gib acht, dass es dir nicht auch so ergeht, wie mir!"
>
> Von diesem Tag an hat Tonio Angst. Zunächst zittern Tonios Knie und er bekommt beim Hochklettern Schweißausbrüche, dann bekommt er

---

[59] „Mich küssen lassen" ist ein Ausdruck den Isaac Shapiro in einem Silent Retreat am Chiemsee 2005 gebrauchte
[60] Wilkon S., Moers H. (1990), Tonio auf dem Hochseil, Möchaltdorf, Hamburg: Nord-Süd-Verlag.

Angst- und Panikattacken und schließlich muss der Direktor ihn absagen und das enttäuschte Publikum ohne ihn auskommen.

Als er im Zirkus den anderen seine Angst eingesteht und um Rat fragt sagt der Dompteur zum Beispiel: „Ich würde die Angst aus mir hinaus peitschen!" und er soll quasi mit der Peitsche in sich hinein knallen um sie zu vertreiben. Tonio probiert dessen Methode, jedoch hilft die bei ihm nicht. Und so frägt er einen nach dem anderen bis er schließlich zu Clown Anton kommt, der bei einem Glas Wein eine Idee hat. Er sagt zu ihm: „Wenn du die Angst nicht los wirst, dann müssen wir ihr ein Schnippchen schlagen!"

So suchen sie gemeinsam einen Weg, wie Tonio mit der Angst leben kann. Der verzweifelte Direktor des halbleeren Zirkus Mondo erfährt nun vom Clown, dass er Tonio als Star loslassen muss, dass er ihm jedoch einen hochseilfähigen Clown-Kollegen anbieten kann.

Der Direktor, der eigentlich keine Wahl hat, willigt ein und am folgenden Abend erscheint der Clown Pauro mit seiner Glatze und den zu großen Schuhen und geht zur Strickleiter. Fast oben bekommt er es mit der Angst zu tun, rutscht den halben Weg herunter und das Publikum lacht. Nach kurzer Fahrt auf dem Hochseil dasselbe und er radelt mit kalkweißem Gesicht zurück. Die Leute finden das noch komischer und lachen noch mehr.

Er jedoch zieht nun seinen Hut in die Stirn und wagt es noch einmal und macht plötzlich Kunststücke wie sie früher nur Tonio machen konnte. Ein Aufschrei der Bewunderung geht durch die Menge. Pamina treibt den Clown mit Fußtritten an und spielt mit....

Der Witz an der Geschichte ist, dass Pauro am Ende noch berühmter wird als Tonio.

Das Publikum hatte Tonio bewundert wie kaum einen zuvor! Pauro jedoch kann man bewundern und liebhaben zugleich, weil er so menschlich ist!

Sicher haben Sie längst bemerkt, dass Pauro der als Clown verkleidete Tonio ist.

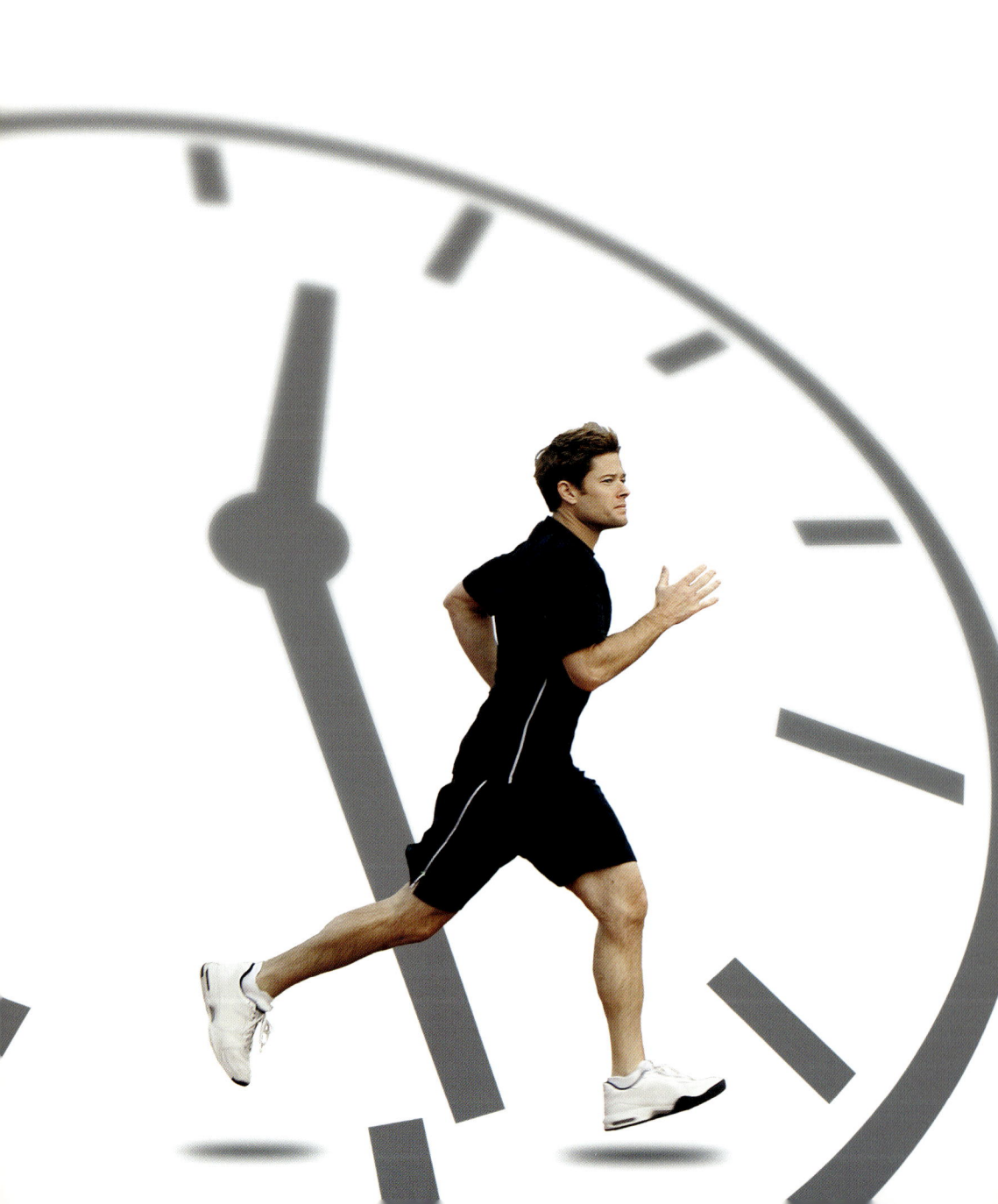

Intuition

Oft handeln wir nach unserem Bauchgefühl, unserer Intuition oder einer Ahnung, die wir plötzlich haben. Man könnte auch sagen, dass da Intelligenz ohne
bewusstes Denken am Werk ist.

„Intuition ist dabei nicht nur eine Laune, ein momentaner Impuls, sondern hat
ihre eigene Gesetzmäßigkeit. Sie funktioniert im Prinzip aus zwei Elementen:
Faustregeln und evolvierte Fähigkeiten des Gehirns". (Giegerenzer, 2007)[61]
Eine Faustregel unterscheidet sich grundsätzlich von einer Bilanzmethode mit
Pro und Kontra. Sie versucht die wichtigsten Informationen herauszugreifen
und lässt den Rest außer Acht. So ermöglichen Faustregeln rasches Handeln. Da
Faustregeln auf so überraschend wenig Informationen beruhen, sind sie unserem
logisch rationalen Denken verdächtig, aber weniger ist eben manchmal mehr.
Worin liegen die Geheimnisse unserer Intuition?

- In einem **nützlichen Maß an Unwissenheit** (Giegerenzer, 2007). Zu viele
  Fakten können bei Entscheidungen hinderlich sein.

- In unserer **Intelligenz ohne bewusstes Denken** (Giegerenzer, 2007). Es ist
  ein Irrtum zu glauben, Intelligenz sei zwangsläufig bewusst und hänge nur
  mit Überlegung zusammen. Jiddu Krishnamurti bezeichnete die Intuition
  als Intelligenz, der unser unmittelbares Handeln folgen könne, das nicht
  vom rational-logischen Denken bestimmt sei.

- Im **Weniger-ist-mehr-Prinzip** (Giegerenzer, 2007). Wer im Supermarkt in

---

[61] Giegerenzer G. (2007), Bauchentscheidungen, München: Bertelsmann-Verlag. Wir beziehen uns in allen mit
(Giegerenzer, 2007) markierten Stellen in diesem Abschnitt in Form von Zitaten oder sinngemäß im Konjunktiv auf
ihn.

den USA vor 75 Sorten Olivenöl oder 500 Sorten Joghurts stünde, habe eindeutig Auswahlprobleme (Giegerenzer, 2007). Wer in einem Schmuck-geschäft nur zwei Ringe auf dem Samtkissen vor sich liegen sieht – statt drei Ringkästen voller Ringe - findet eher, was seinem echten Bedarf entspricht. Das heißt von einem bestimmten Punkt an schaden mehr Optionen und Wahlmöglichkeiten in diesem Fall dem Kunden, wie auch dem Verkäufer.

- In der **Das-Beste-zuerst-Methode** (Giegerenzer, 2007). Experten, wie z.B. Feuerwehrleute oder Rettungssanitäter oder Piloten würden sagen, dass die beste Option meist zuerst aufscheine. Die Kunst wäre, diesem ersten Einfall zu trauen. Das größte Hindernis sei oft in unseren Köpfen.

- In unserer **Fähigkeit zu vertrauen und zu lieben.** Wir entscheiden über-wiegend intuitiv – unserer inneren Stimme folgend - wen wir heiraten, welchen Beruf wir wählen, mit wem und was wir den Rest unseres Lebens verbringen.

  Nicht zuletzt können wir auch in die Führung durch eine universale Kraft oder höhere Macht vertrauen und uns unserem Schicksal anheim geben (Fügung).

  Antoine de Saint-Exupéry[62] schrieb im kleinen Prinzen: *„Man sieht nur mit dem Herzen gut, das Wesentliche bleibt für das Auge unsichtbar!"*

- **In der Akzeptanz, dass wir uns im Hier und jetzt und in der Vorausschau in einer ungewissen Welt befinden** (Giegerenzer, 2007). In der Rückschau können wir immer eine Erklärung finden, die je nach unserem Bezugsrah-men anders aussehen mag. Nach vorne blickend können wir wenig voraus-sagen: Bewegungen an der Börse, unser Wetter (für mehr als drei Tage), wie unsere Ehe verläuft, Hindernisse während unserer Fahrt auf der Autobahn u.v.m.

  Deswegen müssen wir als intuitive Menschen beim Navigieren in einer

---

[62] Saint Exupery A. (2000), Der kleine Prinz, Düsseldorf: Karl Rauch-Verlag.

ungewissen Welt Informationen außer Acht lassen und aus der Fülle wenige herausfiltern und lernen, in unsere innere Stimme und in die Lebensbotschaften von außen zu vertrauen.

Beispiel eines der Autoren:
Eines Tages fuhr ich auf der Autobahn von München nach Ulm. Ich kam gerade von einer persönlichen Einzelstunde bei meinem Therapeuten. Zu dem Zeitpunkt fühlte ich mich ganz verbunden und in meiner Mitte. Plötzlich hatte ich das Gefühl, als ob eine Stimme in mir sagte: „Junge fahr langsam!" und automatisch nahm ich den Fuß vom Gaspedal und stieg auf die Bremse und reduzierte meine Geschwindigkeit von km 180 auf km 90. Kurz danach verdichtete sich der Nebel und ich steuerte auf eine Massenkarambolage zu. Ich konnte den Wagen gerade noch abbremsen und auf die Wiese über den Seitenstreifen ins Aus steuern. Mein Herz schlug heftig und ich war dankbar, dass ich solch einen Schutzengel hatte.

- **In unserer Complicity**[63]. Damit ist unsere Fähigkeit gemeint das Komplexe einfach zu machen. Das Gegenteil davon ist Simplexity. Eine Faustregel, die sich nur auf den besten Anhaltspunkt verlässt, hat gute Aussichten genau die richtige, augenblicklich wichtige Information zu erwischen. Stèphano Sabetti hat den Begriff Dschungelbewusstsein (jungle awareness) geprägt, der genau diese intuitive Präsenz im Hier und Jetzt beschreibt.

Beispiel eines der Autoren:
In der amerikanischen Großstadt Los Angeles lief ich einmal auf einer Straße entlang und schaute einem entgegenkommenden Mann im Vorübergehen in die Augen. Der atmete hörbar tief durch die Nase ein, blies sich

---

[63] Complicity ist ein Wortspiel von Stèphano Sabetti. Es setzt sich zusammen aus „Complexity" und „Simplicity"

auf und blieb stehen, während ich weiterlief und intuitiv dachte: „Oh Gott, jetzt knallt es gleich!" Geistesgegenwärtig setzte ich meine Sonnenbrille auf, sprach nach 15 m eine Passantin an und schielte durch die Brille zu dem Kerl hin, der jetzt die Luft hörbar abließ und weiterlief. In dieser Gegend konnte *in die Augen* schauen bedeuten: „Willst du was? Willst du eins aufs Auge?" Von da ab schaute ich dort entweder indirekt oder versteckte meine Augen hinter meiner Sonnenbrille.

Denken und die künstliche Gewissheit eines logisch-abstrakten Denkens versagen im Dschungel, auch dem Dschungel unserer Straßen, und wer im Dschungel zu lange überlegt, *wird Frühstück für andere.* Unsere Intuition ist hier vielschichtiger als unsere Logik. Wer jedoch ein Haus plant baut besser auf rationales Denken und logische Berechnungen.

- Indem wir **wissen, wann wir unserem Bauch, der inneren Stimme, dem inneren Kompass vertrauen können**.
  Von Geburt an hat jeder in seinem Innern eine ganz gute Vorstellung von dem was er braucht, was ihm gut tut oder schadet. Jeder kann auf sein *inneres* GPS, auf seine *innere Stimme* oder seinen *inneren Kompass* hören, seine Gefühle und Bedürfnisse wahrnehmen, und so sein ureigenstes Urteil alleine und ohne äußeren Druck fällen und ein Leben im Einklang mit sich, anderen und der Natur leben.
  Warum –werden Sie sich fragen - gibt es dann soviel Missbrauch von Suchtmitteln, soviel sexuelle und andere Gewalt, Suizide, Morde, Ehekrisen mit Schlammschlachten, Essstörungen, Nachbarschaftsstreits usw.?
  Weil wir durch destruktive Lebenserfahrungen – insbesondere an den Brennpunkten unserer Entwicklung- Glaubenssätze, Überzeugungen und

Schlussfolgerungen getroffen haben und damit begannen, unseren unbewussten Lebensfahrplan (unser Lebensdrehbuch) zu schreiben. Wir leben
dann diese Muster als Wiederholungsschleifen und sind in einem Kreisver-
kehr mit uns und anderen gefangen. Als Schutz haben wir uns dann meist
von unserem ureigenen Zentrum, von der Weisheit unseres Körpergefühls
abgeschnitten oder haben einen Wackel-Kontakt dahin. Wir haben uns
sozusagen in unterschiedlichem Maße von unserem Körper und seiner
Weisheit getrennt und wurden quasi taub oder abgestorben.

Ein paar gute Drähte haben wir uns meist bewahrt. Wir ziehen unsere
Hand schnell von einer heißen Herdplatte zurück oder reagieren oft bei
Gefahr noch ganz instinktiv und unmittelbar. Manche müssen in einem
verrauchten Raum spontan husten und verlassen diesen schließlich usw.
Jedes dieser Beispiele zeugt von einem guten Kontakt zwischen unserem
Zentrum (bewusst und unbewusst) und dem jeweils betroffenen Teil des
Körpers.

Wenn wir den Kontakt zu unserem Körper nicht unterbrechen, dann ist
das Angenehme auch das Richtige. Dann wissen wir, wie sich Wohlfühlen
anfühlt, dann wissen wir, dass frische Luft gut tut und sauberes Wasser gut
schmeckt und wann wir genug gegessen haben. Dann trinken wir nur unre-
gelmäßig und mäßig Alkohol und zwar als Genussmittel und bewegen uns
regelmäßig. Dann wissen wir, dass es uns gut tut, einen lieben Menschen im
Arm zu halten, zu liebkosen und zu streicheln. Dann wissen wir wann wir
alleine sein wollen oder Gesellschaft brauchen usw.

Ohne Verbindung zum Körper sind wir sozusagen in einem Zustand der
Lust- und Schmerzlosigkeit, d.h. wir empfinden kaum mehr Lust, Freude,
Wohlgefühl wenn wir etwas Stimmiges (das für uns jeweils im Augenblick
Richtige) tun und auch keine Unlust, kein Unbehagen, keinen Schmerz

mehr, wenn wir unseren Körper missachten oder vernachlässigen.

Wir sind uns entweder treu oder wir „gehen fremd", sind von uns ver-rückt (off the track).

Deutlich wird dies an den zwei unterschiedlichen Antworten auf Stressoren. Diese können sein: Zuviel Lärm, das Einatmen giftiger Dämpfe, lieblose soziale Bedingungen am Arbeitsplatz bis hin zum Mobbing oder Bossing, chronisch zu viel Alkoholkonsum und zu wenig Schlaf und Bewegung usw.:

Gesunde Antwort auf Stressoren	Ungesunde Antwort auf Stressoren
Wahrnehmung der Stressoren	Ausblenden der Stressoren, Die Bedeutung der Stressoren herunter spielen
▼	▼
Mobilisierung der Abwehrmechanismen	Maladaption mit Abstumpfung und Desensibilisierung und Gewöhnung
▼	▼
Fight or flight (Love it, change it or leave it)	Toleranzsteigerung (= Immer mehr vom Gleichen vertragen können)
	▼
	Symptombildung (= Ausschläge, Allergien, Unfälle, Tinnitus, Kontrollverlust beim Trinken, Asthma bronchiale usw.
	▼
	Suche nach einem Gegenmittel (Medizin) & so weiter machen , wie bisher.
	▼
	Krankheit
	▼
	Erschöpfung
	▼
	Tod

Beispiel: Franco kommt ursprünglich aus dem Norden. Dort leben immer noch seine Eltern, zu denen er jedoch immer weniger Kontakt hat, weil sein Vater ein Tyrann ist. Nicht einmal ein Hirnschlag hat diesen etwas demütiger werden lassen. Sein Wille geschieht und geschah in seinem Haus.

Seine Mutter erlebte Franco als liebe, aber schwache Frau, die ihn als Junge nicht vor diesem Vater schützen konnte.

Er weint, wenn er sein inneres Kind vor Augen sieht und ihm klar wird, wie klein er war, als der brüllende Riese (=Vater) ihm gegenüber stand: hart, konsequent, unerbittlich, erbarmungslos!

Er bekommt ein AHA-Erlebnis, als er merkt, dass quasi eine Seite in ihm auch diese Vaterqualität hat.

Vor allem beim Zehn-Kampf, beim Joggen, bis hin zum Triathlon ist diese Seite immer in ihm mitgelaufen.

Ständig zwang und puschte er sich weit über seine Grenzen hinaus, die er immer weniger spürte. Jetzt war er der Erbarmungslose und der sich Ausgelieferte gleichzeitig.

Als sein Freund und Laufgefährte bei einem Lauf starb, da brach er zum ersten Mal weinend zusammen und stellte die ganze Lauferei in Frage.

Doch dann wollten er und seine Laufgruppe zu Ehren des toten Kameraden an einem Marathonlauf teilnehmen. Es war ein heißer Tag. Es war der Jahrestag seines toten Freundes.

Irgendwann in diesem Lauf kippte etwas in ihm und er brach selber beim Laufen zusammen.

Sein diffuses Körpererleben im Sinne seiner Symptomatik ließ ihn jetzt verschiedene Ärzte aufsuchen ohne dass sie eine entsprechende Ursache fanden.

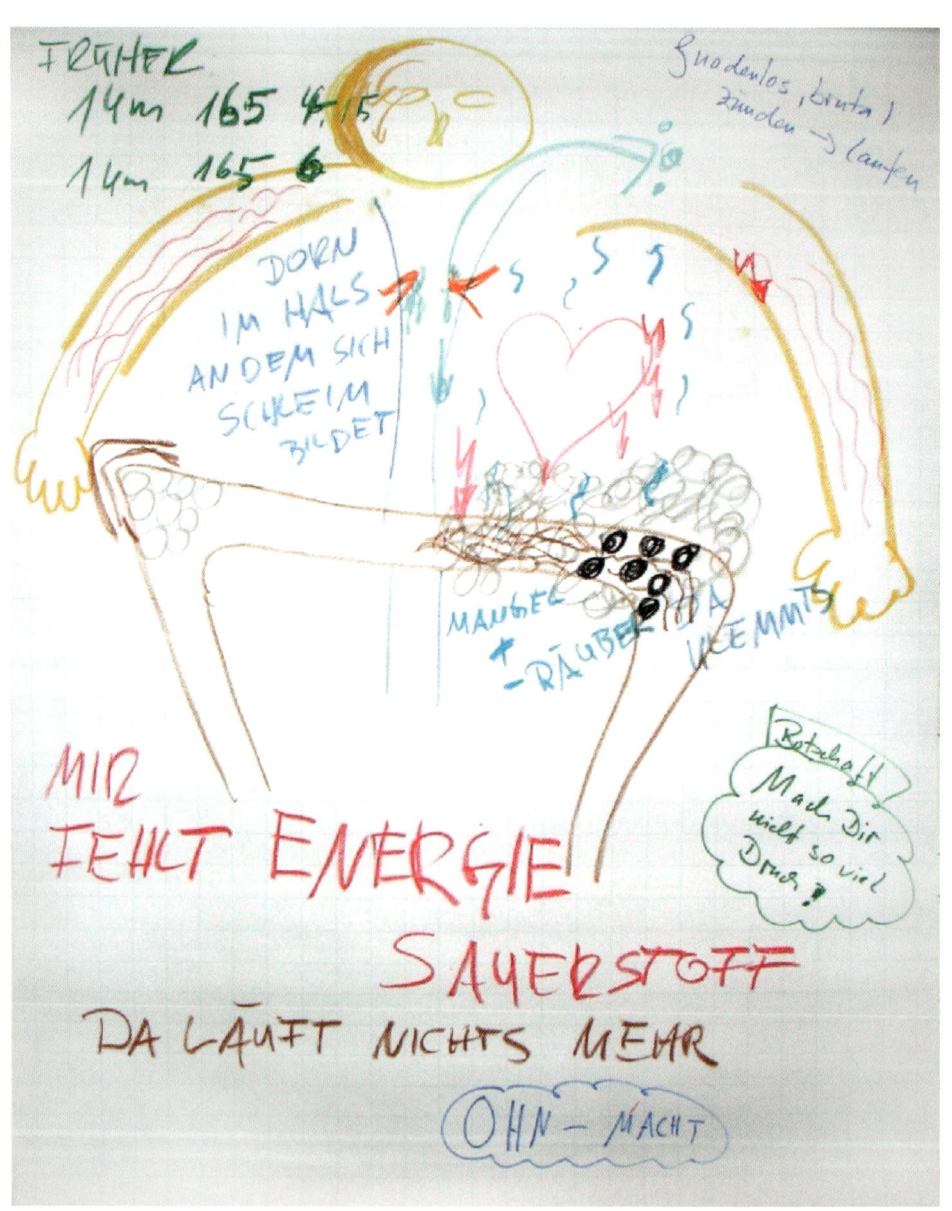

Franco malt in der zweiten Stunde sein eigenes Körperbild mit den Symptomen.
Der Titel seines Bildes lautet: MIR FEHLT ENERGIE ! und DA LÄUFT
NICHTS MEHR!
Er könnte jetzt zwar wieder gnadenlos trainieren und brutal die angestrebte Re-
kordzeit herausholen, aber er tut es nicht.

Vielmehr lässt er seine OHN-MACHT zu und etwas in ihm sagt: „Lauf nicht!"

Der Darm (Dickdarm) wirkt im Gesamtbild als ob dies seine Beine wären und es
ist als ob da einer sitzt, dessen Oberkörper noch aufgeblasen ist und der gleichzeitig erschöpft drein guckt und auf sein Herz hört.
Franco suchte immer den Kick, das Glücks-Hormon. Er machte 1000 Sachen,
war stets aktiv. Sobald etwas Stille oder Leere in sein Leben einkehrte, da wurde
er sogleich extrem unruhig.
Ständig lief er vor etwas davon.

Im Jahr vor dem Break-down lief er 1900 km. Sein nächstes Ziel war der Iron
Man in Hawaii. Er wurde zu dem was er wiederholte: Franco, *der Ten-Hunter-
King*, so wie er schon als Zehnkämpfer in der Jugend genannt wurde.

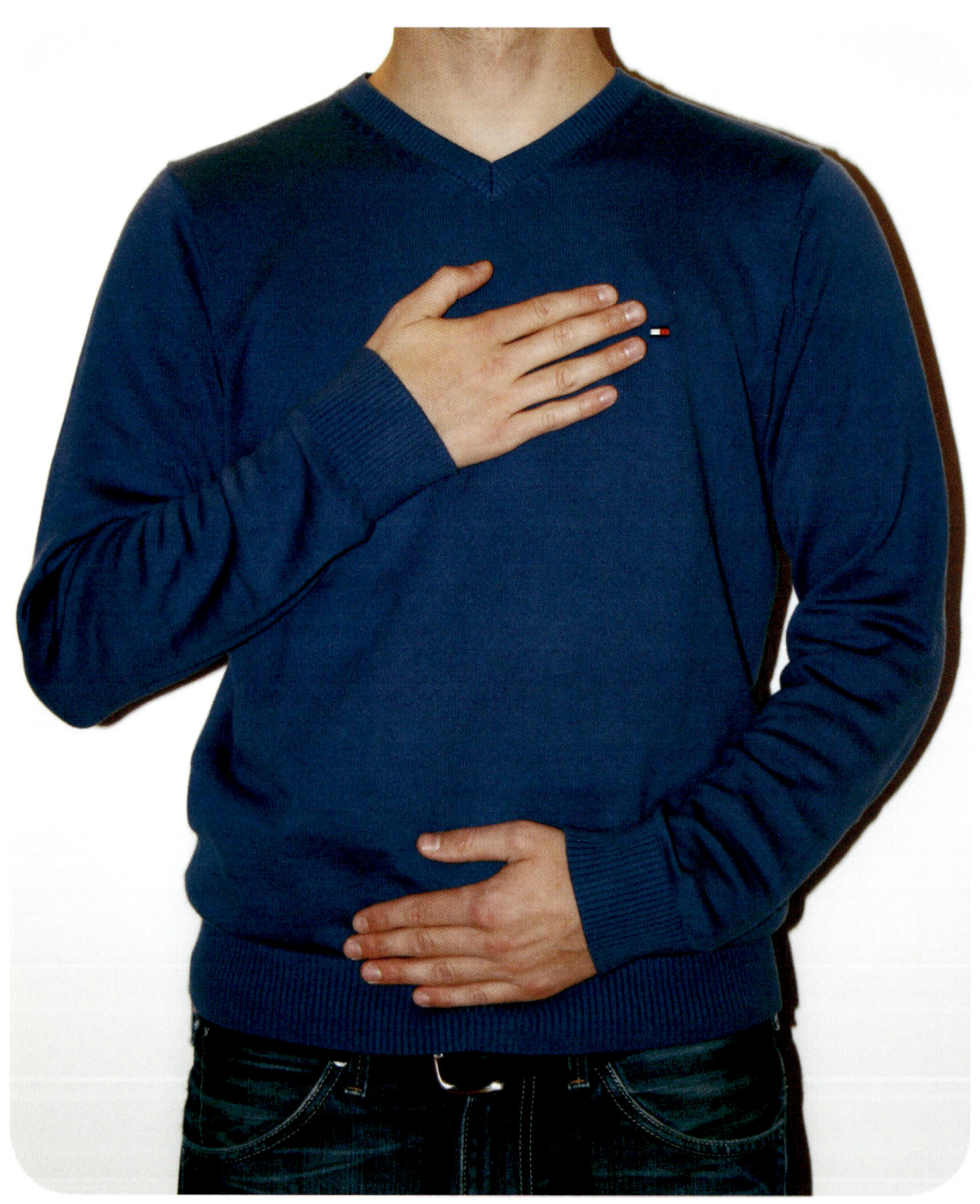

Problem T' ai Chi
& Lösungsgymnastik

Bei der Selbsterforschung in der Bewegung wird der Klient zunächst eingeladen, eines seiner Muster in Bewegung zu bringen. Das geht unmittelbarer und schneller, als der Denker denken kann und überrumpelt somit die rational denkende Seite in uns ein wenig. Dies natürlich immer vorausgesetzt, dass ein klarer Auftrag erarbeitet ist und der Klient sich darauf einlässt. Die bewegte Selbsterforschung findet sowohl im Problem- als auch im Lösungsraum statt. Die Einfälle dazu kommen spontan aus dem Bauchgefühl und sind intuitive Eingebungen. Bei dieser Arbeit sind Klienten immer wieder von sich selbst überrascht, vor allem von der Gleichzeitigkeit von Erfahren und Bewusst werden. Bei den verbalen Interventionen im Problem T' ai Chi sprechen die Klienten **von** dem, was sie gerade erleben und nicht **über** etwas, was sie in der Vergangenheit erlebt haben.

Beispiel 1: Diese Arbeit orientiert in Aufbau, Begrifflichkeit und Arbeitsweise an *Stephano Sabetti* und seinem *Movement Inquiry*.
Wir laden in einem unserer Workshops einen Klienten ein, zunächst einmal durch den Raum zu gehen und dabei seine Aufmerksamkeit auf den äußeren Raum zu lenken und wahrzunehmen, was er da alles im außen sieht. [= **Context-awareness**]

Während des Weitergehens bitten wir ihn, allmählich seine Aufmerksamkeit von außen nach innen zu lenken [= **Selbstwahrnehmung = Contact to self**] und schließlich sein Thema in die Bewegung mit hineinfließen zu lassen. Er lässt nun Kopf und Schultern hängen und blickt nach unten zum Boden und er bewegt seinen ganzen Körper wie einen schweren Sack, immer schwerfälliger und träger [= **Mustererkennung = Pattern awareness = Problem Tʻ ai Chi**].

Wir fordern ihn auf, die Bewegungserfahrung zu übertreiben, also z.B. schneller und stärker werden lassen [= **Verstärkung des Musters = Reinforcement of the pattern**].

In der Bewegung fühlt er sich uralt und hat das Gefühl, als ob lauter Gewichtspakete an ihm hängen die er mit sich herum trägt [**Submodalitäten** wie Alterserleben usw.]. Auf diese Weise wird er zum *Lastesel für andere* [= **Identität = Identity** = Zu wem werde ich dabei?]. Dazu macht er passende Eselgeräusche, begleitet von Lachen.

Die Bewegung wird im Verlauf immer mühseliger und anstrengender. Auf die Frage, wo das hinführen würde, wenn er so weiter machte, sagt er spontan:
„Dann würde ich eines Tages unter der Last zusammen brechen!"
Der Satz zur Bewegung lautet: „Ich machʻ Euch den Esel!" „Ich machʻ Euch den Esel!" Da entsteht plötzlich Tragikkomik.

Wir laden ihn dann ein, die Bewegung langsamer und kleiner werden zu lassen und sich auf der Stelle stehend im Muster weiter zu bewegen, die Augen zu schließen und in der Bewegung zu erforschen, wo diese Bewegung in seinem Leben seinen Anfang genommen hat [= **historisches Schlepptau = historical drag**].

Er regrediert dabei auf das Alter von 10-14 Jahre. Er erinnert, wie sein Vater oft betrunken ist und die Mutter schlägt und seine kleineren Geschwister Angst haben. Tapfer beginnt er damals die Mutter zu stützen und zu trösten und die

Geschwister zu schützen (die Familie zu tragen). Als ihm das bewusst wird, spürt er eine immense Wut, die in ihm aufsteigt und die sich gegen die dunkle Seite des Vaters richtet.

Er spürt den Impuls mit einem Stock in der Hand zu schlagen. Wir reichen ihm den Stock und platzieren einen großen Sack vor ihm, auf den er eindrischt und dazu schreit: „Du Schwein, Du Drecksack, Dich mach' ich alle!" und „Haa! Haa!"

Nachdem die Wut entladen ist, weint er intensiv um sich und die verlorenen Kinder- und Jugendjahre, die es gedauert hat, bis die Mutter den Vater mit den vier Kindern verlassen konnte. Er merkt auch, dass er selber Schutz gebraucht hätte, statt Mutter und die Geschwister zu beschützen und dabei groß und stark zu spielen obwohl er noch klein war.

In der Transaktionsanalyse (TA) wird dies *inverse Symbiose* oder *Symbiose zweiter Ordnung* bezeichnet. Da muss das Kind erst einen Elternteil versorgen, d.h. beeltern, bevor es selbst beeltert werden kann. Andere sprechen von Parentifizierung. Diese Arbeit hat durch den emotionalen Wutausdruck als Katharsis hier gut geendet.

In anderen Arbeiten im Sinne des Problem T' ai Chi bietet es sich an vom *Problemraum* aus der Bewegung heraus in den *Lösungsraum* als Bewegungskontinuum zu wechseln.

Beispiel 2: Franz will herausfinden, warum er im Geschäft so bockig auf Anweisungen und Vorgaben reagiert,- zumindest innerlich? Er will das Muster auch historisch erforschen. Es ärgert ihn, dass er da so reaktiv und damit so abhängig ist. In einem der Gruppenabende hat ihn folgende Aussage von einem von uns beschäftigt: „Erwachsen sein heißt, etwas tun oder lassen zu können, obwohl es ein anderer auch will."

Wir laden ihn ein, zunächst im Raum umherzugehen und schließlich im Weitergehen die Aufmerksamkeit von außen nach innen zu lenken und das von ihm erlebte Problem in seine Gehbewegung mit hineinkommen zu lassen. Er geht jetzt hin und her und windet sich dabei hin und her und erlebt sich wie in einer Röhre steckend, aus der er nicht rauskommt.

Im Verlauf windet er sich auf Einladung immer stärker hin und her und fühlt dass er nicht vorankommt. Er dreht sich quasi windend wie im Kreis und fühlt sich extrem eingeengt. Er könnte platzen.

Wir laden ihn ein im Alters-Fahrstuhl nach unten zu fahren und dabei genau in dem Bewegungsmuster zu bleiben. Er landet im fünften Stock, d.h. im fünften Lebensjahr [= **Regression**].

Er ist jetzt bei seiner Oma, der Mutter seiner Mutter, die ihn behütet und ihn führt. Sie will dabei nur sein Bestes.

Als einer von uns die Rolle der Oma übernimmt, soll die Stellvertreter-Oma ganz dicht hinten an ihm dran sein während wir nun zu zweit uns weiter im Raum bewegen. Die Oma soll dazu mit den Armen seine Schultern umfassen.

Als er sich freiwinden will bietet die Stellvertreter-Oma nun Widerstand und er schreit: „Raus, raus, ich will raus!" Er schreit und kämpft um seine Freiheit. Der Kampf zwischen der gutmeinenden und ihn führenden Oma und dem Autonomiestreben des fünfjährigen Jungen wird nun offensichtlich. Er setzt seine ganze Kraft ein und vibriert schließlich am ganzen Körper.

Im zweiten Teil bewegt er sich auf Anregung vom Problemraum in den Lösungsraum hinein [**Option awareness**]. Er macht zunächst noch einmal die anfänglich windende Bewegung und beginnt dann die Musterbewegung langsam zu modifizieren, so dass er sich schließlich so bewegt wie er es damals schon als Junge gern gehabt hätte.

Er macht befreiende Armbewegungen und fühlt sich wie auf einem Bergplateau und sieht andere Gipfel, die er der Reihe nach besteigen will. Er sagt: „Ich will tun *was ich will* und *nicht was du willst* und ich will keine Fesseln mehr haben und wenn ich nach links will, dann gehe ich nach links und wenn ich nach rechts will gehe ich nach rechts." Er bewegt sich zu seinen Worten auch jeweils nach links und nach rechts und hat dabei seine helle Freude.

Es wird deutlich, dass die überbehütende Oma ihn beengt hat und dass er lieber bei anderen Kindern im Kindergarten gewesen wäre. Die haben was, was ich auch will. Die haben Spiel-Raum, Raum zum Spielen.

Wir laden ihn ein, die freieren, neuen Bewegungen nun kleiner werden und nach innen gehen zu lassen und zuletzt in der Pose des neu entstehenden Stand-Bildes zu verweilen.

Er begreift jetzt auch die Verbindung zu heute, wo er sich schnell eingeengt fühlt wenn ihn jemand in eine Richtung dirigieren will und ihm fällt siedend heiß ein, dass er ursprünglich gar nicht den Beruf ergreifen wollte, den er dann ergriffen hat. Auch da war er bereits fremdbestimmt statt selbstbestimmt.
Er versteht, wie er auf seine indirekte Weise heute wie damals protestiert.

Seine Eingangsfrage ist geklärt und es liegt nun an ihm selbst, sich zukünftig freier und selbstbestimmter zu verhalten: etwas zu tun oder zu lassen – ganz wie es ihm gefällt oder entspricht- unabhängig davon ob das andere auch wollen oder nicht.

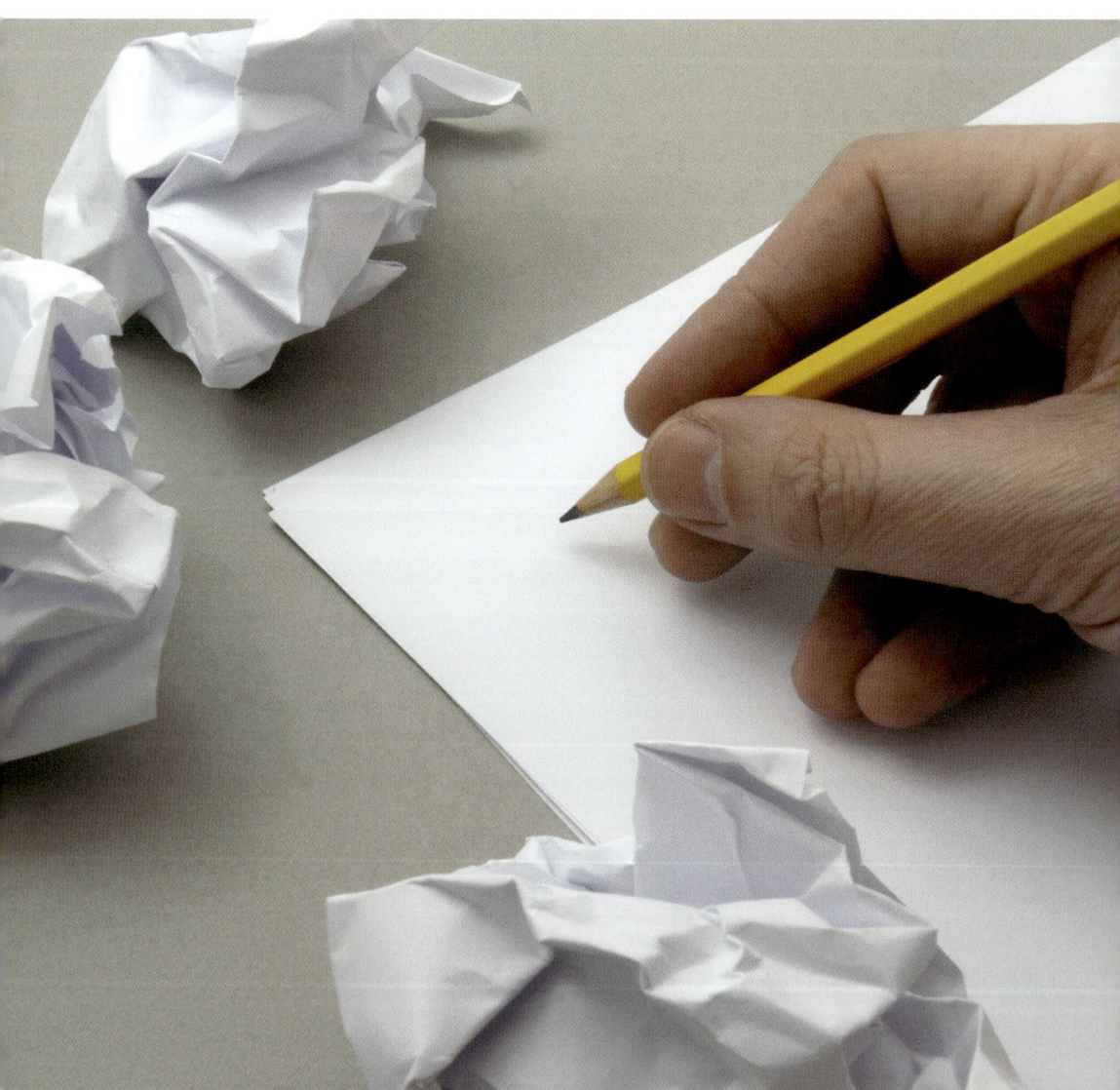

Lebensdrehbücher umschreiben

Das Kleinkind ordnet Eindrücke, die es empfängt und zu einem Bild von sich selbst, anderen, der Welt und dem Leben als Ganzes kreiert. Neue Erfahrungen werden im Sinne der früheren ausgelegt und ins bestehende Bild eingepasst. Als Schutz vor schlimmen Prägeerfahrungen können wir Aspekte der damaligen Wirklichkeit verleugnen und verzerren. Wir können reale Erlebnisse also filtern, umdeuten, in Teilen oder ganz ausblenden. Wir können unser Bild von der Wirklichkeit entwerfen. Was dabei entsteht und immer weiter geschrieben wird, ist unser Skript, unser unbewusster Lebensfahrplan, unser Lebensdrehbuch. Dies wird auch durch die moderne Hirnforschung belegt. Zellen die gemeinsam feuern, vernetzen sich und vernetzte Zellen feuern gemeinsam (Gesetz der Hebbschen Plastizität). Aus einem hirnorganischen Trampelpfad wird irgendwann ein hirnorganischer Weg, eine Landstraße bzw. eine Hirnautobahn.

In uns existiert lebenslang die Neigung so ein selbst errichtetes Selbst- und Weltbild aufrechtzuerhalten und sich fortlaufend durch selektive Wahrnehmung dieses Bild zu bestätigen und zu zementieren.

Ursprünglich sind viele Faktoren bedeutsam: Real Erlebtes, Traumata, Eigenarten des Kindes, Konstitution, Krankheiten, Neigung zu magischen Schlussfolgerungen, ererbte Anlagen, äußere Lebensumstände, eigene Wünsche und Sehnsüchte, destruktive und konstruktive elterliche Botschaften, in Freiheit gewählte Ziele usw.

Botschaften werden verbal und non-verbal vermittelt, von Eltern und anderen Autoritätspersonen, älteren Geschwistern, Lehrern, Erziehern.

Unser Skript ist also ein sich fortlaufend verwirklichendes Programm das in der frühen Kindheit als Reaktion auf unsere spontanen Lebensäußerungen als Kleinkind entworfen wurde und in der Folge unser Verhalten in wichtigen Belangen des Lebens bestimmt.

Ein Skript kann destruktiv oder konstruktiv sein, je nach Ziel oder Endergebnis auf das es jemand unwillkürlich anlegt und zusteuert.

Einem destruktiven Lebensfahrplan folgen führt zum Beispiel dahin, ein gebrochenes Herz zu haben und schließlich an einer Herzattacke zu sterben, alkoholkrank zu werden und sich auf Raten und Schluck für Schluck ums Leben zu bringen, hart zu arbeiten, auszubrennen bis zu einem Burn-out-Syndrom, mehrere Autounfälle zu verursachen und irgendwann tödlich zu verunglücken usw.

Einem konstruktiven Lebensfahrplan folgen kann bedeuten, ein erfolgreicher Geschäftsmann zu werden, der am Ende seines Berufslebens eine Stiftung gründet, die das Ziel hat, Menschen in Not zu helfen oder ein erfolgreicher Schauspieler zu werden, der viele Menschen mit seinen Filmbeiträgen berührt. Antony Quinn soll in einer Talk-Show als Resümee zu seinem Leben folgende Überzeugung geäußert haben: „In the end I can say what a life." (Am Lebensende kann ich sagen: Was für ein Leben.)

Unser Skript ist unser unbewusster Lebensfahrplan. Viele Faktoren tragen zur Entstehung dieses persönlichen Drehbuches bei. Die Transaktionsanalyse (TA) unterscheidet folgende Skriptbausteine:

Die Einstellung unserer Eltern und anderer wichtigen Autoritätspersonen zum Leben[64]

[64] Sämtliche fettgedruckten Abschnitts-Überschriften in diesem Kapitel sind Elemente unseres Skripts (Lebensdrehbuch) und stammen aus der TA. Vertiefend nachzulesen u.a. bei:
Schlegel L. (1979), Die Transaktionale Analyse, Tübingen: Francke-Verlag.

Damit ist gemeint, was sie uns vermitteln und was wir empfangen in puncto Arbeit, Leistung, Erfolg, Geld, Besitz, Religion, Körper und Sexualität, Ernährung, Bewegung, Umgang mit Suchtmitteln, TV u.a.

Erwartungen und Befürchtungen der Eltern und anderer wichtiger Autoritätspersonen

Sind wir als Kinder erwünscht oder unerwünscht, wurde ein Junge oder Mädchen erwartet, werden wir unseren Eltern eher eine Freude oder Last sein? Welche Rolle sollen wir einnehmen? Sollen wir Stammhalter, Ebenbild, Ersatz für Jemanden, Vorsorge fürs Alter, Stolz der Sippe sein? Sollen wir eine Tradition fortsetzen nach dem Motto: „Bei uns waren schon immer alle Männer Handwerker"?

Gibt es Befürchtungen wie zum Beispiel dass der Sohn Alkoholiker wird, wie der Vater? Gibt es negative Erwartungen dass die Tochter ein leichtes Mädchen wird wie ihre Tante oder ein uneheliches Kind nach Hause bringen wird, wie die Großmutter?

Erzieherisch gemeinte Anweisungen

Welche erzieherischen Anweisungen und Ratschläge gab es für uns als Kind wie zum Beispiel: „Das Leben ist ein Jammertal aber gehe Du als unser Sonnenschein durchs Leben und Sei nie traurig und niedergeschlagen."

Diese erzieherisch gemeinten Anweisungen werden uns subtil durch Sprichwörter vermittelt, wie zum Beispiel.:

- Morgenstunde hat Gold im Mund
- Erst die Arbeit, dann das Vergnügen
- Bete und Arbeite
- Die Vögel, die am Morgen singen, frisst am Abend die Katze

Glückwünsche und Verwünschungen

Sie wirken wie Zaubersprüche von guten und bösen Feen.

Glückwünsche: „Lebe lang! Genieße Dein Leben! Lebe, wie Du, wenn du stirbst, wünschen wirst, gelebt zu haben!"

Verwünschungen: „Geh zum Teufel! Du frisst dich noch zu Tode! So landest du noch eines Tages im Erziehungsheim!"

Schuldgefühl-Erzeuger

Viele Menschen laufen ein halbes Leben lang mit Schuldgefühlen herum, obwohl sie gar nichts falsch gemacht haben. Die Schuldgefühle werden uns ebenfalls verbal und non-verbal eingeimpft und wie immer stellt sich die Frage wofür wir empfänglich sind und wie wir die gesendeten Schuldgefühl-Erzeuger entschlüsseln, empfangen und welche Bedeutung wir ihnen geben.

 Beispiel: „Du bist mein Sargnagel! Du bringst mich noch ins Grab! Du machst mich noch krank! Wegen dir musste ich muss ich meine Zukunftspläne begraben! Wie du dich aufführst will bald keiner mehr was mit uns zu tun haben!"

Muttertötungsskript

Wenn die Mutter bei der Geburt starb und das Gefühl und die Überzeugung zurückbleibt, Schuld daran zu sein, dann ist das eine sehr schwere Last, die ein Mensch da trägt.

Provokationen

Direkte oder indirekte Aufforderungen, die den Weg zu einer Verlierer-Haltung oder Katastrophe weisen.

Direkte Aufforderung: „Lass uns noch einen Trinken!"

Indirekte Aufforderung: „Du bist noch viel zu jung, um Whiskey zu trinken!"

Eine Provokation kann auch noch indirekter sein, wenn z.B. ein fünfjähriges Mädchen auf dem Schoß ihres Onkels sitzt, der vor versammelter Familie sagt: „Die hat's schon ganz schön in sich! Die wird den Männern mal den Kopf verdrehen!" und andere Familienmitglieder dazu schmunzeln.

Zuschreibungen

Gemeint sind Feststellungen gegenüber Dritten in Anwesenheit des Betreffenden wie zum Beispiel.:

„Er hat einfach zwei linke Hände! Er ist und bleibt ein Versager! Sie hat's halt einfach im Köpfchen!"

Bannbrecher und Erlösungsrezepte

Die Eltern zeigen Wege, wie und wann negative Einflüsse an Wirkung verlieren können und diese werden in den Lebensplan eingebaut.

Beispiel:

- Wenn Du erst einmal so lange wie ich bei einer Firma warst, dann kannst Du stolz auf Dich sein!
- Wenn Deine Kinder groß sind, wirst Du frei sein!"

In der Transaktionsanalyse (TA) gibt es verschiedene Einschärfungen und innere Antreiber, die uns Bezugspersonen vermittelt haben und die wir in uns ständig selber weiter am Leben halten und erfüllen (Self-Fullfiling Prophecy):
Wir verzichten hier auf eine beispielhafte Vertiefung und wollen die Einschärfungen und Antreiber hier nur aufzählen. Der Leser kann gerne in einem der vielen TA-Fach-Bücher dazu vertiefend sich weiter informieren und nachlesen.

Einschärfungen [destruktive Grundgebote]

- Sei nicht, Existiere nicht!
- Sei nicht wichtig, Deine Bedürfnisse zählen nicht!
- Sei nicht gesund, Sei nicht normal!
- Schaff 's nicht, Hab' keinen Erfolg!
- Triff keine Entscheidungen, Bleib ambivalent! Bleib Unentschieden!
- Denke nicht!
- Gehöre nicht dazu!
- Fühle nicht! [alle Gefühle betreffend]
- Zeig keinen Ärger, Weine nicht, Sei nicht spontan! [bestimmte Gefühle betreffend]
- Sei nicht nahe, Lass dich nicht ein!
- Sei nicht Dein Geschlecht!
- Sei kein Kind!
- Werde nicht erwachsen!
- Zeig keine Schwächen

Antreiber

- Sei perfekt, Sei der Erste!
- Mach's anderen recht, Sei gefällig!
- Sei stark!
- Beeil Dich!
- Arbeite hart, Streng dich an!

Die Skript-Botschaften sind Fäden, die uns von anderen gereicht wurden. Diese Fäden stricken wir allerdings selbst zu unseren Skriptglaubenssätzen. Das Eine ist also was uns geschehen ist und das andere, was wir draus gemacht haben und unsere heutige Interpretation über das, was war. Die Frage ist also wieder, wie wir die damaligen Botschaften empfangen haben und wie unsere Ansicht darüber ist. Die Bedeutung der Botschaft bestimmt der Empfänger.

Schlüsselsätze oder Skriptglaubenssätze weisen auf Skriptmuster hin und sind deren Bestandteil. Unter Skriptfreiheit verstehen wir Bewusstheit über die Skriptmuster und ihnen im Wesentlichen nicht mehr verfallen zu sein.

Ein Skriptmuster kann mit den Jahren an Virulenz verlieren. Die Vorstellung von alten Schienen und neuen Schienen ist da ganz hilfreich. Wir können Weichen und neue Schienenstränge bauen. Die alten Schienen sind deswegen immer noch da, auch wenn wir neue dazu gewonnen haben. Wir werden die alten Schienen vielleicht sogar kaum mehr befahren. Da ist vielleicht schon hohes Gras drüber gewachsen. Dennoch bleiben sie befahrbar und manchmal drehen wir wieder eine Ehrenrunde. Wir sollten lernen dann gnädig mit uns zu sein.

Ein Zwischenschritt in der Entwicklung kann sein, den Glaubenssatz nicht mehr zu glauben aber den Wirk-Effekt noch zu spüren.

Beispiel: „Ich glaube, dass ich keine Schuld mehr habe, jedoch lasse ich mich das noch nicht wirklich ganz tief fühlen."

Ein weiterer Schritt kann sein: „Ich weiß jetzt schon, dass ich eines Tages ganz und gar fühlen werde, dass ich nicht schuld bin. Noch ist es nicht ganz so weit!"

Es geht um ein langsames Anbahnen einer neu erlebten und gefühlten Wirklichkeit. Manchmal sind kleine Zwischenschritte mit großer Wirkung hilfreich. Das kann auch bedeuten, dass jemand eine Zeit lang ein Symbol mit sich trägt, das eine neu gewonnene Überzeugung repräsentiert, der es noch an Wirkkraft fehlt.

Die Arbeit mit unserem Skript kann auf vielfältige Weise geschehen. Eine gute Möglichkeit es erfahrbar werden zu lassen, ist die Arbeit mit der Lebenslinie [Time line], wie sie im NLP entwickelt wurde. Wir beziehen uns konzeptuell auf Robert Dilts, der ganz hervorragende Beiträge in seinen Büchern dazu präsentiert.

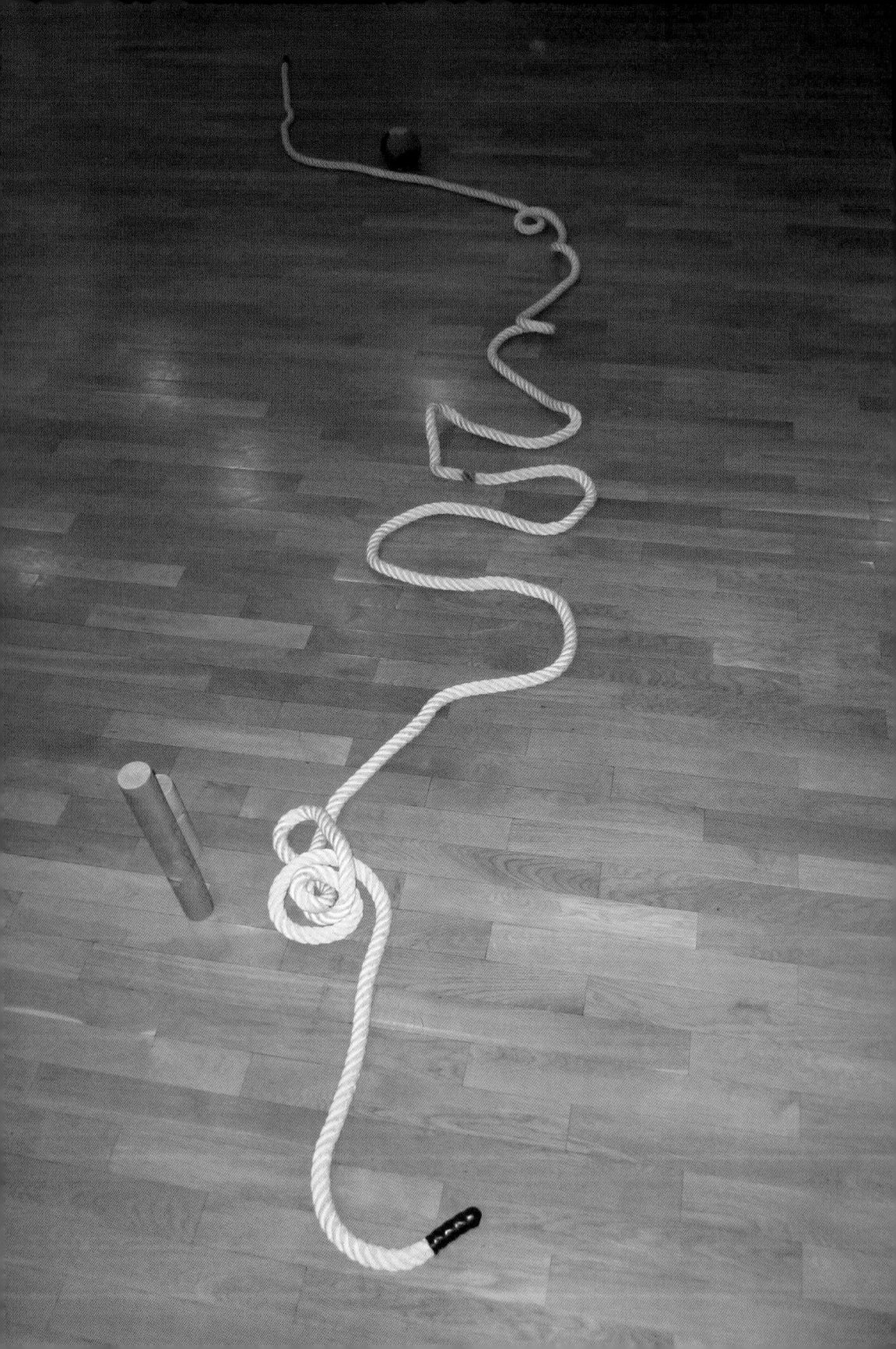

Arbeit mit der Lebenslinie (Time Line)

Das Schöne an der Arbeit mit der Lebenslinie ist, dass man in die Gegenwart, die Vergangenheit und in die Zukunft des eigenen Er-Lebens gehen kann.

Elemente für die Arbeit mit dem Skript über die Time Line[65]

1.) Wie lege ich das Seil für meine Lebenslinie mit Vergangenheit, Gegenwart und Zukunft? Wie visualisiere ich aus dem Bauch heraus markante Punkte und welche? Wie gestalte ich meine Vergangenheit mit dem Seil (z.B. durch Knoten, symbolische Gegenstände entlang des Seils usw.) und wofür stehen diese? Wo ist der Punkt der Gegenwart und wie sieht die Bewegung des Seils in meine Zukunft hinein aus?

2.) Einschränkende Glaubenssätze (Identität der Vergangenheit) Welches Thema, das in der Vergangenheit seine Wurzeln hat, beschäftigt mich im Augenblick? Was hält mich davon ab, gegenwärtig ganz der zu sein, der ich im Grunde bin. Was ist für mich immer noch hindernd im Wege? Man könnte auch fragen: „Welche Seite in mir hängt immer noch woran in welcher Vergangenheit?"

---

[65] Die Time Line - Arbeit kommt aus dem NLP (=Neurolinguistisches Programmieren), Wir nehmen Bezug auf die Beiträge von Robert Dilts.
Dilts R. (2006), Identität, Glaubenssysteme und Gesundheit, Paderborn: Junfermann-Verlag.

Wenn jemand dann an einen vergangenen Punkt entlang des Seils zurückgeht, dann ist es als ob er im Lebens-Fahrstuhl in ein früheres Stockwerk hinunter fährt und dort aussteigt und dann in gewisser Weise wieder der von damals wird – jedoch mit der erwachsenen Person von heute Hand in Hand (quasi in Personal-Union). Außerdem erhält der von damals auch Unterstützung durch die Gruppe und/oder den Therapeuten.

Wie zeigt sich das Zurückgehen entlang der Timeline und das Wieder-jünger-werden wahrnehmbar in meiner Körpersprache und in meinem gesamten Erleben? Wie erfahre ich das mich immer noch hindernde Damalige jetzt? Was wird in welcher Weise wieder wach? Wie alt bin ich jetzt? Zu wem werde ich in der alten Szene? Wer ist bei mir? Was ist damals geschehen? Was für ein Glaubenssatz ist damit verbunden? usw.

Dieses Zurückgehen braucht natürlich einen klaren Auftrag, Schutz und Sicherheit und die Möglichkeit zu korrigierenden Erfahrungen. Einfaches Wiedererleben von Vergangenem ohne neue Erfahrungen, die alte Muster und Glaubenssätze verändern helfen, ist nur eine Problem-Trance und Re-Aktualisierung alter Traumata.

3.) Glaubenssatz und Identität der neuen Erfahrung (Gegenwart und Zukunft)

Wenn ich entlang der Lebenslinie in die Zukunft gehe, dann gehe ich an einen Punkt, an dem das vorher erlebte Problem bereits gelöst ist. Wie verändert sich dann meine Haltung, mein Gang, meine Körpersprache und mein gesamtes Erleben, wenn ich den Lösungs-Erlebnisraum betrete (= Future Pacing)? Zu wem werde ich dann? Was erfahre ich dann und mit all meinen Sinnen? Wozu bin ich jetzt in der Lage? Was ist jetzt wie anders? Was für ein Glaubenssatz (welche Grund-Überzeugung) passt zu diesem neuen Erleben? usw.

4.) Metaposition (dissoziierte Beobachter-Position)

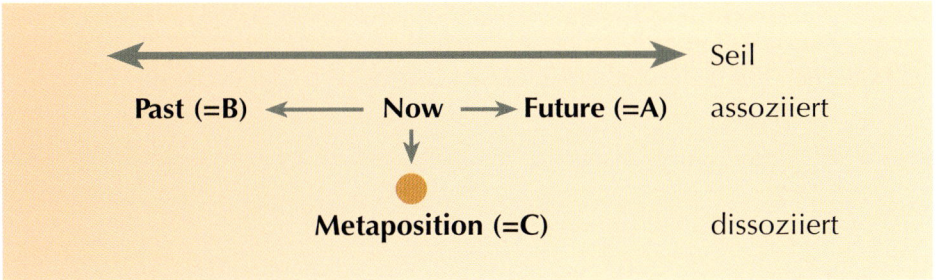

Diese Position ist außerhalb der Lebenslinie am Punkt der Gegenwart (sozusagen das Eintrittstor in die Timeline). Hier kann ich quasi von außen (mit etwas innerem Sicherheits-Abstand) auf mein Leben blicken. Hier kann die ganze Arbeit beginnen. Hier kann am Ende auch das Erlebte noch einmal nachverdaut und integriert werden.

Von hier aus kann ich auch probehalber mal in die Lebenslinie hineingehen (assoziiert) und nach vorne und nach hinten blicken. Wie fühlt sich das an, wenn ich vom Punkt der Gegenwart auf der Lebenslinie zurück in die Vergangenheit blicke (die Vergangenheit vor mir und die Zukunft hinter mir)? Wie fühlt es sich an und wie zeigt sich dies in meiner Körpersprache, wenn ich in die Zukunft blicke und die Vergangenheit im Rücken habe?

Das Schöne an der Arbeit mit der Lebenslinie ist unter anderem auch, dass jemand zum Beispiel eine neu entdeckte Ressource aus der Gegenwart oder aus der Zukunft zu dem Kind in der Vergangenheit bringen kann (etwas was es schon damals gebraucht hätte). Was da geschieht ist oft sehr bewegend. Der Klient *beeltert sich dabei quasi selbst neu*. Das stärkt die Autonomie und den Selbstwert des Klienten zusätzlich.

Das Bild am Anfang dieses Kapitels zeigt, wie die Lebenslinie mit einem Seil und mit symbolischen Gegenständen und Knoten für wichtige Stationen im Leben gelegt und visualisiert werden kann.

Folgende Beispiele sollen die kurze Einführung illustrieren und verstehbarer werden lassen.

Lebenspläne verstehen und verändern

Beispiel 1: (siehe Foto „Lebenslinie"): Eva reagiert in der Gruppe irritiert auf eine nonverbale Interaktion von einem Teilnehmer und einem von uns beiden Leitern. Beim Beginn einer Familienaufstellung lachen sich beide an. Zeitgleich wird Eva vom Protagonisten in eine Stellvertreterrolle gewählt und nimmt ihren Platz in der Aufstellung ein.

Als die beiden sich noch einmal anlachen, da bezieht Eva dieses Lachen der beiden in selbstabwertender Weise auf sich und verlässt trotzig und beleidigt die Aufstellung. Als wir die Situation aufarbeiten, wird deutlich, dass sie sich ausgelacht fühlte und als die beiden anderen ihre Sicht der Wirklichkeit korrigierend daneben stellen, wehrt sie trotzig ab, wirkt dabei starr und in ihrer Meinung festgelegt und beginnt mit den beiden um *die richtige Sicht* zu kämpfen. Motto: „Ihr habt ein Recht auf meine Meinung!" (Ränkespiel-Köder: „Wer hat rechter?")

Wir machen den Prozess zum Inhalt, klären also kurz die Beziehung und laden sie ein mit der Time Line zu arbeiten. Sie willigt ein, nachdem der Vertrag klar ausgehandelt ist:

1.) Herausfinden, ob das Gefühl, sich ausgelacht und beschämt zu fühlen in ihrem Lebensdrehbuch frühere Wurzeln hat.

2.) Das Drehbuch umzuschreiben, da sie sich an ihrem Arbeitsplatz ganz oft außen vor, nicht dazugehörig, ausgelacht und nicht ernstgenommen fühlt.

Sie legt ihre Lebenslinie mit dem Seil und macht in der Vergangenheit einen Knoten. Auf der Metaposition in der Gegenwart legt sie einen bunten Ball auf den Boden (siehe Foto).

Da steht sie zu Beginn und schaut von außen auf ihre Lebenslinie. Dann geht sie zum Seil (in die Lebenslinie hinein) und blickt in Richtung Vergangenheit. Sie legt zunächst beide Hände vor ihre Augen und dann im Wechsel vor ihren Mund. Sie hält sich jetzt beide Ohren zu. Dann umfasst sie fest mit beiden Armen ihren Körper.

Diese Körpersprache bedeutet für sie: nichts sehen, nichts sagen, nichts hören und an mich halten, mich zusammen halten.

Sie weint tief und spürt, wie alleine sie sich in der Welt fühlt. Als einer von uns beiden auf ihren Wunsch seine Hand auf ihren Rücken legt, tut ihr das sehr gut und wohl und die Hand soll im Verlauf da liegen bleiben.

Ihr Glaubenssatz an der Stelle lautet: „Pass auf! Sei wachsam! Vertraue niemandem!"

Ihr Gefühl dabei ist Angst und Unsicherheit und Haltlosigkeit.

Sie sagt sie könne nur langsam in die Vergangenheit zurück gehen und spürt, dass sie dort etwas Schmerzliches erwartet. Sie geht zurück in die Zeit vor dem Knoten im Seil. Sie ist jetzt ca. fünf Jahre alt, weint ganz tief und kommt in Kontakt mit einer Szene, wo sie, von Mutter geschickt, in das Wirtshaus geht, um den besoffenen Vater abzuholen. Der wird dort von den anderen Saufkumpanen ausgelacht und verspottet. Dieser will jedoch nicht mit ihr nach Hause mitgehen und setzt sich weiteren Spotttiraden aus. Sie ist mit ihrem geliebten Vater identifiziert und könnte in die Erde versinken.

Es ist, als ob sie selber verlacht und verspottet würde. Sie reißt sich jedoch tapfer zusammen. Keiner soll merken, dass ihr das was ausmacht.

Wieder in der Metaposition angekommen erkennt sie den Zusammenhang des heutigen Erlebens und der damaligen Prägesituation. Auf die Einladung, als Große, Erwachsene mit dem heutigen Wissen aus der Gegenwart in die Vergangenheit zu der kleinen, fünfjährigen zu gehen und ihr etwas zu bringen, was sie damals schon gebraucht hätte, nimmt sie den bunten Ball, symbolisch für ein Geschenk, in die Hände und geht langsam zu ihr. Wieder weint sie, jedoch ganz erlösend und sagt der Kleinen: „Wenn ich damals bei dir gewesen wäre, dann hätte ich deine Mama in die Kneipe geschickt und nicht dich! Da warst Du noch zu klein dafür!" und „So was ist kein Job für Kinder!" Sie atmet in der Rolle der Kleinen jetzt tief durch und ist ganz arg erleichtert. Und als ihr die Rotznase läuft, da reicht ihr einer von uns ein Taschentuch zum hinein schnäuzen, eben so wie man das als Erwachsener bei einem Kind macht.

Auf dem Rückweg in die Gegenwart vibriert sie am ganzen Körper. Diese Erregung ist verbunden mit ihrer Wut auf die Mutter. Sie sagt: „Da sind eigentlich entlang der ganzen Lebenslinie lauter solche Punkte, wo ich überfordert wurde. Da werde ich später nochmal zurückkommen und für Ordnung sorgen!"

Zuletzt wieder auf der Metaposition bittet sie um einen Stuhl, damit sie sitzen kann. Sie vibriert immer noch und sagt: „Das war heute ganz wichtig für mich!" und „Danke euch allen!"

Beispiel 2:

Petra legt ihre Lebenslinie und macht 6 Knoten in das Seil. Jeder Knoten steht für jemanden der/die gestorben ist und ihr einmal viel bedeutet hat.

Petra weint dabei immer wieder. Mit 10 Jahren starb ihre Mutter, mit 16 Jahren ihr Vater. Dann die Tante (die Schwester der Mutter), die mit im Haus wohnte, als sie 18 war. Von da ab musste sie mit ihrer zwei Jahre älteren Schwester alleine klar kommen.

Als nächster Toter folgt Daniel, mit dem sie zwei Jahre zusammen war und der einem tragischen Verkehrsunfall zum Opfer fiel. Noch am Vorabend hatte sie eine schöne Zeit mit ihm verbracht. Jetzt war sie gerade mal 24 Jahre alt.

Dann starb Ruth mit der sie gemeinsam in einer psychosomatischen Klinik war und mit der sie danach eine ehrliche und tiefe Freundschaft verband. Ruth hatte Krebs und sie wachte oft bei ihr in der Klinik und sie war auch dabei, als diese starb. Sie selbst war jetzt 28 Jahre alt.

Alle Anwesenden in der Gruppe fühlen mehr oder weniger empathisch mit ihr und sind zum Teil sehr betroffen, als sie die nächste Beerdigung anspricht: dies war der Verlust einer weiteren guten Freundin (Martha), die beim Gleitschirmfliegen tödlich verunglückte. Petra war zu diesem Zeitpunkt nur 32 Jahre alt. Im Verlauf wird deutlich, dass Petra mit den Jahren immer mehr zu machte und immer weniger bereit war, sich noch einmal auf einen anderen Menschen wirklich einzulassen. Zu schmerzlich waren diese vielen und frühen Verluste. Sie schluchzt tief als ihr das bewusst wird. Ihr wird auch klar, dass sie mit all den Toten noch nicht wirklich abgeschlossen hat.

Jetzt spürt sie spontan, dass all die Toten in Form von Stellvertretern aus der Gruppe sich hinter ihr aufstellen sollen. In dieser „Aufstellung" spürt sie einen enormen Sog von hinten. Wir verstärkten dieses Empfinden durch ein Gummiband um ihren Bauch, welches
die Stellvertreter-Toten von hinten halten und sie in der Folge über das

Band nach hinten ziehen. Petra hingegen zieht mit ihrem ganzen Körper und mit aller Kraft nach vorne. Sie schreit: „Haut endlich ab! Lasst mich endlich in Frieden! Geht!"

Sie befreit sich kraftvoll von dem Gummiband um ihren Bauch und damit auch von dem Sog der Toten von hinten und ruft laut aus: „Frei! Endlich frei!"

Die vorher erlebte Unfreiheit war eine Zwei-Bahn-Straße: Sie ließ die Toten nicht gehen und es war ihr als ob diese (deren Geister die sie rief) umgekehrt auch nicht von ihr ablassen wollten.

Am Ende rollt sie die Lebenslinie zu einer Schnecke auf dem Boden zusammen und legt für jeden der Toten einen Gegenstand auf diese Schnecke.

Auch als wir uns jetzt nach ihrer Arbeit in eine Pause verabschieden, soll diese Schnecke in der Mitte des Gruppenraumes liegen bleiben.

Sie bittet uns auch ein Foto von der Schnecke zu machen, welches sie auf ihrem Notebook als Bildschirmschoner zur Erinnerung hinterlegen möchte.

Beide Arbeiten zeigen sehr schön, dass die eingangs in Anlehnung an Robert Dilts beschriebenen Elemente in der Arbeit mit der Timeline nicht immer in einer bestimmten Reihenfolge oder jedes mal vollständig durchlaufen werden müssen. Sie sind nur eine Orientierung. Das Motto ist: *Go with the flow* und *You have to feel it, to heal it.* (Geh mit dem Fluß und du musst es fühlen, damit es heilen kann.)

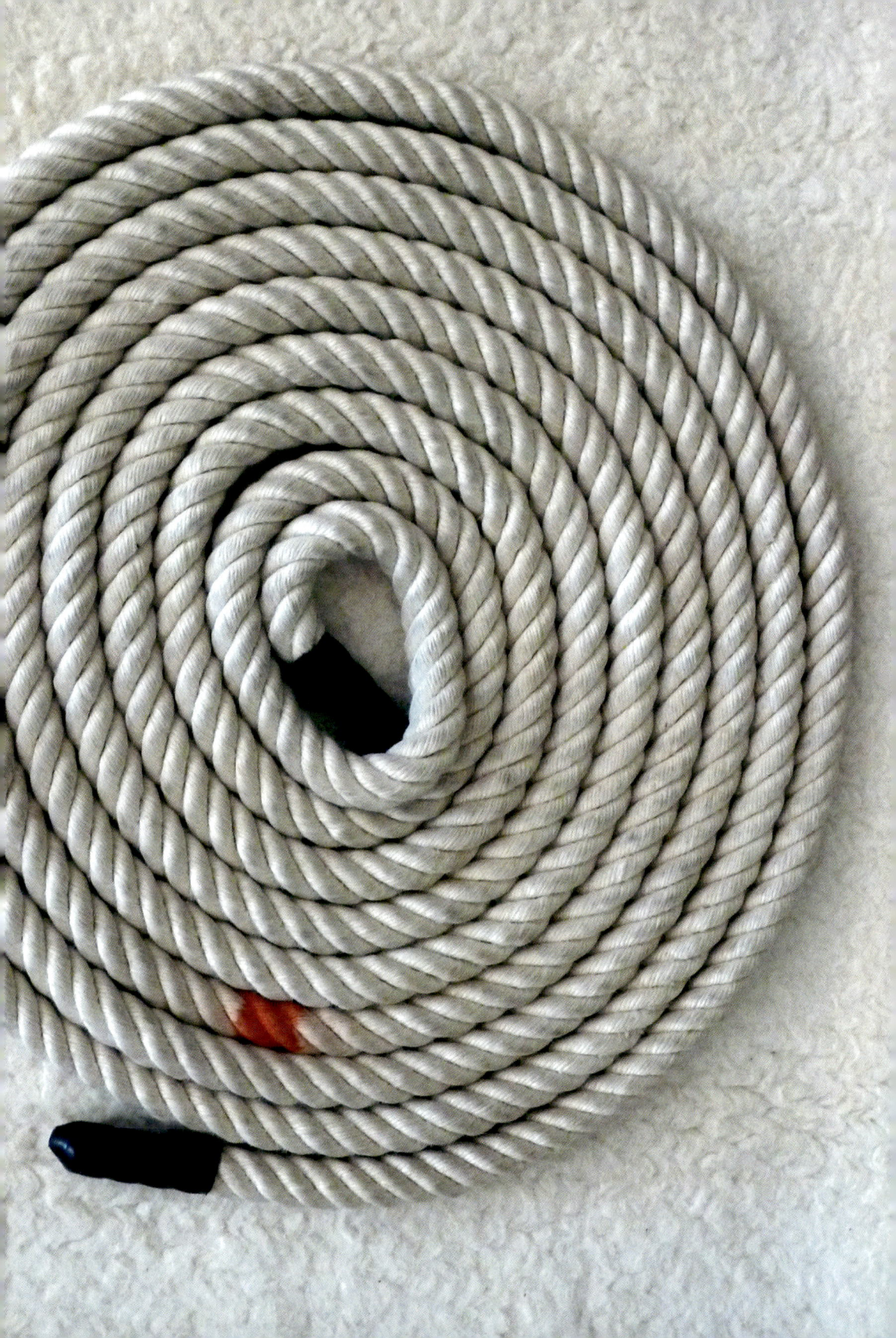

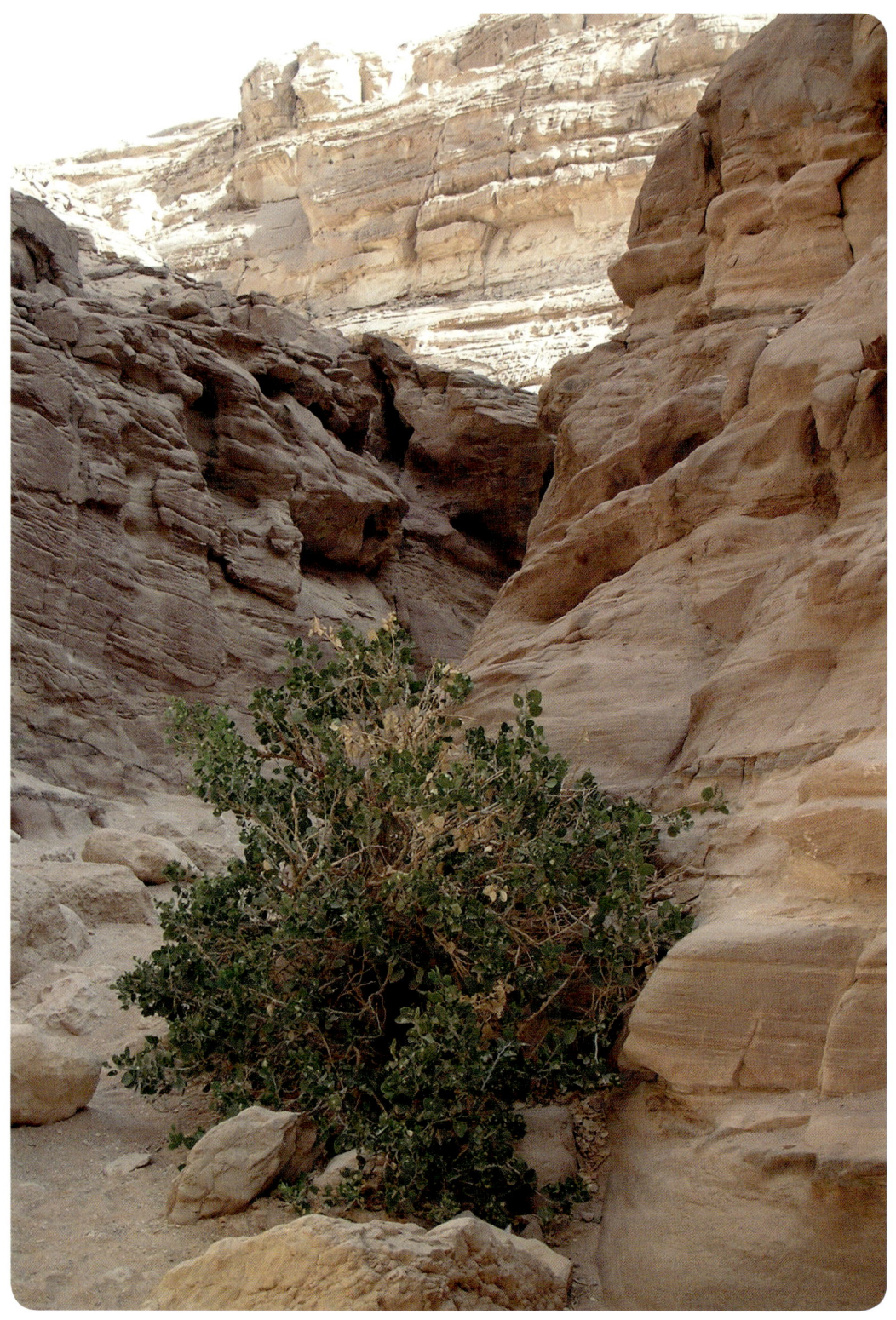

Wachsen

Wachstum und Reife sind klare Entwicklungsziele, wenn wir von biologischen Reifungsprozessen am Anfang des Lebens sprechen. Wenn es um die Entwicklung psychologischer Eigenschaften auch in späteren Abschnitten des Lebens geht, können jedoch viele verschiedene Ziele und mannigfache Ressourcen und Ursachen unseren Entwicklungsverläufen zugrunde liegen.

Durch die Erweiterung des Entwicklungsbegriffs über das Kindesalter hinaus auf die Lebensspanne ist die Frage nach dem Ziel von Entwicklung nicht mehr automatisch und eineindeutig zu beantworten. Ganz sicher ist allerdings, dass es nicht automatisch und selbstverständlich Wachstum bedeutet.

Im Erwachsenenalter können wir drei Formen positiver Persönlichkeitsentwicklung unterscheiden: die Adaption an äußere Lebensbedingungen, das psychologische Wachstum und die spirituelle Entwicklung und Sinnentfaltung.

Bei der *Resilienzforschung* geht es um Reserven und Potentiale lebenslanger Entwicklung, um Altern und Produktivität, um intergenerationelle Beziehungen, um Entwicklung von Lebenseinsicht, um Lebensgestaltung und Weisheit über die Lebensspanne hinweg. In der Psychologie wird mit *Resilienz* die Stärke eines Menschen bezeichnet, Lebenskrisen, wie zum Beispiel schwere Krankheiten, den Verlust geliebter Menschen, den Verlust eines Arbeitsplatzes, Insolvenz der eigenen Firma usw. ohne anhaltende Beeinträchtigung zu überstehen.

Kinder die in einem belastenden sozialen Umfeld, wie z.B. dem Drogen- oder

Prostitutions – Milieu heranwachsen und für die Gewalt zu einer frühen Lebenserfahrung zählt (als Betroffene oder als Zeugen), die in extremer materieller Armut aufwachsen, können sich dennoch zu erfolgreich sozialisierten Erwachsenen entwickeln.

In einem Flyer einer internationalen Unternehmensberaterfirma, fanden wir einst einen Mitarbeiter aus Brasilien, der in seiner persönlichen Präsentation „ehemaliges Straßenkind in Sao Paulo" angab.

Da stellt man sich die Frage, wie so etwas gehen kann.

Resiliente Personen haben erlernt, dass sie mit über ihr eigenes Schicksal bestimmen („Kontrollüberzeugung"). Sie vertrauen nicht nur auf Glück oder Zufall, sondern nehmen die Dinge selbst in die Hand. Sie ergreifen Möglichkeiten, wenn sie sich bieten. Sie haben ein realistisches Bild von ihren Fähigkeiten.

Und sie scheinen einen Glauben an sich und das Mögliche ganz tief drinnen nie verloren zu haben. Obwohl sie „broken home kids" sind, sind sie innerlich nicht gebrochen.

Sie haben auch eine Verbindung zu ihrer Mitte und *Wer in die Mitte kommt und dort gesammelt wartet, wie der Surfer auf den Wind, der wird von einer Kraft getragen.* Auch in der Natur erleben wir manchmal dass an unwirtlichen Stellen eine Pflanze wächst, wo wir kaum fassen können, wie das möglich ist!

Im Sinai hat einer der Autoren im *Coloured Canyon* den Strauch auf Seite 180 gesehen und fotografiert. Mitten in der Wüste hat sich hier Leben unter kargsten Bedingungen entfaltet. Das ist schon berührend und wie eine Metapher für unser eigenes Leben.

Auch Menschen, die nach einer traumatischen Erfahrung wie Krieg oder Vergewaltigung die Fähigkeit entwickeln, weiter zu machen und gar ihrem Leben wieder eine sinnvolle Wendung zu geben, werden als resilient bezeichnet.

In den USA wurde 1971 in Süd-Kalifornien eine Karate-Schwarzgurt-Schülerin

[2. Dan] des Karatemeisters Matt Thomas eines Tages auf offener Straße verge-waltigt und sie war trotz ihres Könnens im Kampfsport dieser Situation nicht gewachsen und wie gelähmt.

Ihr Bericht in der Gruppe machte alle betroffen, auch Matt, der die Überzeugung gewann, dass die Techniken alleine nicht ausreichten, um einen realen Angriff auf der Straße zu parieren.

So initiierte er das sogenannte *Model Mugging*, bei dem Frauen lernen sich mit nur ein paar gezielten und effektiven Kampfsporttechniken und verbalen Inter-ventionen gegen Angreifer zu wehren. Dazu gibt es den *Mugger* [= Angreifer], der effektiv geschützt einen realen Angreifer spielt und Echt-Situationen schafft, die der realen Situation ähnlich sind.

Die Frauen lernen vor allem ihre innere Hemmung ganz zuzuschlagen zu über-winden und damit eine lähmende Blockade zu vermeiden. Der Begründer nutzte das Wissen der Karateschülerin, jedoch auch deren eigene Lebenserfahrung des Übergriffes, und die Tatsache dass viele Techniken für sich alleine wirkungslos sind, wenn nicht eine innere Haltung, Bereitschaft und Erlaubnis dazu kommt, sich im Extremfall hemmungslos zu schützen [fight or flight].

Weitere Faktoren, die die Resilienz beeinflussen, sind die Familie des Betroffenen und/oder gute Freunde so wie das kulturelle Kollektiv [der starke Zusammenhalt einer Gruppe, die ein starkes Wertesystem = *shared values* teilt], die schulische Umgebung, die emotionale Intelligenz, die eigene Vitalität, die aktiven Fähigkei-ten zur Problemlösung, usw.

Das Gegenstück sind *vulnerable Personen*, die sich dadurch auszeichnen, dass sie besonders leicht durch äußere Einflüsse zu verletzen sind, und stark dazu neigen, psychische Erkrankungen zu entwickeln.

Das Gegenteil von Wachstum ist Abnahme, Schrumpfung, Zerfall [= Negativ-wachstum]. Wachstum ist Erhaltung der eigenen Art und Integrität, Schutz,

Zunahme und Ausdehnung auf verschiedenen Ebenen, wie Bewusstsein, Blickwinkel, Wissen, Lösungsstrategien, Erfahrungen, Weisheit, Demut u.a.

Eine Wachstumserfahrung in unserer Arbeit

Bei unserem Warming-up in einer unserer Intensivwochen haben wir das Thema Wachsen als Erfahrung in die morgendliche *Bewegung in den Tag* integriert.

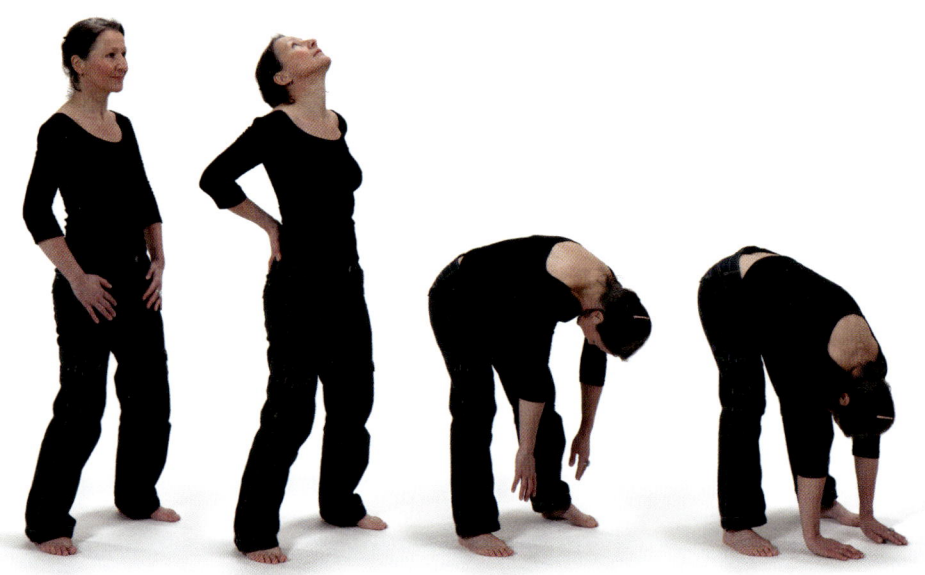

Wir starten mit Lockerung und Aufwärmung und laden mit einigen Übungen ein, mit dem Atem, der eigenen Erdung und Zentrierung auf das Hara in Kontakt zu kommen.

Dann etwa folgende Begleitung:

„Jetzt bleibe mit geschlossenen Augen stehen und nimm wahr, wie du stehst. Richte dabei deine Aufmerksamkeit auf deine Füße und Beine und auf den Kontakt, den

sie zum Boden haben. Bleib im Atem und in der Ladung, die sich schon in deinem Körper aufgebaut hat...

Beachte – ohne die Füße zu bewegen – wie das Gewicht sich zwischen ihnen verteilt... liegt es mehr auf den Versen oder auf den Ballen?...mehr auf der inneren oder äußeren Seite des Fußes? Wie ist die Verteilung zwischen links und rechts? Nimm das Gefühl der Beine und deren Verschiedenheit wahr...

Wie unterstützen die Beine den Rumpf und verbinden ihn mit den Füßen? Nun bring ein wenig Bewegung in die Füße und gehe auf der Stelle und lass dich dabei spüren, wie deine Füße den Kontakt zum Boden aufnehmen und wieder abgeben...und dieses Wechselspiel...links...rechts...und dann lass deinen ganzen Körper in diese Gehbewegung mit hinein klingen...und lass diese Bewegung ganz langsam etwas größer werden, sich ausdehnen. Jetzt richte deine Aufmerksamkeit auf das Erlebnis der Schwerkraft. Fühle, wie diese Kraft dich anzieht und wie sie durch deinen Körper zu allem geht, was dich aufrecht hält... wie der ganze Körper auf die Zugkraft reagiert, wenn du dich bewegst... ...und stell Dir vor diese Schwerkraft wird jetzt doppelt so groß....und dann dreifach so stark...und lass dich spüren, wie jede Bewegung immer schwerer wird...und jetzt lass deinen Körper sich in der Bewegung langsam einrollen und allmählich sich der Erde zu bewegen und schließlich auf den Erdboden – zur Mutter Erde - sinken – wie eine Pflanze, die welkt und mit der Kraft ihrer Samenbildung zurück auf den Erdboden sinkt...und einen eigenen Platz finden...und während du liegst lass dich in die Erde aus und aus der Erde einatmen... ganz erdig – erd-verbunden werden...

Die Teilnehmer haben sich um unseren Pool verteilt und liegen auf weichen Schafsfellen. Die Morgensonne scheint bereits angenehm warm. Es weht ein angenehmer warmer Wind. Es ist außen ganz still. Nur das Bellen eines Hundes in der Ferne und das Quaken der Frösche in dem großen Teich sind zwischendurch zu hören. Wir beziehen die Außengeräusche, den Wind und die Sonne usw. in die Wahrnehmung mit ein.

Jetzt stell dir vor dein Körper ist ein Samenkorn, das langsam zu einer Knospe wächst und sich allmählich entfaltet. Eine Knospe, die langsam von der Sonne geweckt wird...und zu sprießen beginnt, - der Frühlingssonne entgegen...und weiter und weiter wächst und sich bewegt und vom Wind bewegt wird...lass dich spüren, wie Dein Körper sich mehr und mehr entfaltet – auf Deine Weise. Etwas in dir weiß, wie wachsen geht.

Dieser Teil der Bewegung wird jetzt von Musik untermalt. Eine Musik die zart und berührend beginnt und im Verlauf immer kräftiger wird.

Richte deine Aufmerksamkeit wieder auf das Erlebnis der Schwerkraft. Fühle, wie diese Kraft dich anzieht und wie sie durch deinen Körper zu allem geht, was dich aufrecht hält... wie der ganze Körper auf die Zugkraft reagiert, wenn du dich bewegst und weiter entfaltest.

Jetzt stelle dir vor, die Schwerkraft reduziert sich auf die Hälfte....jede Bewegung wird leicht und mühelos....immer leichter und leichter...nimm wahr, wie die Erde dich mehr entlässt und hergibt und dich doch noch hält.... diese Leichtigkeit im Sein.... vielleicht kannst du sogar genießen, wie es ist, so da zu sein.

Dann lass Dich- in Deiner Bewegung bleibend - deine Augen öffnen und mit den anderen „Pflanzen" [Gruppenteilnehmern] in Kontakt kommen und durch den äußeren Raum dich bewegen und weiter ausdehnen.

Lass Dich entdecken, wie es ist, dir den Raum zu nehmen, den du für dich brauchst. Und wenn jeder gut für sich sorgt ist für alle gut gesorgt...

Jetzt lass Dich aus der Bewegung heraus wieder einen Platz finden, wo du bleibst und lass deine Bewegung weitergehen, schließe jetzt Deine Augen wieder, lass die Bewegung wieder kleiner werden und mehr nach Innen gehen. Stell dir vor die Schwerkraft normalisiert sich während dessen. Schließlich wird aus Deiner Bewegung eine ruhende Haltung mit einer Geste im Stehen. Und vielleicht gibt es einen Satz, der zu

Deinem Erleben passt und den du jetzt sagen magst, so dass Deine eigenen Ohren ihn hören können!?

Nach einigem stillen Verweilen lade ich dich jetzt ein, ganz langsam wieder in den äußeren Raum zurück zu kommen, die Augen zu öffnen um wieder ganz Hier zu sein, denn im Dasein ist ja Hiersein so wichtig!

Guten morgen allerseits! Bon Giorno!

Bei dieser Arbeit folgen wir dem Prinzip *Aufwärmen, Aufladen und dabei Zentrieren* [= sammeln], *Erden und Atmen*, also in Kontakt kommen mit dem eigenen Körper, jedoch auch auf sinnliche Weise mit dem Außen, mit der Luft, der Sonne, den Geräuschen.

Es folgt eine *Mikrobewegung*[66], die sich kurz zur *Medi*bewegung[66] ausdehnen darf. Durch die Fokussierung auf die Schwerkraft und das Einrollen bilden wir die Bewegung der *Involution [=nach Unten, nach Innen]* nach.

Jetzt entsteht weitere Erdung am Boden und ein sinnlicher Kontakt zum tragenden Grund.

Die nun folgende Bewegung ist die der *Evolution [=noch Oben, nach Außen]*, und von der *Mikro* über die *Medi-* zur *Makro*bewegung[66] [= durch den Raum]. Am Ende wieder eine Verdichtung der Bewegung, d.h. kleiner werden, nach innen gehen bis hin zur Reduktion auf eine Haltung und Geste.

Einige sind schon am Morgen berührt und ihnen laufen die Tränen herunter.

Entscheidend ist dabei, dass durch Aufmerksamkeitsfokussierung im Verlauf ein ganz starkes *Bei-sich-sein* erlebt werden kann, ganz verbunden, ohne jede Trennung. In der Bewegung ist das ewige *Stirb und Werde* abgebildet, Tod und Geburt, Sammeln und Verteilen, Zusammenziehen und Ausdehnen.

So kommen wir wieder in Fühlung mit einer elementaren Urerfahrung, die allem Leben ohnehin inne wohnt. Das Wachsen als sinnliche Erfahrung lädt ein, während des Workshop-Tages weitere Wachstumserfahrungen zu machen.

---

[66] Die Begriffe Mikro-, Medi- und Makrobewegung, sowie Involution und Evolution stammen von dem Körpertherapeuten Stèphano Sabetti, - ebenso wie diese Art der Bewegungserfahrung.

Wachsen bedeutet oft auch Grenzerfahrungen zu machen, wie folgende Graphik verdeutlichen mag.

Die schematische Darstellung der Ich-Grenzen [=Bezugsrahmen] zeigt im ersten linken Schaubild jemanden, der in seiner Selbsterforschung nie an die Grenzen des Bekannten geht. Er bleibt im Vertrauten, Bekannten. Er wagt nichts Neues.

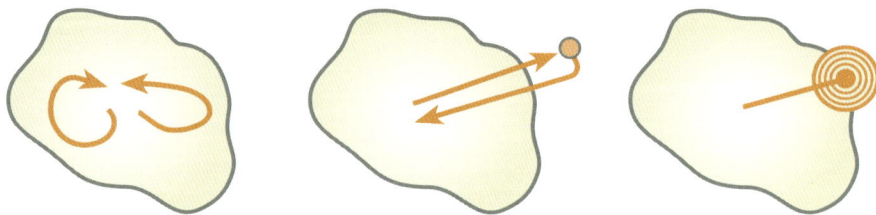

Im zweiten mittleren Schaubild puscht sich jemand massiv über seine Grenze und kollabiert dann wieder, d.h. er geht wieder zurück, vielleicht sogar noch mehr als vorher. Er überfordert sich also indem er zum Beispiel mit Gewalt, unter Druck und mit dem Willen etwas machen, schaffen, erreichen, erleben will, was womöglich noch gar nicht reif ist und jedenfalls so nicht wirklich geht, oder nur um den Preis großer Angst, was wieder Kontraktion und Widerstand bedeutet. Menschen wachsen nicht gut unter dem Einfluss von, Druck, Angst und Überforderung.

Im dritten Schaubild geht jemand an seine Grenze und verweilt dort achtsam und mit fokussierter Aufmerksamkeit. Durch das Anschauen und Annehmen der eigenen Grenze alleine entsteht schon eine Wachstumsbewegung.

Der alte Bezugsahmen wird durch neue, korrigierende, ergänzende, erweiternde Erfahrungen ausgedehnt.

Unter Körpertherapeuten hört man häufig den Satz: *Shake it, don't break it!*

Schon das Akzeptieren, dass jetzt eine Seite in uns nicht weiter gehen will, bewirkt für sich einen Schritt in Richtung Wachstum. Ein Kind, das gelassen wird wo es etwas nicht tun will weil dessen Angst größer ist, als sein Mut, - ein Kind dessen Grenze und „nein" ohne Bewertung respektiert wird, sagt in der Folge, wenn es genügend Courage entwickelt hat, in der Regel dann zu einem späteren Zeitpunkt „ja". Unter Umständen auch erst dann wenn es anderen eine Zeit lang zugeschaut und gemerkt hat, dass denen, die etwas gewagt haben nichts Schlimmes passiert ist.

Bei einer Klientin, die Angst hatte im Mittelpunkt zu sein bzw. zu stehen, war der erste Schritt, dass sie verbal zu ihrer Angst in der Gruppe stand. Schon das bewirkte eine enorme Erleichterung. Die Katze [das Geheimnis] war nun aus dem Sack.

In der Folge ließ sie sich darauf ein in der Raummitte zu stehen, die anderen Gruppenmitglieder in einem Kreis um sich herum. Damit stand sie wortwörtlich und leibhaftig zu der Angst im Mittelpunkt zu stehen! Überwältigt von der Situation fing sie an zu weinen. Das Eis war geschmolzen.

Manche Menschen brauchen einige Zeit bis sie erblühen und eine wunderschöne Metapher dafür ist das Märchen *Jeder ist eine Blüte* von Christiane Allert-Wybranietz[67].

> Da geht es um eine Blume die im Garten steht, mitten unter gelben, roten, blauen Blumen. Doch diese Blume, die meint eine besondere Blume zu sein, will auf keinen Fall zu früh blühen, einem Spätfrost zum Opfer fallen, zertreten oder gepflückt werden und in einer Vase landen. Sie bedauert ihre Mit-Blumen mit den vom Wind zerknüllten Blütenblättern, die Gepflückten, einfach Abgerissenen und die Frostopfer. Jedoch tief in ihrem Blumenherzen bewundert sie heimlich die Blütenpracht mancher Blumenschwester. Wie die sich in der Sonne räkeln, bestaunt werden und die Herzen von Blumenfreunden erfreuen. Diese lebendige Vielfalt. Und wie

---

[67] Körner H. (1983), Die Farben der Wirklichkeit, Fellbach: Lucy Körner-Verlag.
"Jeder ist eine Blüte" ist ein Märchen von Christiane Allert-Wybranietz.

sie immer noch in ihrer Knospe hockt. Insgeheim will sie doch mit blühen. Dann aber wieder ihre Zweifel ob sie beim Blühen mithalten kann? Ob sie weniger schön wäre oder gar beim Blühen versagen würde und womöglich ausgelacht würde? So spürte sie in ihrer Knospe manchmal Einsamkeit und Enge. Dann wieder erlebte sie den Halt und die Sicherheit in ihrer Hülle.

Dann wieder sah sie vom Nachtwind umgewehte Artgenossen und war wieder froh in ihrer Sicherheit zu verweilen. Dann wieder fragte sie sich, wie sie wohl als Blüte aussehen und wirken würde…

Sie bewegte sich zwischen Furcht und Neugier. Die Monate vergingen.

Es wurde Spätsommer, der Herbst nahte und sie wurde in ihrer Sicherheit immer unsicherer. In ihr wuchs immer mehr eine Ahnung, wie schön das Blühen sein musste. Irgendwann wusste sie plötzlich, dass sie sich entscheiden musste und sie arbeitete sich aus ihrer inzwischen etwas hart gewordenen Schale empor. Sie wurde eine fantastische Blüte.

Am meisten freute sie sich, dass sie endlich den Mut zum Blühen gefunden hatte, leuchtete, spielte mit Wind und Sonne.

Sie wusste jetzt, dass Blühen nichts mit KÖNNEN zu tun hat, sondern mit SEIN.

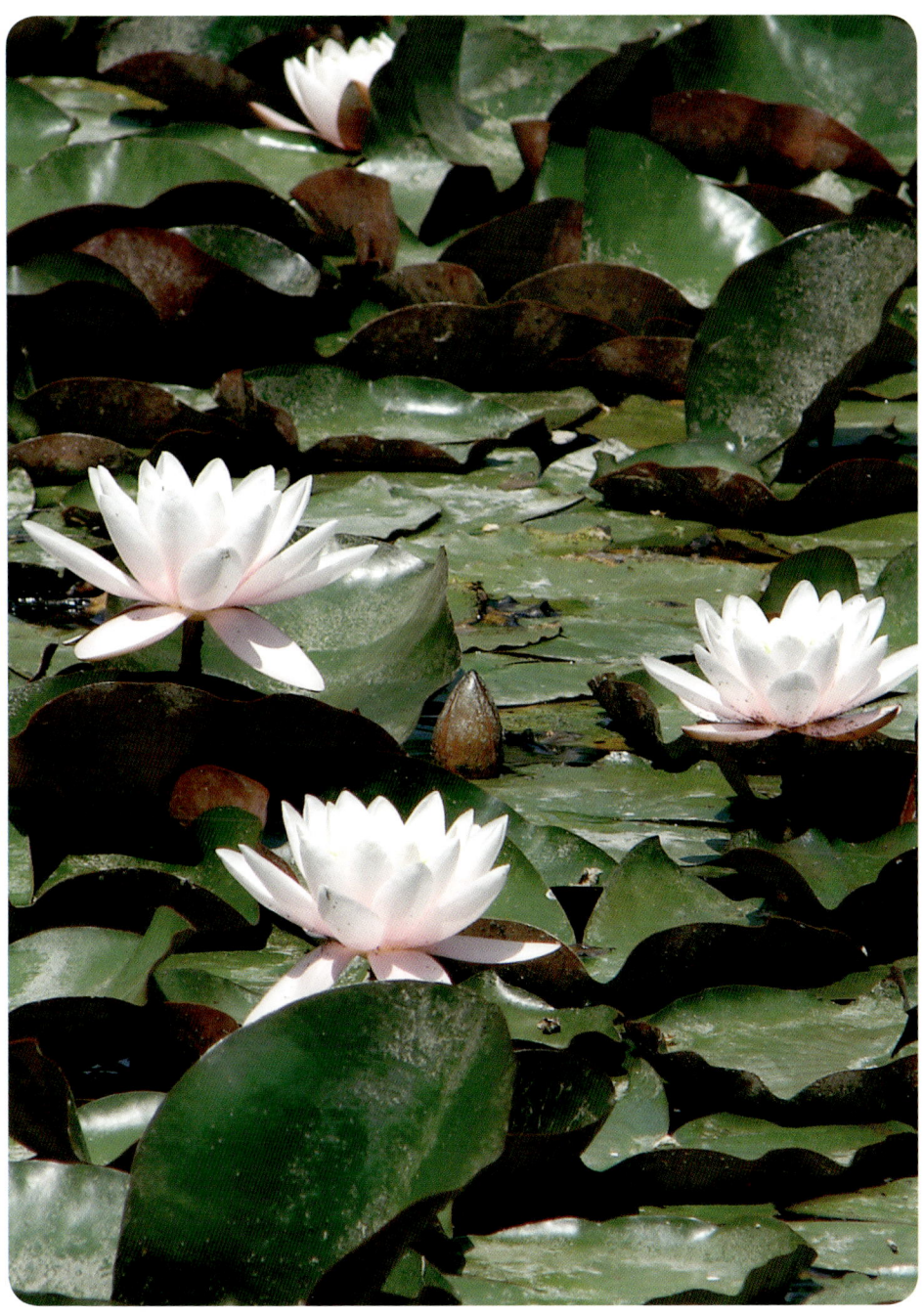

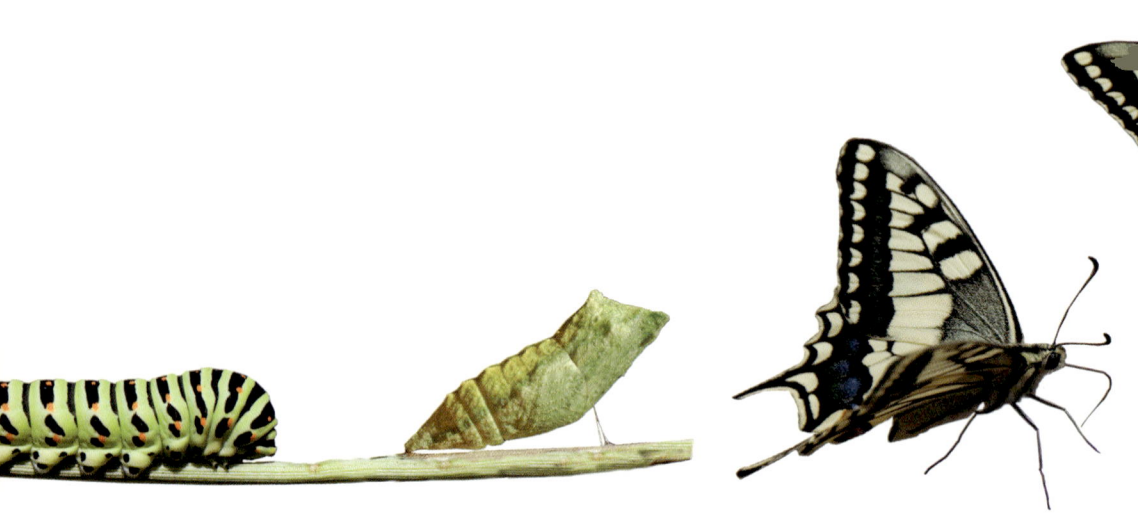

Dienstag, 04. September 2007

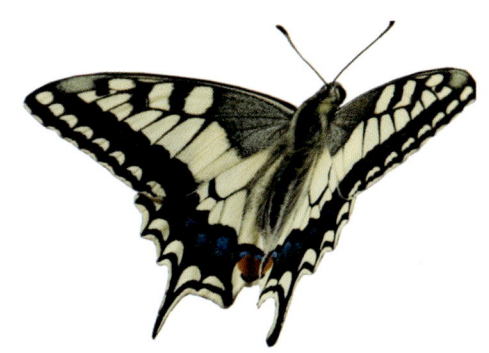

Wandel

Wandel ist ein fundamentaler Prozess des Lebens, der jeder Existenz zugrunde liegt. Wandel ist überall und immer gegenwärtig. Leben ist Wandel. Ohne Wandel gibt es kein biologisches, persönliches und spirituelles Wachstum. Wandel findet zwischen zwei Polen statt: der Tendenz zum Verändern und der Tendenz zum Gleichbleiben.

Veränderung und Konstanz sind zwei Prozesse, die sich auf allen Ebenen manifestieren: Sympathikus-Parasympathikus, Hochs und Tiefs an der Börse, Einatmen und Ausatmen, Tag und Nacht, Ebbe und Flut, Sterben und Erneuerung unserer Körperzellen usw. In der Biologie heißt dieses Gleichgewicht, das der Schlüssel zu ausgeglichenem und gesundem Wandel ist, **Homöostaase** [= Fließgleichgewicht]. Wandel ist ein ewiges Wechselspiels von Yin und Yang: das **ewige Schließen und Öffnen der Türe** den Einflüssen des Lebens gegenüber. Ist unsere Türe zu sehr offen, findet zu viel Veränderung statt, ist sie zu sehr und zu lange geschlossen, gibt es zu viel Konstanz.

Dominiert die Konstanz, geht alles dem Stillstand zu. Es entsteht Rigidität. Das zeigt sich zum Beispiel in starren behördlichen Strukturen und Abläufen und bei rigide gewordenen Menschen. Die größte mögliche Starre ist die Leichenstarre. Eine tote Struktur zeigt sich also ähnlich dem physischen Tod [= *Tod durch Erstarrung*]

Dominiert der Wandlungsprozess, entsteht leicht Chaos. Man kann sich auf nichts mehr verlassen. In einem Mittleren Unternehmen erlebten wir einmal, dass der Chef dazu neigte, häufig Abläufe neu zu strukturieren, Menschen umzubesetzen und sogar die Namen für Funktionen zu verändern. So hieß der Außendienstmitarbeiter plötzlich Produktmanager usw. Das verwirrte sowohl die Kunden, als auch die eigenen Mitarbeiter und schaffte unnötige Unruhe. Das größtmögliche Chaos ist die Auflösung [= *Tod durch Auflösung*].

Jeder Wandlungsprozess hat einen bestimmten, eigenen Rhythmus, ein eigenes Tempo und ein eigenes Timing. Eine Schwangerschaft dauert neun Monate. Man sollte –außer in Notfällen und medizinischen Indikationen - nicht versuchen, sie zu beschleunigen oder hinaus zu zögern.

„Wandel ist die zeitliche Bewegung von dem, was war, zu dem, was ist.[68]*“*

Wandel hat keinen Anfang und kein Ende. Wandel ist ein ewiger Prozess der allem Leben zugrunde liegt.

„Wandel ist ständig anders und niemals gleich. Er ist unvermeidlich. Er kann zwar in eine bestimmte Richtung gelenkt, aber nicht verhindert werden.

Es gibt nicht so etwas wie Nicht-Wandel.

Gesunder, natürlicher Wandel ist erregend, wenn man ihn akzeptiert, schafft Leiden, Krankheit und Angst, wenn man ihm Widerstand entgegensetzt[69]*.“*

Der Versuch den Wandel zu kontrollieren durch sich ein bisschen wandeln [ein bisschen schwanger sein] hat möglicherweise unerwünschte Nebenwirkungen.

Stephano Sabetti unterscheidet zwischen *Äußerem Wandel* und *Innerem Wandel* so wie zwischen *Gesundem Wandel* und *Ungesundem Wandel*.

Wenn wir uns verändern um des Wandels willen – ohne tiefere Verbindung zu unserer inneren Stimme - dann wird Wandel oberflächlich: ein neues Auto, eine neue Wohnung, ein neuer Partner, ein neuer Wohnort, eine weitere Party, ein neuer Kick usw. Und dann?

---

[68] Sabetti S. (1992), Rhythmen des Wandels, München: Hugendubel-Verlag.
[69] Sabetti S. (1992), Rhythmen des Wandels, München: Hugendubel-Verlag.
Zitate aus Kapitel III (Was ist Wandel). Wir beziehen uns im ersten Teil des Kapitels auch auf viele Vorträge von S. Sabetti zu diesem Thema.

„Beim *äußeren Wandel* geht es um die Abänderung und Modifizierung von Objekten, Umständen um uns herum"[70]. So kam einmal ein Lehrer nach drei Jahren Analyse zu uns und war in seinem Beruf noch immer unglücklich. Er wusste alles über die Geschichte seines Unglücks [so musste er z.B. für den Vater Lehrer werden, der diesen Berufswunsch nach dem Krieg für sich nicht verwirklichen konnte] und er wollte jetzt durch weitere Therapieversuche noch mehr an sich arbeiten um in diesem Beruf endlich sein Glück zu finden. Dies geschah jedoch erst als er akzeptierte, dass er nach dem Motto „*Love it – change it – or leave it*" diesen beruflichen Rahmen verlassen musste, weil es im Grunde nie sein Rahmen war. Er fand einen neuen Arbeitsplatz als Leiter einer Kreismedienstelle, konnte so Beamter bleiben und sogar noch sein Hobby Fotographie ein wenig in die neue Tätigkeit integrieren. Zu diesem äußeren Wandel brauchte er nur weitere acht Therapiestunden in 14-tägigem Abstand und das nötige Quäntchen Glück. Die Lösung seines Problems lag nicht in der Veränderung seiner Persönlichkeit sondern im Verändern [Verlassen] der äußeren Situation, seines beruflichen Kontextes.

Innerer Wandel ohne Verbindung zur äußeren Realität führt zur Isolierung. Beispiel: Wir erinnern uns an eine Klientin, die sich so sehr um ihre spirituelle Entwicklung und ihr Innenleben kümmerte, dass sie die Außenwelt *vergessen* hatte. Sie gab Freunde, Hobbies und den Kontakt zu ihrer Ursprungsfamilie auf und gehörte einer sektenähnlichen Organisation an. Sie investierte alles [vor allem auch finanziell] in ihre spirituelle Entwicklung, besuchte teure Seminare und zahlte ihre Miete nicht mehr pünktlich. Sie wurde für andere, die nicht zum *Inner Circle* (zur Sektengemeinde) gehörten immer sonderbarer.

Schließlich wurde ihr vom Vermieter gekündigt, ihr Partner zog *plötzlich* aus, Freunde riefen nicht mehr an und luden sie nicht mehr ein.

Ihre Schwierigkeiten nahmen rapide zu. Als sie Krebs bekam, verleugnete sie ihre

---

[70] Sabetti S. (1992), Rhythmen des Wandels, München: Hugendubel-Verlag. Zitat aus Kapitel III (Was ist Wandel).

Krankheit bis zuletzt, lehnte jegliche medizinische Hilfe ab und suchte bis zu ihrem Ende diverse Heiler auf.

Die Vernachlässigung einer Seite [innerer Wandel] zugunsten der anderen [Äußerer Wandel] und umgekehrt, kann als unerwünschtes Echo irgendwann auf uns zurückkommen.

Ein Kollege, der als Einziger auf Dauer an einem Arbeitsplatz in einer Fachklinik mit desolaten Verhältnissen, was den Führungs- und Teamgeist anbelangte, blieb, bekam ein Augenleiden und wurde ziemlich schwermütig und depressiv. Seine Tür nach außen war zu wenig offen. Er hatte zu viel Angst vor Risiko und dem ungewissen Neuen. Insgesamt 14 Kollegen und Kolleginnen kündigten nacheinander im Laufe von drei Jahren. Alles hat seinen Preis. Dort bleiben und verharren hat seinen Preis, genauso wie das Gehen und der Neubeginn. Ihm schien das Bleiben weniger zu kosten als der Aufbruch.

Gesunder Wandel ist jeder Prozess der unsere Ganzheit unterstützt und verstärkt, der Wohlbefinden erzeugt und uns erfüllt, der uns tiefe Befriedigung und Sinn gibt, der uns zufrieden und verbunden sein lässt und der uns mit unserer spirituellen Essenz und dem inneren Kind verbindet. Im gesunden Wandel haben wir das Gefühl, *dass sich jemand um uns kümmert.* Unsere Gefühle und Handlungen sind dann spontan und organisch, einfach und leicht. Es ist, was es ist und wir sind der wir sind und wir haben höchstens *gesunde Zweifel* die aus der Verbindung zu unserer inneren Stimme kommen.

Ungesunder Wandel führt zu und wird unterstützt durch Leiden, Kranksein, Schmerz, wird jedoch zum gesunden Wandel, wenn uns z.B. eine Krankheit zum natürlichen Wandlungsfluss zurückführt. Identität kommt von lat. *identitem* = wiederholen. In diesem Sinne werden wir zu dem, was wir immer wieder tun [wiederholen][71]: die fünfte Beziehung beenden, den vierten Rückfall erleben beim Versuch kontrolliert zu trinken usw.

---

[71] S. Sabetti: „We become what we repeat" (Wir werden zu dem, was wir wiederholen) ist ein Zitat aus vielen seiner Vorträge.

Statt Lebensstil können wir von *Todesstil* sprechen. Ohne Verbindung zu unserem inneren Kompass wird sein Feedback, wenn unser Tun ungesund ist, immer schwächer. Irgendwann haben wir nur noch einen *Wackel-Kontakt*. Schließlich *vergessen* wir, wie gesundes Leben ist. Ungesunder Wandel macht uns leer und ruhelos. Er ist wie eine schlechte Mahlzeit. Wir fühlen uns enttäuscht, unzufrieden und abgeschnitten. Ungesunder Wandel ist von Natur aus kompliziert und an alte Gewohnheiten und Verhaltensmuster gebunden. Er macht uns unklar, verwirrt und zerstreut. Ungesunder Wandel ist nicht zuletzt Wandel unter unserer Kontrolle und wird dadurch zu einer *Platte mit Sprung*, wo die Nadel hängt und das Lied nicht mehr weitergeht und wir uns immer mehr verlieren.

Ulla malt die „weinende Lotusblüte". Sie hat sich innerlich bereits von ihrem Ehemann getrennt, wohnt jedoch noch im gleichen Haus mit ihm und mit den beiden Söhnen. Jahrelang hat sie sich immer wieder lieblos behandeln lassen. So war sie zum Beispiel als Vorschoter mit ihm auf seinem Segelboot bei einer Regatta und als sie mit ihren Kräften bei stürmischer See zu Ende war und aufhören und aussteigen wollte, da schrie er sie an und beschimpfte sie, worauf sie hemmungslos heulte und weitermachte. Damals war schon eine

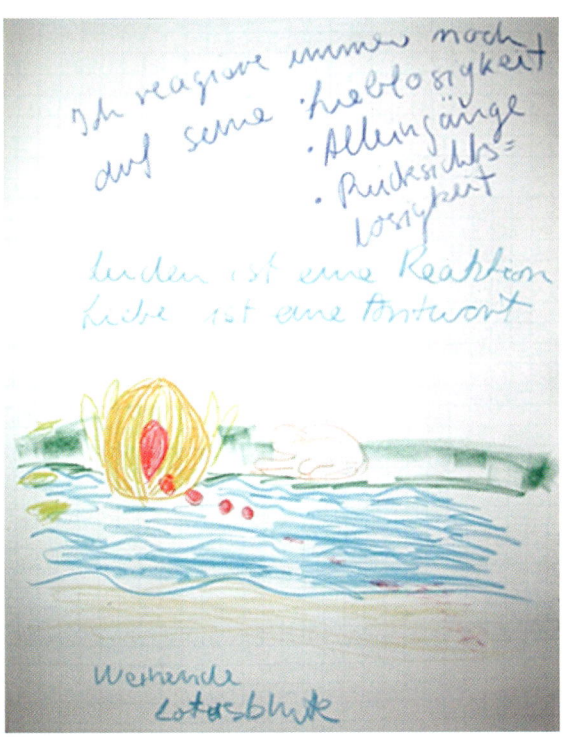

Welt ihn ihr zusammen gebrochen. Es gab in der Folge viele solcher Szenen. In einem langsamen und schmerzlichen Prozess nahm sie von ihm Abschied. Die Beziehung war wie ein See, der allmählich verlandete.

Eines Tages bekam sie eine schwere Darmentzündung mit Darmverschluss und konnte gerade noch mit einer Not-OP gerettet werden. In dieser Zeit begann er eine Außenbeziehung zu einer anderen Frau. Intuitiv spürte sie was los war und er verleugnete zunächst seine Liebschaft, gab dann aber schließlich alles zu und das gab ihr quasi den letzten Knacks. Jetzt lebten sie endgültig in einer WG. Doch auch das war nicht die finale Lösung, denn er benahm sich weiterhin in ihrer Wahrnehmung rücksichtslos und lieblos. Jeder andere WG-Mitbewohner hätte sie respektvoller und freundlicher behandelt. Das letzte Erlebnis mit ihm bevor sie das Bild malte war auf einem Schulabschlussfest von einem der beiden Söhne. Er ließ sie auf der Tanzfläche stehen und brach plötzlich zornig den Tanz ab, als sie nicht so konnte, wie er wollte und verlies dann den Saal frühzeitig ohne sich von ihr und den anderen, die mit ihnen am gleichen Tisch saßen, zu verabschieden.

Wieder entzündete sich ihr Darm leicht. Der Arzt verordnete ihr ein entzündungshemmendes Mittel und gab zum Glück Entwarnung. In unserer nächsten Stunde malte sie die weinende Lotusblüte, die in den Fluss blutet.

Vor der OP malte sie damals „Die Frau am toten Fluss". Das Wasser war damals bereits ganz braun.

In der aktuellen Stunde wurde ihr klar, dass sie diese nicht endenden Verletzungen immer noch kränkten und sie dies nicht mehr verdauen konnte und wollte. LEIDEN war eine Reaktion und LIEBE eine Antwort. Erst, wenn sie die stille Hoffnung und Erwartung, dass er sie heute einfach freundlich und höflich behandeln möge, völlig loslassen würde, konnte sie Aussicht auf Genesung haben. Die Liebe zu sich selbst verlangte, dass sie sich noch weiter abgrenzte und schützte.

Ihr wurde schmerzlich deutlich, dass sie nicht mehr mit ihm unter einem Dach wohnen konnte, sonst würde sie eines Tages drauf gehen. Ein zu hoher Preis, wie sie fand.

Die Wurzel unserer körperlichen und seelischen Beschwerden liegt sowohl in der Angst vor Veränderung und dem starren Festhalten an äußeren oder inneren Scheinsicherheiten, als auch in der Angst vor Konstanz und Stabilität und dem Einlassen auf beständige Beziehungen und verbindliche Entscheidungen wie sich niederlassen, heiraten, Kinder bekommen, ein Haus bauen usw.

Letzteres in dem Wissen, dass nichts so bleibt, wie es war und dass auch das Beständige ständiger Erneuerung unterworfen ist.

Ein altes Lied von dem Liedermacher *Hannes Wader* [72] lautet:

> Heute hier, morgen dort
>
> Bin kaum da, muss ich fort
>
> Hab' mich niemals deswegen gefragt
>
> Hab' es selbst so gewählt
>
> Nie die Jahre gezählt
>
> Nie nach gestern und morgen gefragt
>
> Manchmal träume ich schwer
>
> Und dann denk' ich es wär'
>
> Zeit zu bleiben und
>
> Nun was ganz anderes zu tun
>
> So vergeht Jahr um Jahr
>
> Doch es ist mir längst klar
>
> Dass nichts bleibt, dass nichts bleibt wie es war

---

[72] Wader H. (2006), Dass nichts bleibt, wie es war (CD), rough trade Distribution GmbH.

Das Geheimnis liegt darin beides zu integrieren: Hergeben und nehmen, eine Beziehung beenden und darin verbindlich bleiben können, sich festlegen und auch wieder loslassen können. Kommen und bleiben können ist genau so elementar, wie sich lösen und wieder gehen zu können.

In einer Beziehung ist das Ergebnis der Integration von Konstanz und Veränderung *sich ständig verändernder Bestand, abwechslungsreiche Vertrautheit, bekanntes Unbekanntes, alternder Jungbrunnen* usw.

Die Erfahrung der Autoren in ihren langjährigen Partner–Beziehungen und auch in ihrer 30-jährigen Zusammenarbeit, zeigt, dass eine zunehmende Tiefe, Vertrautheit, Dankbarkeit und Liebe sich einstellen, wenn beide Wandlungspole ihren Raum bekommen. Es lohnt sich, in beidseitiger Veränderung [biologisch, persönlich, emotional, spirituell] und damit *im Wandel der Beziehung konstant zu bleiben.*

Demütig bezüglich unseres Wandels im Sinne von zielgerichteter Veränderung werden wir wenn wir die wunderbare kleine Geschichte in fünf Kapiteln von *Sogyal Rinpoche* aus dem *Tibetischen Buch vom Leben und Sterben*[73] lesen.

---

[73] Rinpoche S. (2004), Das Tibetische Buch vom Leben und Sterben (Ein Schlüssel zum tieferen Verständnis von Leben und Tod), Frankfurt: O.W. Barth Verlag (Verlag der S. Fischer GmbH), S. 53.

1. Ich gehe eine Straße entlang. Da ist ein tiefes Loch im Gehsteig.

Ich falle hinein. Ich bin verloren. Ich bin ohne Hoffnung. Es ist nicht

meine Schuld! Es dauert endlos, um wieder herauszukommen.

2. Ich gehe eine Straße entlang. Da ist ein tiefes Loch im Gehsteig.

Ich tue so, als sehe ich es nicht. Ich falle wieder hinein. Ich kann nicht

glauben schon wieder am gleichen Ort zu sein. Aber es ist nicht meine

Schuld!

3. Ich gehe dieselbe Straße lang. Da ist ein tiefes Loch im Gehsteig.

Ich sehe es. Aber ich falle immer noch hinein....aus Gewohnheit.

Meine Augen sind offen. Ich weiß genau wo ich bin. Es ist meine eigene

Schuld! Ich komme sofort wieder heraus.

4. Ich gehe dieselbe Straße lang. Da ist ein tiefes Loch im Gehsteig.

Ich gehe drum herum.

5. Ich gehe eine andere Straße!

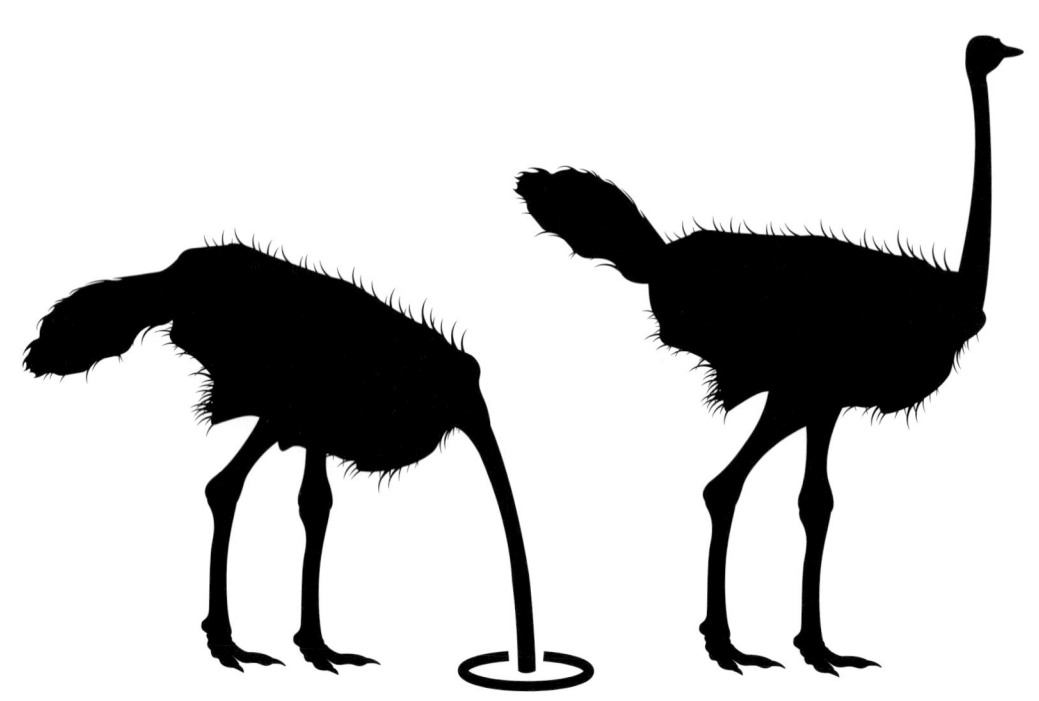

Was hindernd im Wege ist

Manchmal ist das Wachstumsziel klar und dennoch können wir ein bestimmtes, destruktives und konditioniertes Verhalten oder eine Einstellung nicht loslassen oder beginnen ein bereits bewusst gewordenes wohltuendes und das eigene Wachstum förderndes Verhalten noch nicht wirklich zu pflegen. Das heißt wir hören nicht wirklich mit etwas Unerwünschtem auf oder fangen nicht wirklich mit etwas Erwünschtem an. Dies obwohl wir uns klare Ziele gesetzt haben und diese Ziele auch realistisch, erreichbar, echt sinnvoll, erstrebenswert, konkret beschreibbar und auch in der Zielerreichung überprüfbar sind. Dann kann es hilfreich sein, das, was noch hindernd im Wege ist, bewusst anzuschauen und vor allem in seiner guten Absicht zu würdigen.

Natürlich gilt es zuvor auch zu erforschen, wie der Klient bisher vorgegangen ist, wie seine Lösungsversuche aussahen, wie er bislang innerlich mit sich dabei geredet hat und zu welchem Ergebnis er gekommen ist. Es ist auch gut zu fragen, welche Auswirkung die Nicht-Lösung des Problems auf sein Leben hätte? Wodurch würde sich das ungelöste Problem noch weiter verschlimmern? Was müsste ich als Therapeut tun um das Problem des Klienten zu bekommen, bzw. es wie er/sie eben nicht zu lösen? Interessant ist auch, wer von der Nicht-Lösung des Problems möglicherweise einen Vorteil hat und wie das Umfeld auf die Nicht-Lösung reagiert? usw.

Anleitung zur Selbsterforschung (in Anlehnung an Wilhelm Gerl, MEG München)

Mit der Choreographie der nun folgenden Fragen wurde unser Klient Günter in etwa begleitet, dessen Entwicklungsschritte im anschließenden Fallbeispiel konkret dargestellt werden.

Wir luden ihn also ein, seine Aufmerksamkeit wie folgt zu fokussieren:

Du kannst jetzt ein inneres Bild entstehen lassen, wie auf einer Leinwand im Kino, von dem was Du brauchst, von Deinem Ziel- und Wunscherleben, von der Fertigkeit, die Du benötigst...

Lass Dich alle Einzelheiten wahrnehmen, mit all Deinen Sinnen, wie es sich anfühlt, gerade auch in Deinem Körpergefühl, was Du dann über Dich denkst und von Dir hältst, wozu Du dann in der Lage bist, vielleicht auch in Beziehung zu anderen Menschen.

Womöglich gibt es eine Farbe, die zu diesem Erleben passt, einen Klang, einen Ge-schmack oder Geruch, ein Wort oder einen Satz?

Und ich frage mich wie groß und wie alt Du Dich dabei fühlst? Und zu wem Du dann wirst, in Deinem Wunsch- und Zielerleben?

Günter, unser Klient spricht dabei mit geschlossenen Augen aus was er jeweils gerade wahrnimmt. Nachdem sein Wunsch- und Zielerlebnisraum deutlich wird, bitten wir ihn den Fokus der Aufmerksamkeit auf die Seite in ihm zu lenken, die solch ein gewünschtes Erleben bislang sabotiert.

Klienten wollen diese in der Gegenwart als hinderlich erlebten Seiten am liebsten loshaben. Wenn wir uns als Therapeuten mit der Seite im Klienten solidarisieren, die eine andere Seite in ihm loshaben will, dann werden wir Teil des Kampfes, der nur verloren werden kann.

Viel hilfreicher ist es deswegen, diese Seite kennen zu lernen, sie anzunehmen und sie in ihrer guten Absicht wahrzunehmen, zu würdigen und herauszufinden

unter welchen Umständen sie zu einer Kooperation für gemeinsame Ziele bereit
wäre.

Nun bitte ich Dich, ein inneres Bild entstehen zu lassen von dem störenden Verhalten,
von der damit verbundenen Einstellung/Haltung oder von dem Symptom, das diesem
Ziel- und Wuncherleben bisher immer noch hindernd im Wege ist. Nimm jetzt wahr,
wie dich diese Seite in dir durch das störende Verhalten immer noch an dem Wunsch-
und Ziel-Erleben hindert.

Entdecke was diese hindernde (opponierende, widerständische oder ängstliche) Seite
für dich als Ganzes erreichen will und welchen Sinn, welchen Wert ihr Bremsen für
dich auch haben könnte.

Wann war sie früher einmal nützlich und sinnvoll für dich in deinem Leben?
Was versucht sie durch ihre Aktivität sicherzustellen und weiß nur nicht, wie sie das
auf andere Weise erreichen kann?

*Wie fühlt es sich an, wenn diese Seite endlich einmal **in ihrer guten Absicht** wahrge-*
*nommen, angenommen und **gewürdigt** wird?*

Was müsste sicher gestellt sein, dass diese hindernde Seite sich mit ihrer wohlverstan-
denen Absicht gesehen fühlte und beruhigt wäre?

Welche anderen Wege gäbe es, die wohlverstandene Absicht dieser Seite in dir zu be-
friedigen als durch dieses hindernde Verhalten? Wäre sie bereit, diese auszuprobieren?
Da Günter' s Antwort an dieser Stelle „JA" heißt, kann dann die Reise weiter
gehen.

Du kannst Dir jetzt von Deinem Unbewussten Hilfe zukommen lassen, um die wohl-
verstandene Absicht der bisher bremsenden Seite in dir auf bessere und direktere Weise
zu erfüllen. Aus seinem umfassenden Wissen kann Dir Dein Unbewusstes Antworten
zukommen lassen, die wirklich für Dich passen, auch wenn Dich das eine oder andere
vielleicht überraschen mag, sobald Du Deinem Unbewussten erlaubst, diese Arbeit für
Dich zu tun... Und lass Dich spüren, wie es sich anfühlt, wenn Du Dir zusiehst und

zuhörst, wie Du jetzt ein Verhalten zeigst, das heute wirklich geeignet und befriedigend ist...was Du heute selber tun kannst um Deinem Wunscherleben näher zu kommen während die bisher bremsende Seite in dir in ihrer guten Absicht gewürdigt ist und beruhigt für gemeinsame Ziele kooperieren kann.

Dann laden wir dich ein, all dem Erlebten einen guten Platz zu geben und ganz langsam wieder in den äußeren Raum zurückzukommen...

Wir haben immer wieder die Erfahrung gemacht, dass die WÜRDIGUNG von hindernden, unser Erleben, unser Tun und Wachstum hemmenden Anteilen eine enorme Wirkung hat. Meist haben sie ja in Loyalität zu anderen ursprünglich etwas Gutes gewollt. Leider nur zu einem hohen Preis für uns selbst.

Beispiel: Günter wurde als Beamter im Einsatz verletzt und in der Folge arbeitsunfähig und schließlich nach ein paar Arbeitsversuchen frühberentet. Er hatte über Jahre hinweg schlimme Nacken- und Kopfschmerzen, hatte starken Schwindel und konnte sich nicht mehr lange konzentrieren.

Er machte damals eine Odyssee von einem Arzt zum anderen mit, fühlte sich unverstanden und belächelt. Am schlimmsten war für ihn dass die ganze Geschichte als *psychisch* abgetan wurde.

Vor Gericht bekam er in Folge der Gutachten ohne radiologischen Befund [jedoch mit starkem subjektivem klinischem Befund] über Jahre hinweg *nicht Recht*. Er ging immer wieder vor Gericht, brachte neue Gutachten, schrieb Briefe an Ärzte und Richter, sowie an frühere Kollegen und den Vorgesetzten usw.

Schließlich wurde er frühberentet ohne *Recht* zu bekommen, weil seine Arbeitsversuche scheiterten. Seine erste Psychotherapie zu der er *verdonnert* wurde brach er ab, als er einen Chiropraktiker fand, der ihm nach Jahren helfen konnte. Seitdem lebt er schmerzfrei und kann begrenzte Tätigkeiten ausüben [als Rentenzusatz]. Er gab nie auf und sein *um sich Ringen* hatte sich gelohnt. So hatte er auch viel Krafttraining in einem Fitness-Studio gemacht, fing an mit Halskrause zu joggen. Teilweise lief er die Donau entlang und trug ein Kajak über seinem Kopf. Das stärkte bestimmte Muskelgruppen. Jedoch dachten viele, er sei ein Spinner. Jedenfalls dachte er, dass die anderen das dachten.

Dieses Ringen und diesen persönlichen Einsatz mit klarem Erfolg [=Schmerzfreiheit] haben wir benannt und gewürdigt. Das berührt ihn. Er hat dies bislang selbst nicht wertgeschätzt.

Ausschnitte aus der im Dialog geführten Begleitung:

Wunsch und Ziel des Klienten: den Kopf frei haben [=nicht mehr daran denken], loslassen und abschließen und meine Ruhe haben können.

Problem-Muster: „Ich versuche die Gedanken wegzuschieben und das geht nicht und ich bin diesen ewigen Kampf langsam leid."

Was hindernd im Wege ist: „Die Seite in mir, die die Sache nicht ruhen lassen kann und will. Die Seite, die das ganze irgendwie im Gedächtnis halten will."

Welche Seite in ihm [wer?] ist das? „Das ist der *„Ehrverletzte Günther"*. Dessen *gute Absicht* ist es, dass seine Ehre wieder hergestellt ist [der Ehrverletzte fühlte sich verspottet und verlacht] und damit eine Wende herbeigeführt würde."

Was müsste sichergestellt sein, dass der Ehrverletzte das ganze Andenken, Prozessieren und Kämpfen loslassen könnte? „Die müssten zugeben können, dass sie sich geirrt und getäuscht haben" [mit seiner Ehre wäre auch wieder seine Glaubwürdigkeit hergestellt]. „Eine Entschuldigung wäre das Non-Plus-Ultra."

Hier macht er den Wandel von anderen [=von außen] abhängig. Genau darauf hat er jedoch keinen Einfluss. Deshalb folgende Frage:

Wenn es *andere Wege* gäbe mit denen Deine *wohlverstandene Absicht* genau so gut oder noch besser als durch das Eingeständnis und die Entschuldigung der anderen erfüllt würde – wärst du dann bereit sie auszuprobieren, so dass du deinen Frieden finden könntest?

Als er dies bejaht fragen wir, ob er sich jetzt von seinem Unbewussten Hilfe zukommen lassen würde, um die wohlverstandene Absicht *Wiederherstellung seiner Ehre* auf andere, für ihn bessere und erfolgreichere Weise zu erfüllen. Er willigt ein. Er schließt die Augen und atmet tief ein und aus. Er sagt: „Mensch, bin ich fixiert! Ich will die Wurst im Spielzeugwarenladen kaufen. Zuerst war mein Impuls, die ganzen Ärzte und Richter vor mir in einer Reihe aufzustellen, aber jetzt merke ich, das wäre bloß nochmal das Gleiche. Ich will **euch** alle in einem Kreis um mich haben und ich will **von euch hören, was ihr** in der ganzen Sache **von mir haltet.**"

Die Gruppe [11 Personen] steht, auf seine Einladung hin, um ihn herum und er tritt vor jeden Einzelnen und er fragt jedes Gruppenmitglied direkt: „Giesela, denkst du auch dass ich einen an der Waffel habe?", „Franz, glaubst du auch, dass ich ein Simulant bin?" „Olga, belächelst du mich auch als Kajakträger?" „Christa, denkst Du auch, ich müsste nur wollen, dann könnte ich wieder voll arbeiten?" usw.

Zu seinem Erstaunen erhält er viel Mitgefühl, Respekt und Hochachtung und seine ganzen *Trübungen*[74] werden durch korrigierende Aussagen entrübt. Die Frage, ob er den Anwesenden glaubt, bejaht er eindeutig mit „Ja, auf Eure Meinung gebe ich was!"

---

[74] *Trübung* ist ein Begriff aus der Transaktionsanalyse (TA). Es wird die einfache Trübung und die doppelte Trübung unterschieden. Das Erwachsenen-Ich (ER) wird durch Kind- und oder Eltern-Ich-Erlebnis-Inhalte und Botschaften getrübt und ist somit in seiner autonomen und Hier- und Jetzt-bezogenen Wahrnehmung und Handlungsfähigkeit eingeschränkt.

Er merkt, dass in ihm selbst die Zweifel, der Spott und die verletzenden Äußerungen der anderen wie Samen auf fruchtbaren Boden gefallen sind und diese nur deswegen so aufblühen konnten.

Er ist tief berührt und erleichtert und dankt den Gruppenmitgliedern, indem er sie alle einzeln umarmt.

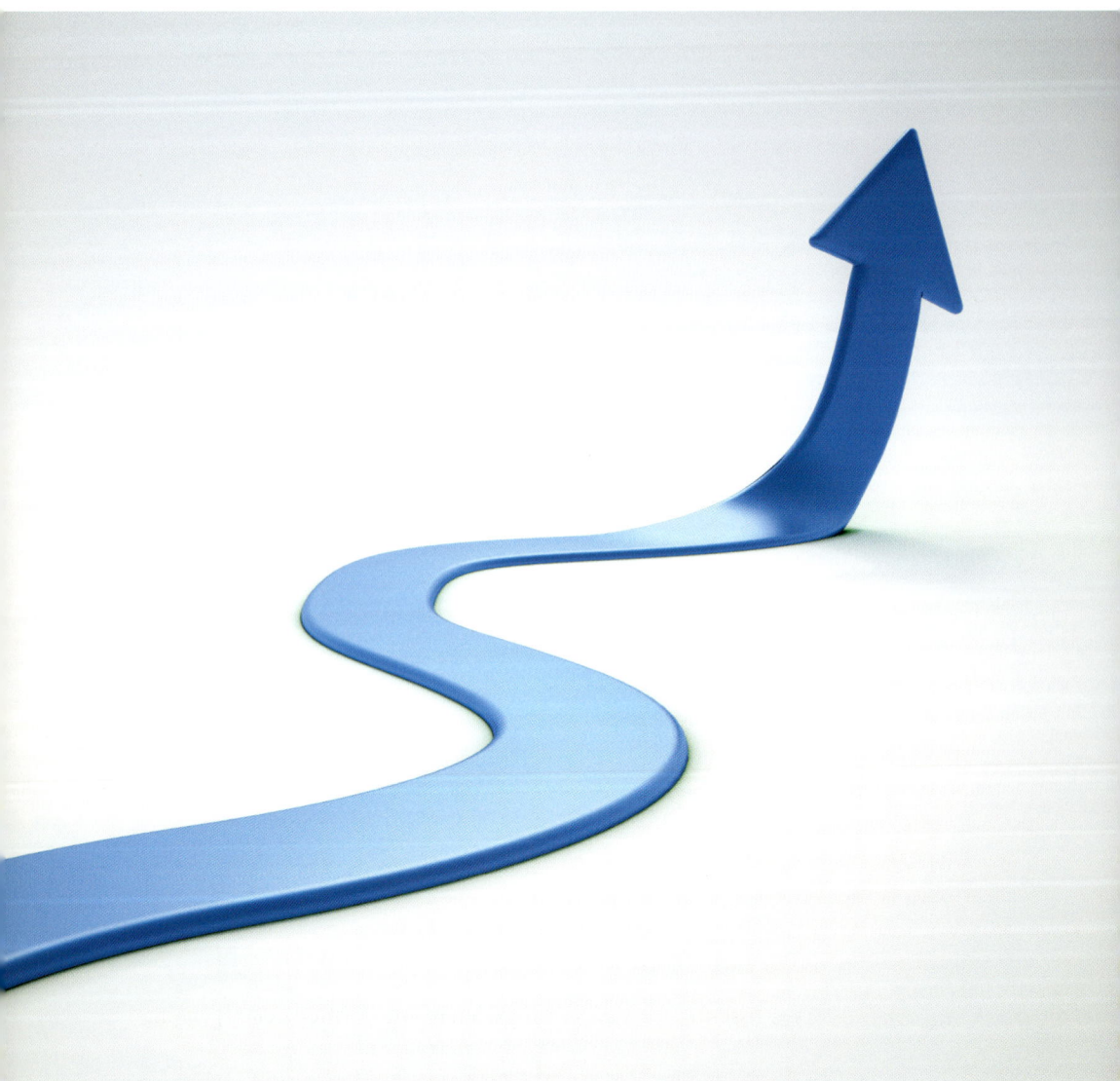

Ziele und Fokussierung von Aufmerksamkeit

Probleme kann man als Diskrepanz zwischen IST und SOLL definieren. Ziele sind hilfreich um konkret wahrnehmbar zu beschreiben, wie der Klient im Soll-Bereich sich anders erleben und verhalten können will und wozu er dann wie in der Lage sein möchte.

Die Unterschiedswahrnehmung ist bedeutsam, weil nur so realistisch, also erreichbar, messbar und überprüfbar der Weg von „A" nach „B" zu bestimmen ist. Ziele müssen immer auch positiv beschrieben werden. Nicht: „Ich will nicht nach Italien", also keine Nicht-Aussagen oder Negativ-Abgrenzungen wie „Ich will, dass mein Mann mich nicht mehr schlägt!"

Letzteres Beispiel impliziert auch miteinander darauf zu achten, dass nicht andere geändert werden sollen [durch Fernheilung oder ähnliches] sondern klar ist, worauf der Klient auch selbst einen unmittelbaren und aktiven Einfluss im Sinne des gesunden Wandels hat.

Ziele, die alle Zielkriterien erfüllen, dürfen auch nicht zu hoch gesteckt sein. Wer die Messlatte ganz hoch hängt kann quasi immer bequem unten durch gehen. Sie dürfen jedoch auch nicht unterfordernd sein.

In Teams oder Firmen gibt es auch eine Zielhierarchie: Persönliche Entwicklungsziele eines Mitarbeiters müssen zu den Abteilungszielen und Firmenzielen passen. Beim Dreiecksvertrag haben wir bereits gesehen, dass es Zielkonflikte zwischen verschiedenen Beteiligten geben kann. Schon bei einem Ehepaar kann in der Paarberatung solch ein Dreieck entstehen und wehe der Berater verbündet sich mit einer Partei gegen eine andere. Dann verspielt er die Chance, eine Kooperation für gemeinsame Ziele aller Beteiligten als Bündnis reifen zu lassen.

In der therapeutischen Arbeit gibt es nun auch viele Situationen in denen nur geklärt werden kann, worauf wir die Aufmerksamkeit nun lenken sollen und wofür, d.h. für welche Anliegen wir das tun. Das heißt wir haben eher einen **Fokus** als ein Ziel.

Wohin und worauf ein Klient jedoch im Verlauf einer Familienaufstellung, bei der Arbeit mit der Timeline, bei einer Körperarbeit oder beim Ausdrucksmalen usw. konkret erfahrbar kommen wird, kann nicht vorhergesagt werden. Dieses Einlassen erfordert also eine gewisse *Rest-Risikobereitschaft*. An dieser Stelle ist das Leben eben unberechenbar. Auch ein Taucher wird erst nach dem Eintauchen von Moment zu Moment erfahren was der gegenwärtige Tauchgang ihm bietet. Bei solchen Arbeiten wird man immer wieder überrascht von dem was da auftaucht. Manches Mal hat der Kopf (der Denker) eine Zielvision und Vorstellung und dann kommt es doch anders als man denkt.

Ein Ziel (eine Zielvision) zu haben und diese dann wieder loszulassen und sich auf das nicht vorhersagbare und sich entwickelnde Erleben einzulassen, ist für das bewusste Denken meist die größte Herausforderung.

Aber führt uns nicht sowieso der als Ohn-Macht erlebte Kontrollverlust in eine Beratung oder Therapie? Das bewusste Denken will etwas erleben, haben, erreichen, weghaben. ES (das Unbewusste/Unwillkürliche) *macht* jedoch etwas anderes als das, was das bewusste Denken beabsichtigt und das Unwillkürliche, welches sich durchsetzt, wird als *das Stärkere* erlebt.

Jedes phobische Erleben ist bestes Beispiel dafür: Almuth hat zum Beispiel Angst zu erröten und will dieses Phänomen weghaben bzw. will es vermeiden. Je mehr sie dieses störende und für sie schambesetzte und peinliche Geschehen aus ihrem Leben verbannen oder überspielen will, um so mehr tritt es in Erscheinung. In jedem Fall lenkt sie ihre Aufmerksamkeit und damit ihren Fokus (=Brennpunkt) intensiv dahin.

Sie will haben was sie nicht hat und nicht haben was sie hat und verliert diesen Kampf ständig. Das wiederum erlebt sie subjektiv als extreme Ohnmacht.

Der vom bewussten ICH initiierte Kampf gegen das unwillkürliche ES wurde also meist schon vor einer Beratung/Therapie vielfach verloren.

Zugeben und *Nachgeben* (kapitulieren) heißt hier aber nicht aufgeben! Das ist jedoch meist genau die Angst des bewussten Ich: wenn ich alles eingestehe (*zugebe*) und meinen damit verbundenen Gefühlen *nachgebe*, dann gebe ich mich auf, dann löse ich mich auf, dann gibt es mich nicht mehr.

Doch das Gegenteil ist der Fall:

1.) Das Ich bleibt als Beobachter dessen, was wir da erleben und was als tiefere Bewegung durch uns kommt. Das Bewusstsein ist der Raum (die Bühne) für die Erfahrung. Je tiefer wir uns fallen lassen, zeigen und uns berühren lassen, um so essentieller ist für uns der mögliche Wandel.

Die junge Frau Almuth in unserem Beispiel erlebt schon eine enorme Erleichterung, wenn sie ihre Errötungsangst in der Gruppe offenbart. Endlich muss sie keine Kraft mehr aufwenden, um - in einem Bild gesprochen - das *Styropor unter Wasser zu halten*. Es schwimmt nun an der Oberfläche.

2.) Wir nehmen eine Seite von uns wieder zu uns und stehen zu ihr statt uns für sie zu schämen. Das hat etwas ganz Fürsorgliches. Für Almuth ist es, als ob eine gute Mutter sie endlich in den Arm nimmt und sagt: „Komm zu mir! Alles wird gut!"

Wenn wir uns in der Körperarbeit ganz hingeben und quasi übergeben, dann ist das Selbst (ES) am Steuer. Das findet jedoch auch jede Nacht im Traum statt. Das bewusste Ich erinnert sich auch nach der Traumphase immer wieder und kann die Trauminhalte aufschreiben und später wiedergeben und entschlüsseln. Im Tiefschlaf geht unsere Hingabe sogar noch etwas weiter. Hier *stirbt* das bewusste Ich tatsächlich jede Nacht. In dieser Phase wissen wir nicht einmal mehr, dass wir existieren, dass wir einen Körper haben, dass wir fühlende Wesen sind usw. Wir haben keine Garantie, dass wir am nächsten Morgen wieder als Ich auftauchen (auch wenn dies erfahrungsgemäß sehr wahrscheinlich ist).

Insofern ist das Risiko bei einer erlebnisorientierten Arbeit in der Selbsterforschung deutlich geringer als beim Tiefschlafen.

Am Ende entdecken wir nur mehr von unserem wahren Wesen und werden wieder vollständiger und erleben uns mehr in unserer Ganzheit.

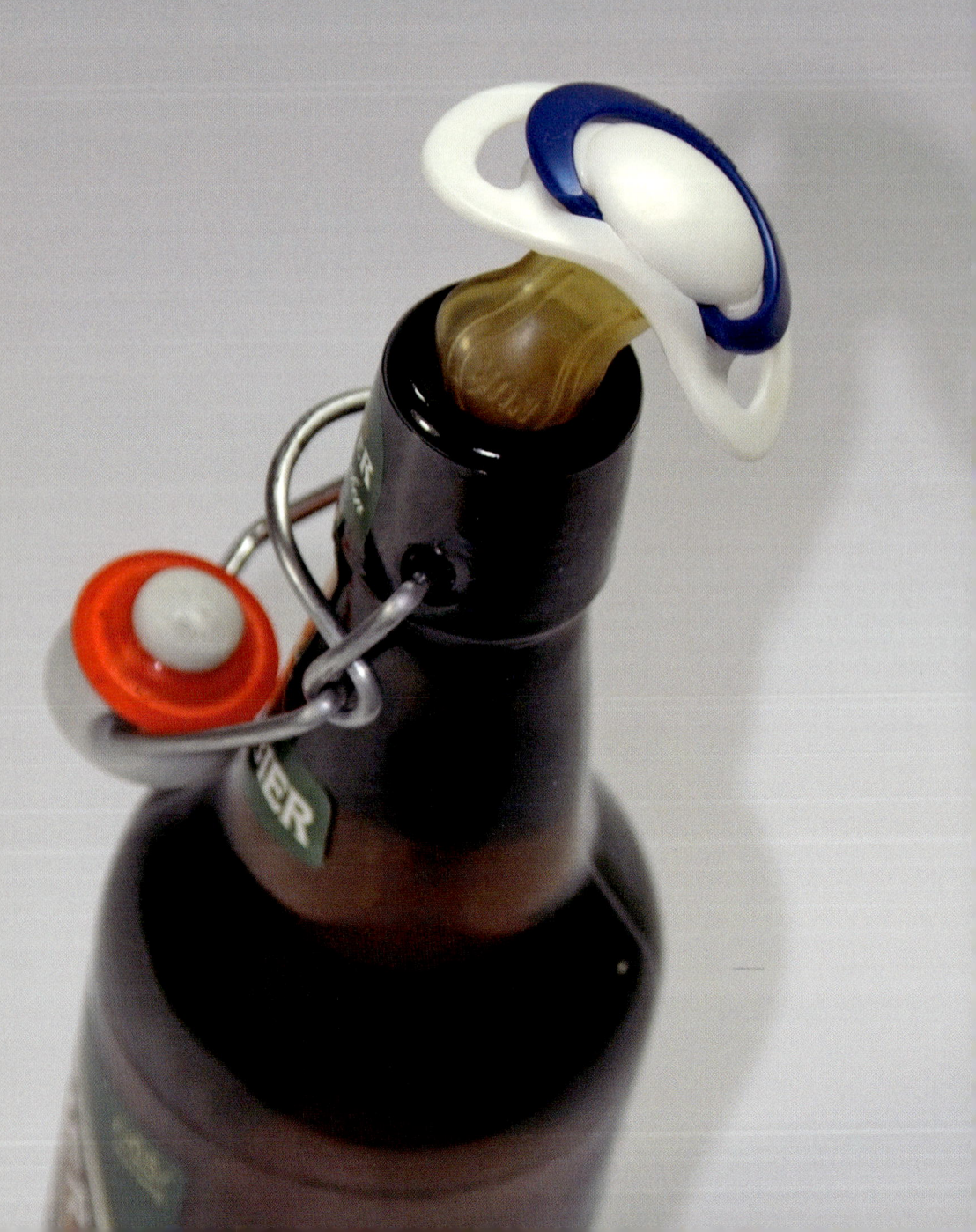

Jeder ist motiviert –
die Frage ist nur wozu?

Die Definition für Motivation im Duden lautet: „*Motivation ist die Summe der Beweggründe, die das menschliche Handeln in seiner Richtung und Intensität beeinflusst.*[75]"In diesem Sinne ist jeder motiviert, - die Frage ist nur WOZU? Wozu jemand im Sinne dieser Definition motiviert ist, sagt nichts über die Qualität des Zieles aus. Dieses kann also auch destruktiver Natur sein. So hatte ich [= einer von uns] eines Tages in einer Firma den Auftrag zur Teamentwicklung in einem bestimmten Team des Außendienstes. Wir waren dazu in einem Seminarhotel und ich arbeitete mit der Gruppe bereits zwei volle Tage gut zusammen. Da kam in der letzten Pause des zweiten Tages von insgesamt drei Tagen eine Abteilungsleiterin vorbei, nahm mich kurz zur Seite um mir zu eröffnen, dass dieses Team demnächst aufgelöst werden würde, ich dem Team jedoch nichts sagen solle um die Teamentwicklung jetzt zu einem vorläufig guten Ende zu bringen. Im Übrigen würden alle Mitarbeiter weiter beschäftigt, nur eben auf andere Teams verteilt.
Ich ließ mich auf den Kuhhandel nicht ein und schließlich war sie bereit, dem Team die Fakten in meiner Anwesenheit zu eröffnen.
Als stiller Mitwisser hätte der bis dahin gültige Auftrag für mich keinen Sinn mehr ergeben. Eine weitere Teamentwicklung wäre zur Farce geworden. Das *stille*

---

[75] Duden (1992), Die deutsche Rechtschreibung, Mannheim: Duden-Verlag.

Wissen hätte auch eine Wirkung entfaltet, die den weiteren Verlauf massiv gestört hätte. Ich wäre nicht mehr der Begleiter dieses Teams gewesen, der ich bis dahin war. So entstand in der Folge am dritten Tag ein konstruktives Gespräch über die Zukunftsängste und Perspektiven der Einzelnen innerhalb und auch gegebenenfalls außerhalb dieses Unternehmens.

Wenn wir bei Störungen von Motivation reden, dann müssen wir auch berücksichtigen, dass Menschen mit psychischen Defiziten *Fakten* und damit Realität *verleugnen*. Dieses Verleugnen [= ausblenden, abwerten, missachten, nicht wahrnehmen] von Tatsachen die zu einer jeweiligen Problemlösung relevant sind [bei sich selbst, anderen oder die jeweilige Situation betreffend] ist ein Schutz und Abwehrmechanismus, um die eigene Sicht von sich, anderen und der Welt [= Bezugsrahmen] aufrecht zu erhalten. Die Folge davon ist, dass wir, wenn wir verleugnen, bestimmte Tatsachen nicht anschauen, deren Auswirkungen nicht fühlen müssen und unser Verhalten und unsere Einstellungen nicht hinterfragen und verändern brauchen.

Wir verwenden hier hauptsächlich Beispiele in Bezug auf *Alkoholismus,* weil das Verleugnen hier besonders eindrücklich ist.

Im Extremfall verleugnet jemand die **Existenz seines Problems** und wer *kein Problem hat*, hat an dieser Stelle natürlich auch keinen Leidensdruck und keinen Änderungswunsch.

Ein alkoholkranker Mann sagte in der *Motivationsgruppe:* „Ich trinke nicht! Ich habe seit Wochen keinen Alkohol angerührt!" Auf die Frage der Mit-Klienten wieso er dann nach Alkohol rieche, sagte er, dies sei sein Rasierwasser.

Wo jemand komplett ausblendet, ist es hilfreich, wenn die anderen einblenden. Dies jedoch immer mit Respekt und der Rückversicherung, dass der Betreffende offen ist für das Feed-back. In manchen Selbsthilfegruppen stürzen sich die

Anwesenden auf den Verleugnenden und wollen ihn mit der *Wahrheit* zwangsbeglücken. Das kann im Einzelfall sogar gefährlich sein, denn wie gesagt, es handelt sich um einen Schutz und eine Abwehr um den eigenen Bezugsrahmen aufrecht zu erhalten und das *Gesicht nicht zu verlieren* und sich nicht *schambesetzte und als Niederlage empfundene Fakten* und die damit einhergehenden Konsequenzen eingestehen zu müssen. Um eine solche Wahrheit sich und anderen eingestehen zu können braucht es eine sichere Beobachterposition und das Gefühl als Mensch geschätzt und o.k. zu sein. Im Einzelfall ist auch die Plausibilität über das Verleugnungs-Schema (Seite 220) hilfreich. Vor allem gepaart mit der Information, dass es ziemlich verbreitet und zunächst also normal und üblich ist, sich so verleugnend zu verhalten, wie er/sie sich verhält.

Auf der zweiten Stufe geht es um die Abwertung der **Bedeutung des Problems**. So sagte eine magersüchtige Frau: „Bei uns in der Familie waren immer schon alle schlank."

Der gleiche Alkoholiker aus oben genanntem Beispiel sagt auf dieser Stufe der Verleugnung: „Sie trinken doch auch mal ein Gläschen, oder?" Er ver-schlimm-bessert also sein Trinkverhalten. Sie verleugnet, dass sie aussieht, wie *Haut und Knochen*.

Es ist wichtig in dieser Phase dies den Betroffenen stetig und empathisch aufzuzeigen. Ziel muss es sein, Mittel und Wege in der Auseinandersetzung mit dem Klienten zu finden, dass er sich über das Ausmaß und das Stadium seiner Krankheit bewusst wird und seinen Zustand freiwillig und aus Einsicht als pathologisch erkennt und wahrnimmt. Dies kann auch erleichtert werden, indem man das *Seiten-Modell* einführt. D.h. zu erklären, dass nur eine Seite in ihm/ihr das Problem und die damit verbundenen Konsequenzen nicht wahrhaben will oder herunterspielt und dass andere Mitglieder im inneren Team genau damit ihre Probleme haben. Das Seitenmodell hilft die z.B. als peinlich empfundene Realität ein wenig dissoziierter [= weiter von sich weg] wahrzunehmen. Es ist erleichternd zu merken, dass die anderen nicht denken, dass der Betroffene als Ganzes verleugnet, sondern eben nur eine Seite in ihm und dass dieser Umstand auch noch als normal und weit verbreitet definiert wird.

In der Leerer-Stuhl-Arbeit kann auf einem Stuhl die Seite, die trinkt und die sich Schluck für Schluck um' s Leben bringt und sich chemisch manipuliert, Platz nehmen. Auf dem anderen Stuhl kann die Seite, die Leben will, sich niederlassen. Häufig ist es auch hilfreich die Aufmerksamkeit auf eine Zeit vor der Abhängigkeit zu lenken in der gute und alkoholfreie Lebenserfahrungen möglich waren. Auch die *gute Zeit* mit Alkohol, als noch Genuss oder Wohlgefühl ohne Kontrollverlust und all die negativen Folgeerscheinungen möglich war, sollte gewürdigt werden.

Auf der dritten Stufe der Verleugnung wird die **Lösbarkeit des Problems** verleugnet und damit werden auch die Hilfesysteme und die alternativen Lösungswege abgewertet. Der Alkoholiker in unserem Beispiel sagt dann: „Therapie und Selbsthilfegruppe, das bringt sowieso nichts. Die werden eh alle rückfällig und die können da auch nicht helfen." Auch die Magersüchtige führt Beispiele von Bekannten an, denen eine solche Maßnahme nicht geholfen habe.

In der Motivationsgruppe einer Beratungsstelle und vor allem in einer Selbsthilfegruppe kann der Betroffene, der auf dieser Stufe leugnet, diese Abwertungen meist nicht lange aufrechterhalten, da es genügend *Positivbeispiele* von Anwesenden gibt, die gelernt haben ohne Stoff zu leben und die die bestehenden Hilfsangebote wie z.B. stationäre Entgiftung und ambulante oder stationäre Therapie zu ihrer Genesung genutzt haben, bzw. bereit sind, diese Hilfen anzunehmen. Deren lebendige Beispiele wirken selbstredend.

Das gleiche gilt für einen Vertriebsmitarbeiter, der einen stagnierenden Umsatz damit begründet, dass der Markt im Moment einfach nicht mehr hergibt. Damit wird das Problem *stagnierender Umsatz* akzeptiert, die Bedeutung des Problems wird also akzeptiert, aber es wird für unlösbar erklärt. Hier muss erst einmal darüber gesprochen werden, welche generellen Lösungsmöglichkeiten es für eine solche Situation gibt, bevor man über konkrete Lösungen für diesen speziellen Mitarbeiter sprechen kann.

In der vierten Stufe leugnet der Betroffene die **eigenen Fähigkeiten mit denen er zur Problemlösung beitragen könnte**.

D.h. der Alkoholkranke erkennt sein Trinken als Krankheit an, hat aufgehört zu verschlimmbessern und sieht das Ausmaß und Stadium dieses Prozesses der Selbstzerstörung.

Er weiß, dass es Hilfsangebote wie Entgiftung, Therapie und Selbsthilfegruppe gibt und dass andere diese in positiver Weise für ihren Weg zurück zur Gesundung in Anspruch nehmen oder nahmen.

Leugnung auf dieser Stufe: Ich schaffe das nicht. Ich kann nicht aufhören. Ich hab's schon mehrfach probiert und bin immer wieder rückfällig geworden. Ich kann in Gruppen nichts sagen.

Alle Verleugnung [= engl.: *discounting*] dient letztlich dazu nicht sagen zu müssen: „Ich habe ein Problem, ich habe einen Leidensdruck [es macht mir was aus], ich habe einen Änderungswunsch und halte das Problem [= Ist-Soll-Diskrepanz] für lösbar und werde meine Fähigkeiten einsetzen und mir auch Unterstützung holen um es zieldienlich zu lösen.

Letztere Haltung hat unter Umständen enorme Auswirkungen auf unser weiteres Leben und indirekt das von anderen. Genau deswegen bleiben viele zunächst ambivalent oder unverbindlich:

- Sie haben vollkommen recht, aber…[= *Ja-Aber*-Spiel]
- Eigentlich müsste ich schon lange mal,…ich komme in letzter Zeit einfach nicht dazu

- *Wenn…dann…*[jedenfalls nicht jetzt]
- Ich werde *versuchen* nichts mehr zu trinken/den Kollegen anzusprechen

  [*trying is lying* und liefert keine sichtbaren Ergebnisse]
- Ich *müsste…*ich *sollte…*
- *„Holzbein"*-Spiel: Ich würde jederzeit, wenn ich mein Holzbein nicht hät-

  te…
- Spiel *„Was erwarten sie von einem kranken Mann?"*
- Spiel „Überredet" = *Also gut! (haha)!*
- *Fang mich doch-haha!* (Verstecko – Spiel = Verstecke für Alkohol anlegen

  und heimlich trinken) usw.

Im folgenden Schaubild wird noch einmal das Verleugnen auf den verschiedenen Ebenen in der Abwertungstabelle graphisch visualisiert.

Verleugnen und Verzerren von Realität[76]

(Abwertungstabelle - Bezogen auf Alkoholiker und Co-Alkoholiker in einem Betrieb)

	Alkoholiker	Co-Alkoholiker
1. Existenzielles = völliges Ausblenden	„Ich trinke nicht!"	„In unserer Abteilung/ Gruppe gibt es keine Alkoholiker."
2. Bagatellisieren = verschlimm- bessern	„Wir trinken doch alle ab und zu ein GläsCHEN!" „Wir sind doch alle ein bisschen Bluna!"	„So lange der/die seine/ ihre Arbeit gut erledigt… was sollen wir da sagen?" „Zu einem Jubiläum oder einer Verabschiedung gehört auch mal ein Gläschen!"
3. Verleugnen von alternativen Lösungswegen	„Therapie bringt sowieso nichts."	„Der Arbeitgeber kann da nichts machen."
4. Abwertung eigener Fähigkeiten, die zur Problemlösung beitragen würden.	„Ich kann in Gruppen nichts sagen / mich nicht offenbaren."	„Ich bin doch kein Seelsorger. Ich bin Abteilungsleiter!" „Ich kann so etwas nicht ansprechen."

[76] Das Abwertungs-/Verleugnungs- oder Discounting-Modell geht auf Jacqui Lee Schiff zurück. Sie hat innerhalb der TA in der Arbeit mit Psychotikern wichtige Beiträge geleistet.
Schiff J.L. & Day B. (1980) Alle meine Kinder (Heilung der Schizophrenie durch Wiederholung der Kindheit), München: Christian Kaiser-Verlag.

In einem Forschungsprojekt des Sozial- und Arbeitsmedizinischen Akademie (SAMA) in Baden Württemberg hat vor Jahren einer der beiden Autoren viele Interviews mit ihm bekannten trockenen Alkoholikern und deren Angehörigen geführt. Ziel war es herauszufinden, wann und wie die betrieblichen Systeme auf den Missbrauch in deren *nassen Zeit* reagiert haben. Dabei wurde deutlich, dass in fast allen Fällen bei vorhandenem Alkoholproblem die Kollegen und Vorgesetzten in einem Zeitraum zwischen drei und zehn Jahren nicht direkt reagiert haben. Es gab also eine Menge *Bystander*[77] im Sinne des Co-Alkoholismus, die quasi *fortgesetzte Beihilfe zum Selbstmord* geleistet haben. Als *Retter* haben sie die Betroffenen zum Teil auch im Unternehmen nach oben hin gedeckt, deren Fehlzeiten und Ausschuss kaschiert und somit den Leidensweg mit verlängert.

Gottfried Benn soll einmal gesagt haben: „Das Gegenteil von *gut* ist nicht *schlecht*, sondern *gut gemeint*.“

Motto:
Wer ein Problem lösen will findet einen Weg.
Wer ein Problem nicht lösen will findet einen Grund.

---

[77] „Bystanding“ ist ein Begriff von Petruska Clarksen (TA). Bystanding ist die vierte Rolle im Dramadreick von Steven Karpmann (TA) neben „Opfer“, „Retter“ und „Ankläger“.

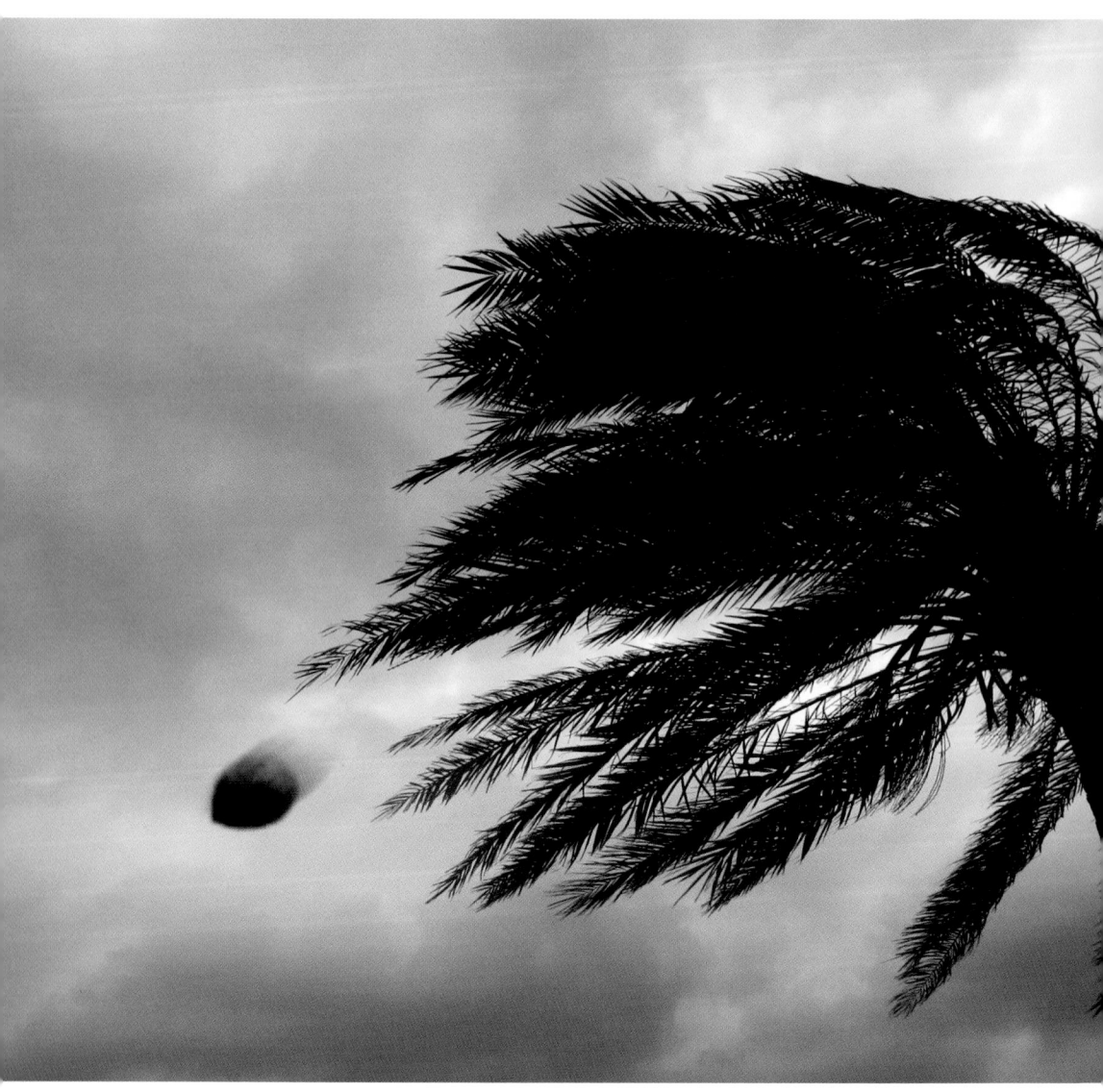

Hilfe die Welt geht unter!

Wie der Alkoholkranke in vorigem Beispiel herunter spielt und *ver-schlimm-bessert* und versucht *aus Scheiße 4711 zu machen* und zu *bagatellisieren* [Wir sind doch alle ein bisschen Bluna], gibt es Menschen, die ganz im Gegenteil die Realität derart verzerren, dass sie z.B. Probleme künstlich aufblasen und dramatisieren. So sagte einmal ein Betriebsratsvorsitzender einer Bank in der wir arbeiteten über einen seiner Vorstände: „Der fährt die ganze Bank noch gegen die Wand!"
Eine Frau sagte über ihren Mann im Paargespräch: „Der macht unser Kind noch zu einem Analphabeten" und „Du versaust einfach alles!" und „Wenn sie wüssten" [zum Therapeuten gewandt] „Der hat noch nie einen Strich in unserem Haushalt gemacht!"

Dazu gibt es ein eindrucksvolles Kinderbuch, das uns leider abhanden gekommen ist, so dass wir Autor, Verlag und Titel nicht wiedergeben können.

In jedem Fall sitzt da ein Affe unter einer Palme und faulenzt so vor sich hin. Plötzlich macht es einen schrecklich lauten Knall und der Affe schreckt auf und rennt los. Er schreit: „Hilfe die Welt geht unter!" und nach und nach rennen immer mehr Affen mit ihm in die gleiche Richtung und dann gesellen sich weitere Tiere dazu: Giraffen, Zebras, Antilopen und Nilpferde und was noch so alles Beine hat und laufen kann.

Alle schreien im Chor: „Hilfe die Welt geht unter!" Es werden immer mehr Tiere und es ist als ob schließlich ein ganzes Fußballstadion voller Tiere in eine Richtung rennt.

Schließlich sagt der Löwe „Halt!!!" und alle Tiere halten an. Der Löwe fragt „Was ist hier los?" und alle Tiere rufen im Chor „Die Welt geht unter!!!"

Der Löwe fragt majestätisch und ganz ruhig „Wer hat das gesagt?" Und ein Tier weißt auf das andere und so weiter bis sie schließlich beim ersten Affen landen. Der Löwe hält diesen am linken Ohr und sagt zu ihm „Zeig mir wo die Welt untergeht!" Der Affe springt auf den Rücken des Löwen und dieser rennt im Eiltempo in die genau entgegengesetzte Richtung aus der alle Tiere hergelaufen sind.

Schließlich gelangen die beiden zu der Palme, unter der der Affe ruhte, bis es einen lauten Knall machte und da liegt doch tatsächlich eine Kokosnuss!

Der Löwe verdreht die Augen und kann es nicht fassen.

Da wo jemand mit dem *Verkleinerungsglas* hinschaut, da ist es wichtig mit dem Makroring den Bildausschnitt zu vergrößern, wo jemand ausblendet gilt es einzublenden und dort wo jemand häufig mit dem *Vergrößerungsglas* dreinschaut gilt es mit dem Weitwinkel-Objektiv zu verkleinern und eventuell auch zu relativieren. Die Fakten sind wie sie sind. Mehr oder weniger draus machen zu wollen ist eine Manipulation und Verzerrung. Wenn wir diese Sicht übernehmen, stehen lassen und darauf reagieren, als ob diese Verzerrung Realität wäre, dann sind wir in einem Ränkespiel gelandet.

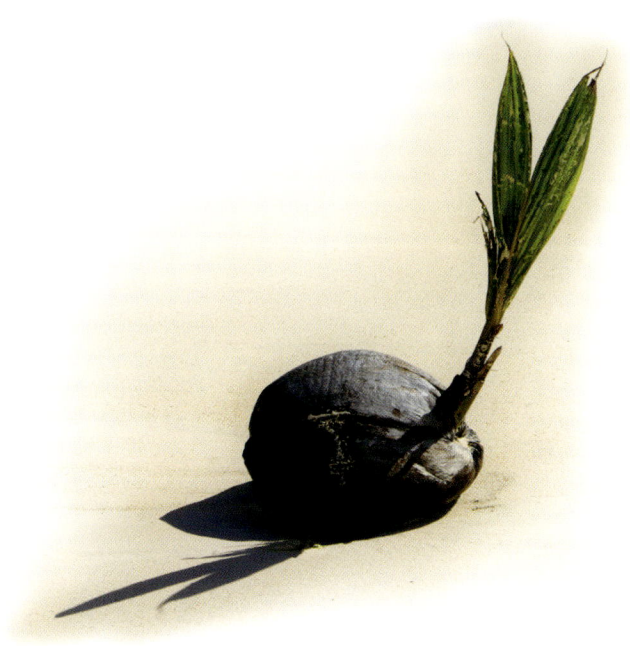

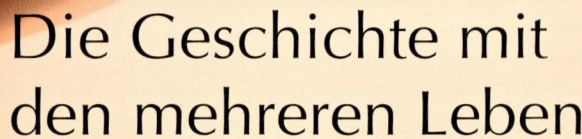

Die Geschichte mit den mehreren Leben

Ob es nun frühere Leben
oder nächste Leben gibt oder
nicht, eines ist sicher: das jetzige Leben und der jetzige Augenblick
in diesem Leben sind das einzig jetzt erfahrbare
und damit gegenwärtig wirklich relevante.
Die Frage ist natürlich auch immer: Wer sucht was in früheren
oder künftigen Leben und wozu?
Es gibt zum Thema *Leben danach* eine witzige Geschichte nach Henry Nouwen[78]

[78] http://www.lebensgeschichten.org/abtreibung/leben_nach_geburt.php

Zwillinge in der Gebärmutter unterhalten sich

Ein ungeborenes Zwillingspärchen unterhält sich im Bauch
seiner Mutter. „Sag mal, glaubst du eigentlich an ein Leben nach
der Geburt?" fragt der eine Zwilling.

„Ja, auf jeden Fall! Hier drinnen wachsen wir und werden stark
für das, was draußen kommen wird, " antwortete der andere Zwilling.

„Das ist doch Blödsinn", meint der erste.

„Es kann kein Leben nach der Geburt geben, wie soll
das denn bitteschön aussehen?"

„So ganz genau weiß ich das auch nicht. Aber es wird sicher
viel heller sein als hier. Und vielleicht werden wir herum laufen
und mit dem Mund essen."

„So einen Unsinn habe ich ja noch nie gehört. Mit dem Mund essen?
Was für eine verrückte Idee. Es gibt doch die Nabelschnur,
die uns ernährt. Und wie willst du denn herumlaufen?
Dafür ist die Nabelschnur doch viel zu kurz."

„Doch, es wird bestimmt gehen, es ist eben dann alles nur
ein bisschen anders."

„Du spinnst! Es ist noch nie einer zurück gekommen von nach der Geburt.
Mit der Geburt ist das Leben zu Ende. Punktum."

„Ich gebe ja zu, dass keiner richtig weiß, wie das Leben nach der
Geburt aussehen wird. Aber ich weiß, dass wir dann unsere Mutter
sehen werden und dass sie für uns sorgen wird."

„Mutter ??? du glaubst doch wohl nicht an eine Mutter! Wo ist sie denn?"

„Na, hier - überall um uns herum. Wir leben in ihr und durch sie.
Ohne sie könnten wir gar nicht sein!"

„Quatsch, von einer Mutter habe ich noch nie etwas bemerkt,
also kann es sie auch nicht geben."

„Doch, manchmal, wenn wir ganz still sind, kannst du sie singen hören.
oder spüren, wenn sie unsere Welt streichelt..."

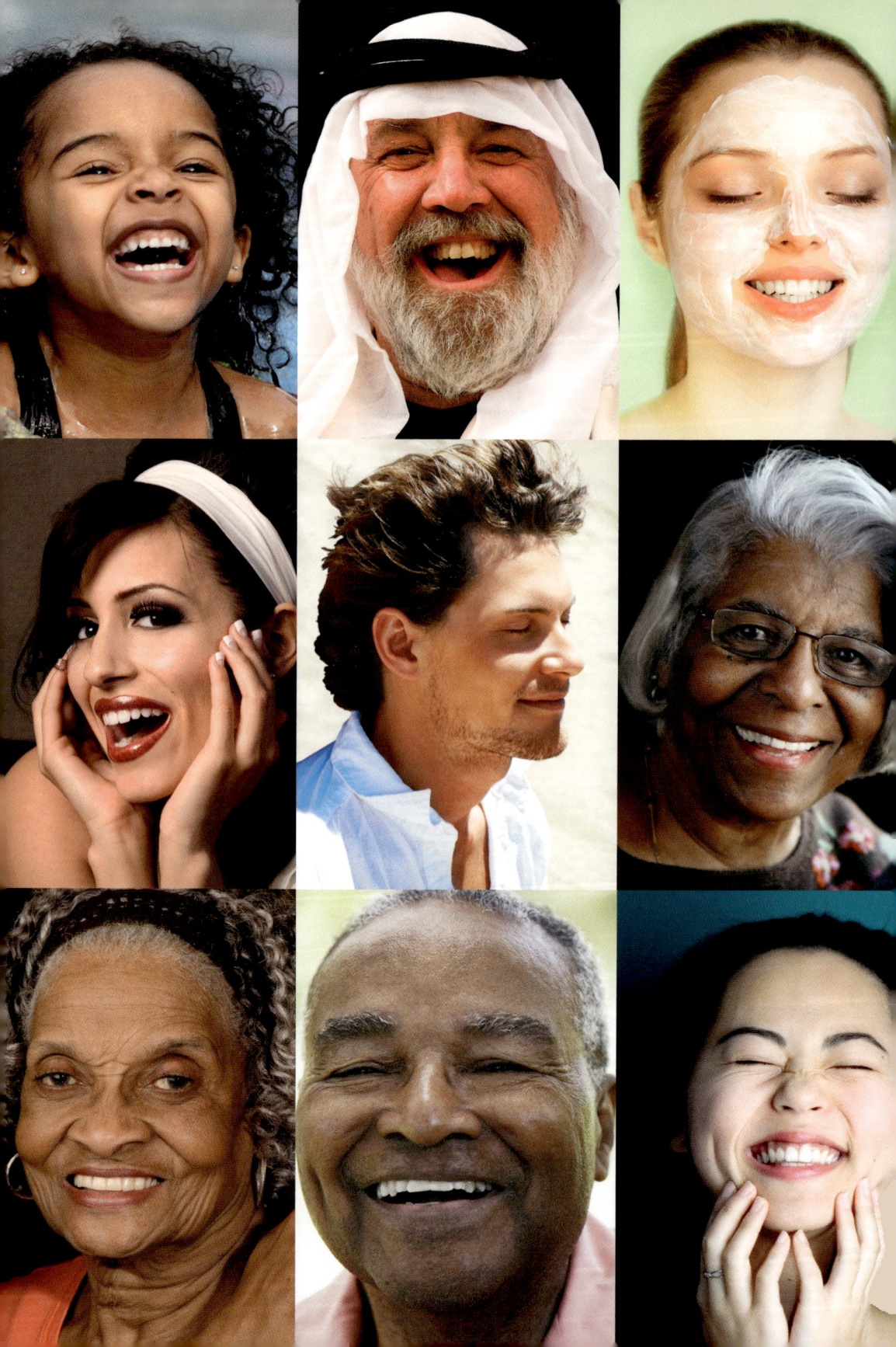

Dienstag, 01. September 2009

Lachen

Für ein ernstes Gesicht brauchen Sie 65 Muskeln

Für ein Lächeln nur zehn!

Warum sich also unnötig anstrengen?

Inzwischen gibt es Lach-Yoga und Kurse zum *Lachen lernen* und in unserer deutschen Kultur gibt es idiomatische Ausdrücke zu diesem Thema, wie z.B.

der geht zum Lachen in den Keller,

der hat gut lachen,

wer den Schaden hat, braucht für den Spott nicht zu sorgen,

das finde ich nicht zum Lachen,

das ist ja lächerlich,

lachhaft,

das ist ja eine Lachnummer,

wer zuletzt lacht, lacht am besten.

Einige haben die Erfahrung des Ausgelachtwerdens und des Lachens Anderer auf Ihre Kosten gemacht. Manch eines dieser Erlebnisse war äußerst beschämend oder gar erniedrigend. Das prägt und sitzt manchmal tief.

Manchmal sprechen wir von *Galgenhumor*, wenn wir lachen obwohl es nichts zu lachen gibt. In den USA nennt man das *Shit-Smiling*. In der Transaktionsanalyse (TA) spricht man in diesem Zusammenhang von einem *Ersatzgefühl* [engl. Racket], das anstelle eines natürlichen echten Gefühls wie Trauer oder Ärger gezeigt wird, so z.B. *gute Miene zum bösen Spiel machen*.

Eine Teilnehmerin eröffnete uns während einer *Familien-Aufstellung* mit maskenhaft geschminktem und blassem Gesicht und mit einem eiskalten Lächeln, dass ihr Vater, der real bereits verstorben war und durch den Stellvertreter in der Aufstellung am Boden liegend übernommen wurde, sie sexuell missbraucht hatte. Das wahre Gesicht hinter der Maske offenbarte Ekel, Abscheu und blanke Wut.

Auf der anderen Seite gibt es das befreiende Lachen. Wer hat nicht schon einmal einem spontan lustigen Abend beigewohnt an dem es heiter hergeht? Manchmal durch Alkohol euphorisiert und enthemmt oder einfach nur spontan und ausgelassen. Wenn dann ein Witz nach dem anderen erzählt wird und die Anwesenden aus dem Lachen nicht mehr herauskommen, dann ist das befreiend.

Wer kennt nicht das natürlich spontane Lachen eines Kindes?

Oder das Lachen in einer realen *Situationskomik*? So wollte der Onkel eines der Autoren einmal vor versammelter Familie bei einem Weihnachtsessen vorführen, wie fest er Sahne von Hand schlagen kann und stülpte dazu die mit Sahne gefüllte Schüssel über dem Kopf des jungen Mannes nach unten. Das Experiment misslang jedoch und der Inhalt lief seinen Weg über die Haare, das Gesicht und den neuen Anzug. Zum Glück konnten alle miteinander herzlich lachen und der Onkel finanzierte einen neuen Anzug.

Wie viele Leute lachen in unserem Lande jedes Jahr an Sylvester wieder und wieder über den Streifen *Dinner For One* wo Butler James von der Dame des Hauses mit *The same procedure as every year, James!* eingeladen wird mit nicht Anwesenden am Tisch reihum anzustoßen und bei jeder Runde betrunkener und stolpernder sich zum Besten gibt. Am Ende geht sie nach oben und bittet ihn zur letzten Pflichtübung und er sagt lallend *I do my very best*!

Charly Chaplin soll einmal gesagt haben, dass ein Tag ohne Lachen ein verlorener Tag sei.

Lachen versüßt unser Leben.

Lachen in der Psychotherapie und Beratung:

Wenn ein Klient ein bestehendes Muster z.B. körpersprachlich wie im *Problem-T'ai Chi* wiederholt und erforscht und er dann eingeladen wird das Muster zu übertreiben und damit zu verstärken, bis hin zur Karikatur, dann wird an einem Gipfelpunkt der Übertreibung häufig Lachen über sich selbst und die Situation möglich und die Wendung beginnt.

> **Beispiel 1** Elke war häufig depressiv verstimmt und klagte ununterbrochen. In ihrer Problemtrance war sie vergangenheitsorientiert und in einer gewissen Vorstellung der Unheilbarkeit gefangen. Das Spiel das sie spielte hieß *Oh, wie schrecklich* und sie wiederholte dies auch stereotyp und seit Jahren chronisch. Als Pay-off erlebte sie unter anderem, dass sich andere, nachdem sie lange genug versuchten, sie eines Besseren zu belehren bzw. sie umzustimmen, von ihr zurückzogen. Seit Jahren war sie in ambulanter und stationärer Einzel- und Gruppentherapie gewesen. Deshalb schien uns biographisch-inhaltliche Arbeit wenig hilfreich. Jedoch eine Muster erkennende, unterbrechende und verändernde Intervention konnte ein Türöffner sein.
>
> Wir luden sie deshalb ein, die Kern- und Glaubenssätze ihres Klagens zu formulieren. Wir visualisierten diese der Reihe nach am Flip-Chart. Danach nahm sie die dazu passende Körperhaltung ein: Schultern hoch, Genick eingezogen, Kopf vorne übergebeugt und bedrückt nach unten schauend. Der

Körper in einer gewissen Starre und die Beine in den Knien eingeknickt. Jetzt sollte sie die Kernsätze der Reihe nach in dieser Haltung sagen [Pattern awareness] und sich dabei spüren. Dies entsprach ihrem vertrauten Erleben. Als ersten Wandel führten wir probehalber eine Veränderung ihrer Körperhaltung ein: Aufrecht stehend, Kopf hoch, Augen geradeaus und Brust heraus, die beiden Arme zur Seite weit geöffnet. Stellen sie sich einmal vor, dass sie selbst so dastehen oder nehmen sie letztere Haltung körperlich ein und sagen dabei folgende Sätze: „Ich bin ein armes Schwein! Mir kann eh keiner helfen! Bei mir ist Hopfen und Malz verloren! Meine Lage ist aussichtslos!" Da Ihre Körperhaltung und ihre Worte in keiner Weise mehr übereinstimmen, werden sie eine gewisse Irritation erleben.

Und jetzt stellen Sie sich vor, dass Sie in dieser Haltung oben genannte Sätze als Klagelied singen und die Gruppe als Chor nach jedem Satz ein zuvor kurz eingeübtes und freudiges *Oh wie schrecklich! Oh wie schrecklich!* als Chorus einstimmt. Genau das haben wir miteinander inszeniert und es gab eine Menge zu lachen.

Wichtig bei dieser Art von Intervention ist in allen Fällen, dass der Klient sich auf dem Hintergrund einer tragenden Beziehung wertgeschätzt und ernst genommen und sicher fühlt. Gerade wenn es darum geht, gewohnte, eingefahrene Geleise und Haltungen zu verlassen, neue Positionen einzunehmen und Neuland zu betreten und zu erfahren, wie die gleichen Worte in einer anderen Haltung und in einem anderen Kontext ganz anders wirken.

Beispiel 2 *Publikumsbeschimpfung:* In einer unserer Intensivwochen hat eine Klientin, die sich selbst von uns anderen in abwertender Weise herabgesetzt fühlte, nach dem Motto *Angriff ist die beste Verteidigung* den Spieß herumgedreht und uns alle in der Gruppensitzung *öffentlich* attackiert: „Ihr seid das Allerletzte! Ich hasse euch! Ihr seid so was von gemein und hinterhältig! Und euch habe ich vertraut! Aber damit ist jetzt Schluss! Ihr seid es nicht wert, dass ich meine kostbare Zeit mit Euch verschwende! Ihr seid ein *Scheißhaufen*!

Als sie die innerlich empfundenen Beschimpfungen [Wendung der Aggression gegen sich selbst] nach außen brachte, lautstark aussprach und übertrieb, wurde ihr das Groteske der Situation selber klar und sie musste, statt zu Kreuze zu kriechen, herzhaft lachen und alle anderen mit ihr. Welch eine Befreiung! Danach erfolgte die Wiederannäherung wie von selbst.

Beispiel 3 *Psychodramatischer Zauberladen:* In einer der fortlaufenden Abendgruppen kamen vielfältige Symptome einzelner Klienten zur Sprache und wir luden ein, den Gruppenraum als Marktplatz herzunehmen und einen Zauberladen zu eröffnen, in dem die Einzelnen ihre Symptome feilbieten und anpreisen konnten. Eine Klientin legte los: „Biete Migräne. Erste Hand. 25 Jahre alt. Gut gepflegt. Wöchentlich im Einsatz. Schützt sicher vor Sex, geilen Männern und Vergnügen! Als Rückzugskiste geeignet. Damit hältst du dir jeden Typen vom Leib! Kommen sie näher, kommen sie ran, hier werden Sie genau so beschissen wie nebenan!"…

Beispiel 4 *Einen Film drehen:* Ein Klient der situativ immer wieder soziale Ängste zeigte, wurde aufgefordert *eine Filmszene* über seine Phobie zu drehen und dabei die weiße Wand im Raum als Leinwand zu imaginieren. Dabei konnte er alle Rollen einnehmen: Regisseur, Hauptdarsteller, Kameramann, Bühnenausstatter, Zuschauer usw.

Er wählte als Kulisse das Ulmer Zelt [eine sommerliche Open-Air Musik-

und Event-Bühne mit großem Zulauf] und imaginierte, wie er sich zu Fuß dorthin begab und auf viele dort im Freien sitzende Menschen traf. Dabei trug er als Einziger einen roten Anzug, während alle anderen schwarz gekleidet waren und Zylinderhüte trugen. Just als er eintraf drehten sich alle 500 schwarz gekleideten auf einmal nach ihm um und flüsterten gemeinsam lispelnd: „Da ist er, der rote Angsthase!" Sie bildeten ein Spalier und als er dieses durchschritt zogen sie der Reihe nach ihre Hüte, grüßten ihn ehrerbietig und grinsten ihn mit Riesen-Hasenzähnen an. Da fing er schallend an zu lachen.

Der Vorteil eines solchen *Film Drehens* ist, dass man ihn bei anderer Gelegenheit aufgreifen und weiterdrehen kann. Man kann anhalten, zurückspulen, vorspulen, ein anderes Ende vorwegnehmen usw.
Voraussetzung ist allerdings ein gewisser Zugang zum freien inneren Kind und damit zur eigenen kreativen inneren Quelle und eine Bereitschaft und Neugier zum Experimentieren.
Lachen setzt in unserem Organismus viele *Glückshormone* frei und pflegt unsere Lachmuskeln bis hin zu Freudentränen die uns überströmen.
Ein Lachen das von Herzen kommt ist Balsam für die Seele, lässt Menschen sich selbst und einander näher kommen, verbindet und ist heilsam.

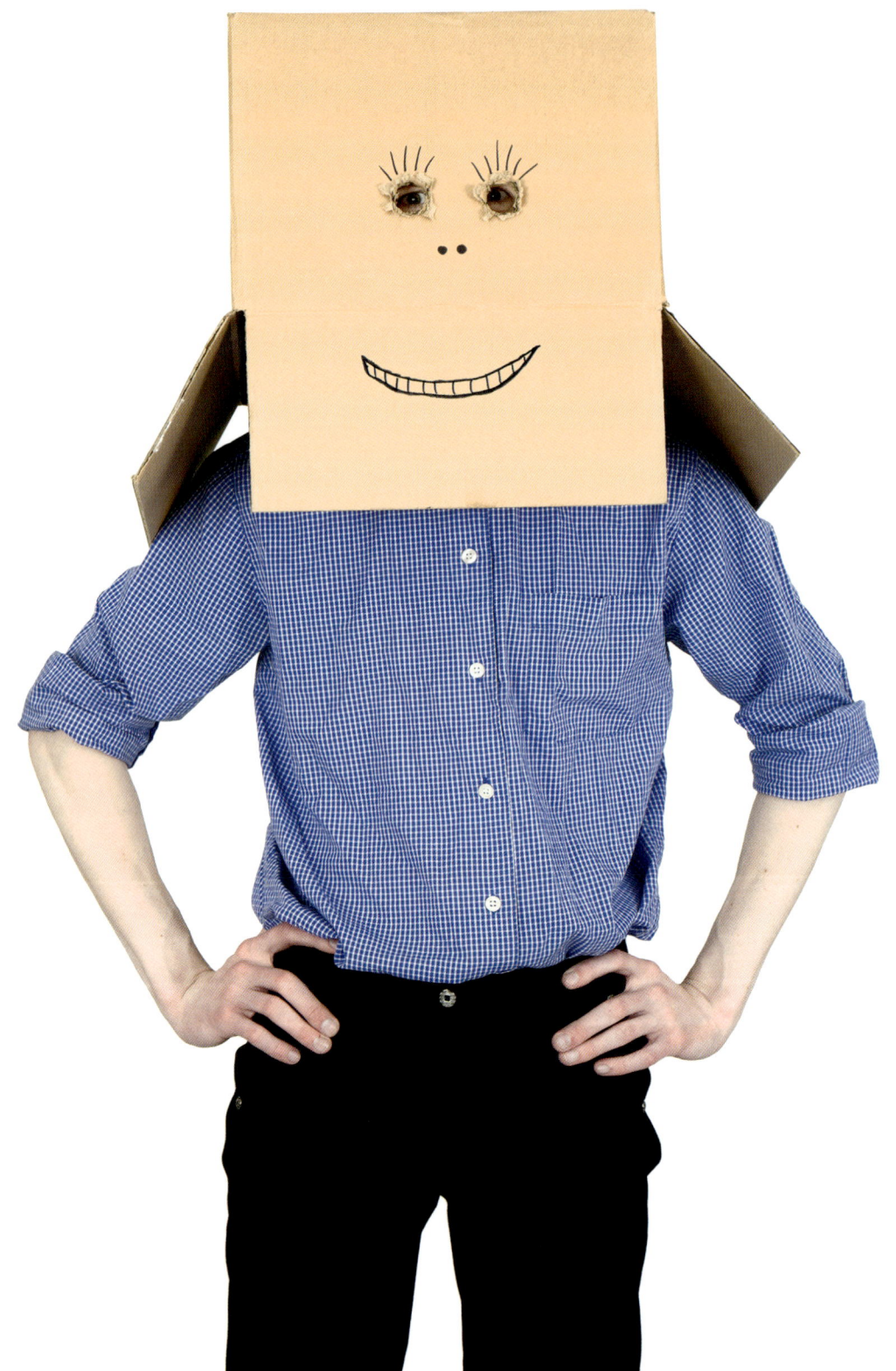

Ent-Monster-ung

Unter Ent-Monster-ung verstehen wir Interventionen, die dazu beitragen, *andere und sich selbst und die jeweilige Situation* in einem realistischen Licht zu sehen und sich in der Folge frei und angemessen verhalten zu können.

In manchen Familien können Kinder zu regelrechten *Monstern* werden [= künstlich aufgeblasen/aufgewertet/one-up], **als ob** sie enorme Macht hätten und Tyrannen gleich herrschen könnten. Deren Eltern erleben sich dann im Gegenzug ohnmächtig, hilflos und ausgeliefert [= künstlich Luft raus/abgewertet/one-down], **als ob** sie keine adäquaten Grenzen setzen und Einfluss nehmen könnten. In Wahrheit handelt es sich um Verzerrungen der Wirklichkeit [Selbst, Andere, Situation] und damit um Übertreibungen, die verhindern angemessene Lösungen zu suchen und zu finden. Aus unserer Erfahrung als Supervisoren, unter anderem in Jugendämtern und anderen sozialen Diensten, wissen wir um die Häufigkeit dieses Phänomens. In therapeutischen Prozessen erleben wir ebenfalls häufig Selbstentwertung mit korrespondierender grandioser *Monsterisierung* anderer: „*Ich klein - Du groß!*"

> **Beispiel:** In unserer fortlaufenden Gruppe erzählte Klara, wie sie anlässlich eines betriebsinternen Seminars mit mehr als einem Dutzend Kollegen/innen konfrontiert war, die sich in ihrer Wahrnehmung von ihr abwendeten, schlecht über sie dachten, immer wieder seltsam lachten, bei abendlichen Aktivitäten sie nicht dabei haben wollten, an ihrem Stuhl und Selbstwert sägten und heimlich an ihrem Ausschluss aus der Gruppe arbeiteten.

In der Gruppe projizierte sie nach gleichem Muster solch ein Bild zunächst auf einzelne und schließlich auf die ganze Gruppe im Hier und Jetzt [Übertragungs-Situation].

Durch Überprüfung wie jeder Einzelne tatsächlich zu ihr steht und was jeder Einzelne gerade wirklich von ihr denkt, wurde die Diskrepanz zwischen Selbst- und Fremdwahrnehmung [Die Hier und Jetzt real freundliche Außen-Welt auf der einen Seite und ihre internen Schreckensvisionen und Annahmen mit einhergehender *Lähmung* auf der anderen Seite] deutlich. Als sie unsere Frage ob sie den anderen glaube, bejaht, erfährt sie in der Differenzierung eine Erleichterung, Entlastung und Entspannung und kann jetzt schließlich die von einem von uns Therapeuten erzählte Drachen-Geschichte aufnehmen.

Die Geschichte von den Drachen[79]

Es war einmal eine kleine Stadt die von einer riesengroßen dicken Stadtmauer umgeben war.

Vor den Toren dieser Stadt begab es sich nun, dass dort Drachen hausten, von denen gesagt wurde, dass sie grausame Ungeheuer wären, die niemanden lebendig wieder entkommen ließen, außer er war Einwohner oder Besucher dieser Stadt.

Einmal im Jahr musste dafür aber eine junge Frau aus der Stadt vor die Tore gehen, um den Drachen etwas vorzusingen, auf dass die Drachen die Stadt für ein weiteres Jahr verschonten.

Bisher war keine dieser jungen Frauen jemals zurückgekehrt. Der Preis für die einjährige Wegefreiheit war also sehr groß. Die junge Frau war sozusagen das Opfer, das die Bewohner dieser Stadt immer wieder bringen mussten um in Ruhe leben zu können.

Dieses Jahr nun war wieder eine junge Frau an der Reihe und die Ausge-

---

[79] Die Drachengeschichte haben wir zuerst von Ulrich Dehner - Konstanzer Seminare - gehört, immer wieder erzählt und modifiziert.

wählte wusste und spürte nun, dass ihre Zeit gekommen war und ward voller Angst und Schrecken.

Sie informierte sich bei den Hinterbliebenen ihrer Vorgängerinnen und auch beim Ältestenrat und beim Medizinmann der Stadt.

Von einem der Ältesten erhielt sie folgenden Rat: „Es gibt nur eine Chance, wie Du den Drachen entrinnen kannst: indem Du an einen inneren Ort der Ruhe und der Kraft gehst und Deine Stimme aus dieser inneren Quelle nährst und deren Kraft und Energie vollkommen vertraust. Es ist wichtig, dass Du auf diese Weise voller Inbrunst singst. Dann wirst Du merken, dass vieles für Dich in einem anderen Licht erscheinen wird. In dieser Fähigkeit musst Du Dich allerdings üben, - lange bevor Du vor die Tore unserer Stadt gehen wirst."

Sie bedankte sich sehr für diese Worte und übte sich in innerer Einkehr und lernte mehr und mehr sich zu sammeln und zu erden, ihren Klangraum auszuschöpfen und ihrer inneren Stimme und Eingebung zu vertrauen. Es war ihr als ob der Ton zu ihr käme und sie das Instrument wäre auf dem die himmlischen Kräfte spielten.

Als nun ihre Zeit gekommen war, vor die Tore der Stadtmauer zu treten, machte sie eine eigentümliche Erfahrung, - noch bevor ihre Stimme lieblich und kraftvoll ertönte. Sie sah ganz unterschiedliche Drachen: alte und fast zahnlose, kleine Dackelchen-Drachen, bunte und graue, feuerspeiende und gefährlich aussehende, müde und faul daliegende, quicklebendige und flinke und noch viele andere.

Und mit einem Mal war all ihre Angst vor den Ungeheuern wie verflogen und sie sang aus voller Brust und ward die erste, die verschont wurde. Sie lebte glücklich bis an ihr Lebensende und seitdem soll sich auch die Meinung der Dorfbewohner über die Drachen verändert haben.

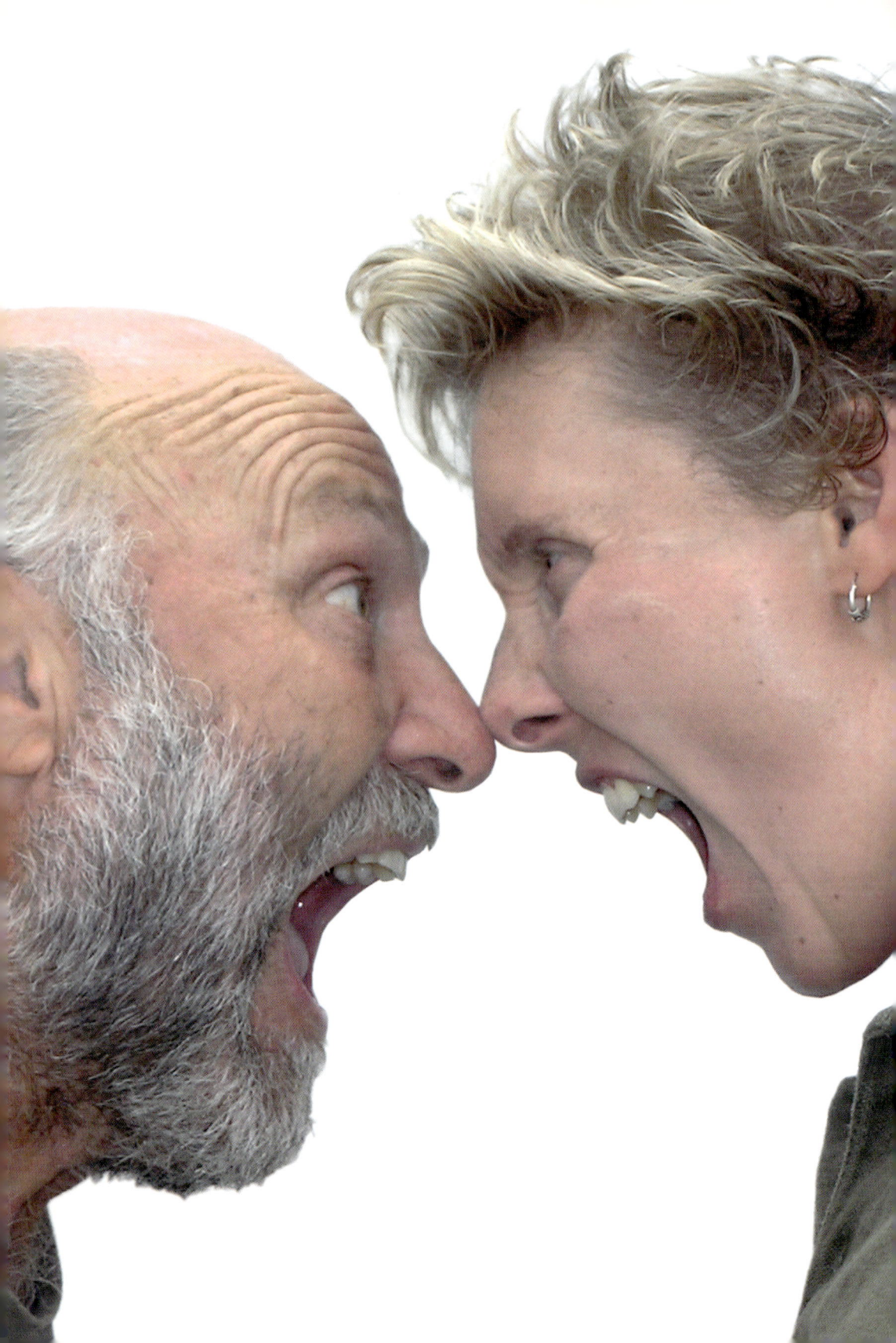

Wer hat rechter?

Als Berater und Therapeut oder Coach wird jeder im Laufe seines Arbeitslebens mit Menschen konfrontiert werden, die darauf bestehen *Recht zu haben*. Dies kann bei einer Paartherapie zwischen den beiden Partnern der Fall sein oder auch beim Moderieren eines Konfliktes in einem Team oder zwischen zwei Projektleitern in einer Firma usw.

Wenn sicher gestellt ist, dass es im vorliegenden Fall nicht um die Klärung inhaltlicher Fakten und Tatsachen geht, sondern darum Recht zu behalten und sich und dem anderen etwas beweisen zu wollen oder das letzte Wort haben zu müssen oder *Inhaber* **der** *Wahrheit* zu sein, dann hilft es manchmal banal zu werden, wie folgendes Experiment zeigen mag: Stellen Sie sich vor, Sie sitzen einer zweiten Person in einem Raum gegenüber. Beide jeweils auf einem Stuhl. Jetzt soll jeder dem anderen sagen, was er im Raum hinter seinem Gegenüber an Gegenständen sieht. So nimmt der eine zum Beispiel ein Flip-Chart, ein Bild mit abstrakten geometrischen Formen, eine Pflanze und eine Türe wahr. Der andere sieht einen alten Schrank, einen bunten Vorhang, eine zweite Pflanze und eine Skulptur.

Jetzt können Sie beide vortrefflich streiten und versuchen, Ihr Gegenüber vom Inhalt der eigenen Sichtweise zu überzeugen. Das könnte sich zum Beispiel so anhören: „Du immer mit Deiner blöden Palme und Deinem Flip-Chart. Darum geht es doch gar nicht! Es geht um den alten Schrank! Wenn Du das endlich mal einsehen und begreifen würdest, dann kämen wir in der Sache weiter…" Entsprechend mag die Gegenrede Ihres Gegenübers verlaufen und Sie beide werden vermutlich so munter miteinander eskalieren.

Der Coach oder Therapeut, der eine dritte Position inne hat, kann nun deutlich machen, dass er die Gegenstände beider Kontrahenten sieht und **jeder Recht aus seiner Sicht** hat. Jeder von Ihnen sieht nämlich nur einen Ausschnitt aus dem Raum, der für den Problemraum steht: „**Ich sehe was, was Du nicht siehst!**"

Der Moderator könnte vorschlagen, dass Sie als die beiden Streithähne nun ihre Stühle tauschen. So werden sie schnell erfahren und bestätigen können dass der jeweils Andere durchaus keine Trugwahrnehmungen hat, sondern nur etwas sieht und betont, was Ihnen als Gegenüber bis dahin verborgen war.

Der Teil ist eben nicht das Ganze! Und oft geht es eben um eine übergeordnete Perspektive und Anschauung.

Zum Thema „Wer hat rechter?" folgende Rabbi-Geschichte aus Salcia Landmann' s Sammlung Jüdischer Witze[80]:

> Ein Ehepaar wurde vom Rabbi einst getraut. Inzwischen streiten sie tagtäglich miteinander. Da kommt der Ehemann frustriert und geladen zum Rabbi und klagt über sein Weib und erzählt dem Rabbi, was das für eine ist, und dass er genug von ihr hat, und wenn er das gewusst hätte, dann hätte er sie niemals geheiratet.....und der Rabbi sagt: „Mein Sohn, - du hast vollkommen recht!"
> Tief befriedigt geht der Ehemann von dannen.
> Dann kommt die Frau des Mannes zum Rabbi und schimpft über den unmöglichen Ehemann, den sie am liebsten zum Teufel jagen möchte und der sich unmöglich benimmt, seit er sich ihrer sicher weiß… und der Rabbi sagt: „Meine Tochter, - du hast vollkommen recht!"

[80] Landmann S. (1983), Jüdische Witze (Ausgewählt und eingeleitet von Salcia Landmann), Olten: DTV (Deutscher Taschenbuch-Verlag).

Tief befriedigt zieht die Ehefrau von dannen.

Da kommt die Frau des Rabbis, die mehr unfreiwillig als freiwillig alles hinter dem Vorhang mit angehört hatte und sagt: „Rabbi, das kannst du doch nicht machen, - dem Manne Recht geben und der Frau Recht geben!

Darauf der Rabbi: „Frau, da hast du auch wieder Recht!"

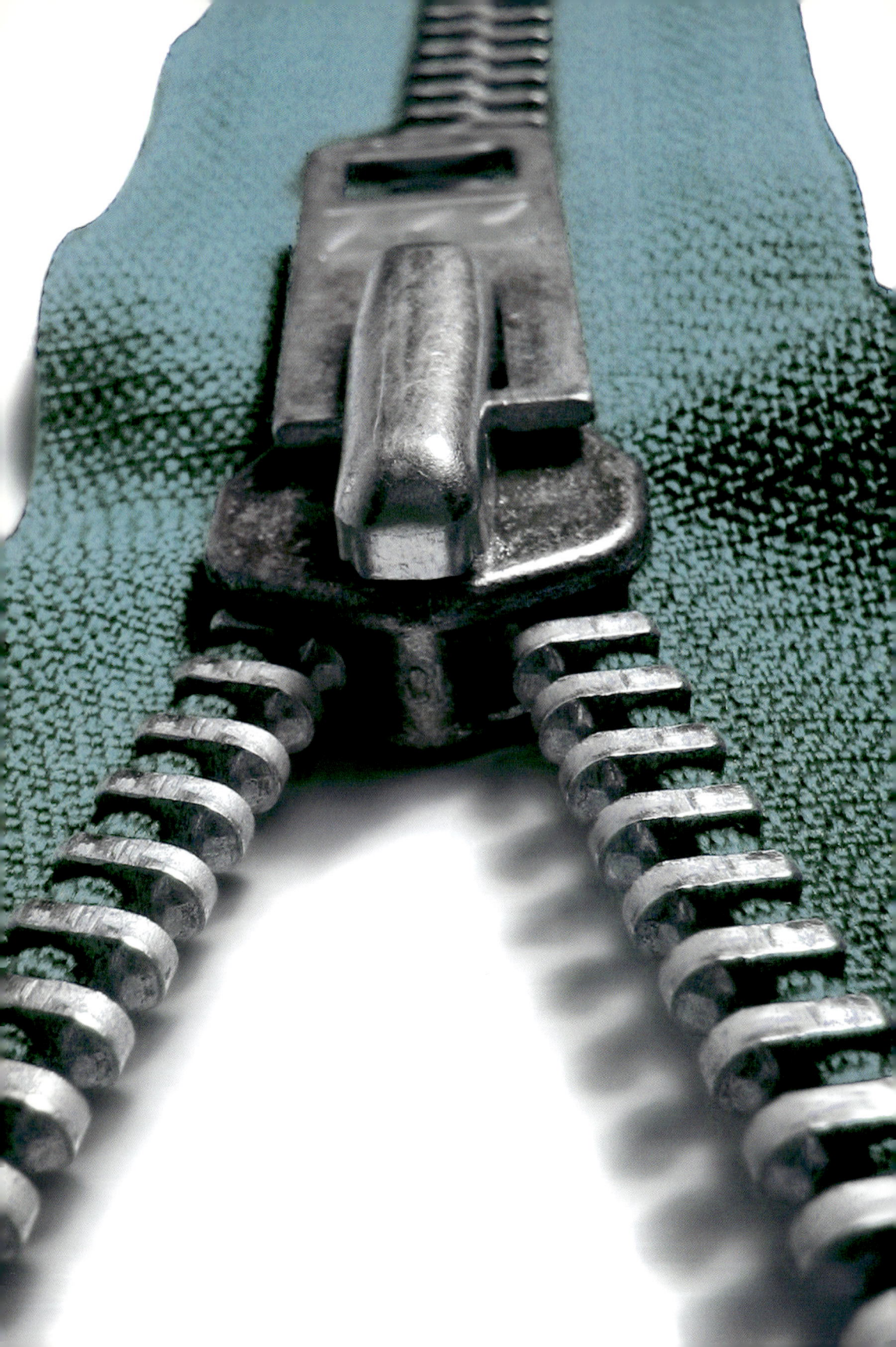

A+B-Lösungen

Häufig reicht es in Konflikten[81] nicht aus, den Bezugsrahmen des Anderen verstanden zu haben. Um den Konflikt zu entschärfen, ist es notwendig, dem Anderen deutlich anzuzeigen, dass man seine Sicht nachvollziehen kann. Damit ist nicht gemeint, dass ich seiner Sicht zustimme. Die Akzeptanz des Bezugsrahmens des Anderen führt dazu, dass er seine Sicht der Dinge nicht weiter verteidigen muss. Eine solche Akzeptanz könnte folgendermaßen aussehen: „Ich kann gut verstehen, dass aus Ihrer Sicht die Dinge so aussehen [so kann man das Problem[82] auch betrachten], aus meiner Sicht heraus ergeben sich jedoch ganz andere Gesichtspunkte." Normalerweise verteidigt jeder seinen Bezugsrahmen so lange, bis er sich vom Anderen verstanden fühlt. Drücken die Kontrahenten dieses Verständnis deutlich aus, entschärfen sich Konflikte schnell auf der emotionalen Ebene. Integrative Lösungen können nun angestrebt werden.

Die meisten Menschen beschäftigen sich im gegenwärtigen Konflikt, wie im vorigen Kapitel erwähnt, mehr damit, wer Recht hat als mit möglichen Lösungen für den Konflikt. Das führt dazu, dass die Diskussion sich mehr um die Vergangenheit dreht, als um die Gegenwart und Zukunft. Da werden Themen besprochen wie: „Wer hat was wann gesagt, wie wurde dies und jenes von wem genau gesagt" oder „ Das war nicht so, das war ganz anders" usw. Alle diese Dinge kann man hinterher sowieso nicht mehr klären. Das Einzige, was man klären kann, ist, wie

---

[81] Lat. „conflicto" = zusammen stoßen
[82] Griech. „proballein" = das Vorgelegte, was vor mir liegt

sich die Situation auf die einzelnen auswirkt und wie man mit der entstandenen Situation umgehen will und wie sie gelöst werden soll.

Das heißt, auf das Ränkespiel „Wer hat rechter?" zu verzichten und anzuerkennen, *dass jeder,* wie schon erwähnt, *Recht aus seiner Sicht* hat.

Jetzt kann man sich wieder mehr um gemeinsame **Lösungen** kümmern. Die Aufmerksamkeit wird nun nicht mehr auf das Trennende, sondern auf das Verbindende, den „**Common ground**" [die gemeinsame Plattform] gelenkt.

Bei Konfliktmoderationen in Firmen, wie auch bei Paaren hat sich oft folgende Vorgehensweise bewährt, die wir vor der Klärung besprechen und am Flip-Chart visualisieren:

1. Konkrete Verhaltens- u. Sachbeschreibung
   Beschreibung der Störung / des störenden Verhaltens

2. Auswirkung des störenden Verhaltens bei mir!

3. Spiegeln: Hat mein Gegenüber die Bedeutung von 2.) verstanden?

4. Warum macht mein Gegenüber das was er macht?
   Ist womöglich eine gute Absicht dahinter?
   → Spiegeln: Ich habe deine Motive auch verstanden.

5. Was wünsche ich mir von dir konkret wie anders?
   (Wünsche sind keine Forderungen)

6. Spiegeln: Hat mein Gegenüber meine Wünsche verstanden?

7. Ist mein Gegenüber bereit mir konkret entgegen zu kommen?
   (Optionen zum bisherigen für mich störenden Verhalten?)

8. Umgang mit Rückfällen (Ehrenrunden)

1.) **Person A:** Konkrete Verhaltens- und Sachbeschreibung. WAS ist Dein für mich störendes Verhalten aus meiner Sicht (in ICH-Botschaften)? Bsp.: *„In meinem Erleben kommst Du einfach in mein Büro und sprichst mich an ohne Rücksicht darauf, womit ich gerade beschäftigt bin.“*

2.) **Person A:** AUSWIRKUNGEN Deines Verhaltens bei mir? Bsp.: *„Wenn Du mich dann wiederholt mit Deinen Fragen aus meinem Arbeitsfluss bringst, werde ich geladen!“*

3.) **Person B:** hat „B" die BEDEUTUNG (= Auswirkungen) seines Verhaltens auf „A" verstanden? – Spiegeln lassen [= Backtracking] um zu sehen ob die Nachricht angekommen ist.

4.) **Person B:** Wenn „B" die Information von „A" verstanden hat, kann „B" nun schildern WARUM er macht, was er macht und womöglich wird B's gute Absicht dahinter nun deutlich. Bsp.: *„Ich habe von dir gehört, dass ich jederzeit mit Fragen zu dir kommen kann und genau das tue ich. Wenn ich komme ist das jedes Mal was Wichtiges!“*

5.) **Person A:** „A" Spiegelt nun „B" und klärt ob er „B" verstanden hat.

6.) **Person A:** nutzt jetzt die VW-Regel[83] (= Vorwürfe/Störungen in Wünsche umformulieren) und sagt „B" was sie sich von „B" konkret anders wünscht. Bsp.: *„Du kannst wirklich jederzeit zu mir kommen. Ich möchte jedoch, dass Du jedes Mal checkst, ob ich gerade offen bin oder nicht, bevor Du loslegst.“*

7.) **Person B:** „B" spiegelt nun „A" inhaltlich wieder, was „B" verstanden hat.

8.) **Person B:** „B" signalisiert nun „A" WIE genau „B" bereit ist, „A" an diesem Punkt ab jetzt konkret entgegen zu kommen. Bsp.: *„Ich werde künftig zuerst überprüfen und gegebenenfalls fragen, ob es gerade passt, bevor ich mit meinen Anliegen loslege.“*

9.) **Umgang mit Rückfällen (Ehrenrunden):** Für den Fall dass „B" wieder einmal in das alte Muster zurückfällt, wird künftig „A" mit Handzeichen und

---

[83] Prior M. (2007), MiniMax-Interventionen, Heidelberg: Carl-Auer-Verlag.

„Halt! Stopp!" aufmerksam machen und helfen, das alte Muster sofort zu unterbrechen und das Neue zu praktizieren.

A+B-Lösungen[84] sind *Ich-UND-Du-Lösungen* statt *Ich-ODER-Du-Lösungen*. Beide Parteien kommen mit ihren Interessen in der Lösung vor. Bei einseitigen A-Lösungen oder B-Lösungen kommt es leicht zu Retour-Kutschen: Offener oder passiver Widerstand, wie zum Beispiel *vergessen, zu spät dran denken, versuchen* [nicht wirklich einhalten und tun] usw.

Graphisch ergibt sich unten stehende gemeinsame Schnittmenge, die im Mittelpunkt steht.

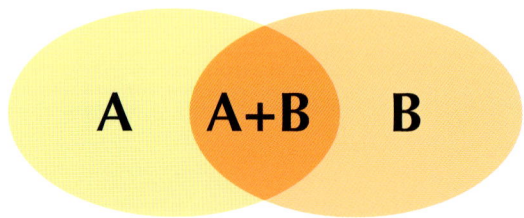

Die Pyramide mit den Psychologischen Ebenen nach Robert Dilts (NLP) macht noch einmal deutlich, mit welchen W-Fragen wir bei einer Konfliktmoderation Ebenen-spezifisch fragen können:

- WER in Dir redet ohne Rücksicht drauf los? – Der Ich-bezogene Unsichere!
- WARUM tut der was er tut? – Weil er was Wichtiges vorzubringen hat.
- WIE tut er was er tut? – Ich-bezogen und ohne Blick auf andere.
- WAS tut er? – Einfach drauf los fragen.
- MIT WEM/IN WELCHEM KONTEXT? – Arbeitsbezogen, meinem Vorgesetzten gegenüber.

---

[84] Der Begriff A+B-Lösung stammt von Stèphano Sabetti

Die psychologischen Ebenen nach Robert Dilts (NLP)[85]

Zugehörigkeit
**Wozu trage ich
bei?** Wo gehöre ich
dazu? Was bringe ich in die
Welt? **Was ist meine Aufgabe,
Mission?**
Identität
Wer bin ich? Was für ein Mensch bin ich?
Was für ein Selbstverständnis habe ich? **Wer in
mir** ist jetzt aktiv?
Einstellungen, Werte, Glaube
Was ist mir wichtig? An was glaube ich? Wovon bin ich
überzeugt? **Warum (wozu) tue ich was ich tue?** Was motiviert
mich? Was denke ich über mich?
Fähigkeiten
Was kann ich? Wozu bin ich in der Lage? Was sind meine Ressourcen und
Fähigkeiten? **Wie tue ich was ich tue?** Wie beziehe ich mich auf andere?
Verhalten
Was tue ich?
Umwelt
Wo bin ich hier? Mit wem bin ich hier? **In welchem Kontext?** Wann?

Diese Ebenen sind bedeutsam, weil sie hilfreich sind, um einzuschätzen welcher Schweregrad des Problems vorliegt und mit welchem Widerstand bei der Problembewältigung zu rechnen ist. Ob es sich bei dem Konflikt um ein Reframing von Kontext, Inhalt, Bedeutung, Verhalten oder Identität handelt, macht eben einen Unterschied.

[85] Dilts R. (2006), Identität, Glaubenssysteme und Gesundheit, Paderborn: Junfermann-Verlag.

Folgende Grundsätze scheinen uns beim Moderieren von Konflikten bedeutsam:

- Triangulation: gibt es ein höheres gemeinsames Ziel (der, die, das Dritte) für das es sich lohnt sich zu einigen? (Dies können z.B. die gemeinsamen Kinder sein oder der Fortbestand der Firma)
- Zu Beginn der Verhandlung miteinander klären, wo die Kontrahenten bereits Konsens und gemeinsame Übereinkunft haben. Was läuft bereits gut? Falls die Parteien so etwas nicht finden, ist eine Klärung aussichtsarm!
- Beide Kontrahenten können zu Beginn einen ressourcenreichen Zustand aus ihrer Erinnerung visualisieren, sozusagen eine Position der Stärke und der Kraft und darin verweilen, während wir verhandeln. Aus einer starken Position verhandelt es sich leichter, als aus einer schwachen Position heraus.
- Ausnahmen vom Problem fokussieren. Wann war/ist es besser oder schlechter? Was ist da wie anders? Wodurch läuft es manchmal besser?
- Nach einer gemeinsamen Lösung für ein gemeinsames Problem suchen.
- Niemand muss verlieren damit ein Anderer gewinnt [Win-Win-Situation].
- Ohne den gemeinsamen Wunsch sich zu einigen sind Verhandlung und Konfliktmoderation sinnlos.
- Das Ziel der Moderation benennen.
- Was werden die Kontrahenten tun, falls sie sich nicht einigen können?
- Wozu sind die Kontrahenten minimal bzw. maximal bereit?
- Woran merken wir, dass die Parteien ihr Ziel erreicht haben?
- Woran lässt sich erkennen, dass die Kontrahenten die gemeinsame Vereinbarung einhalten?

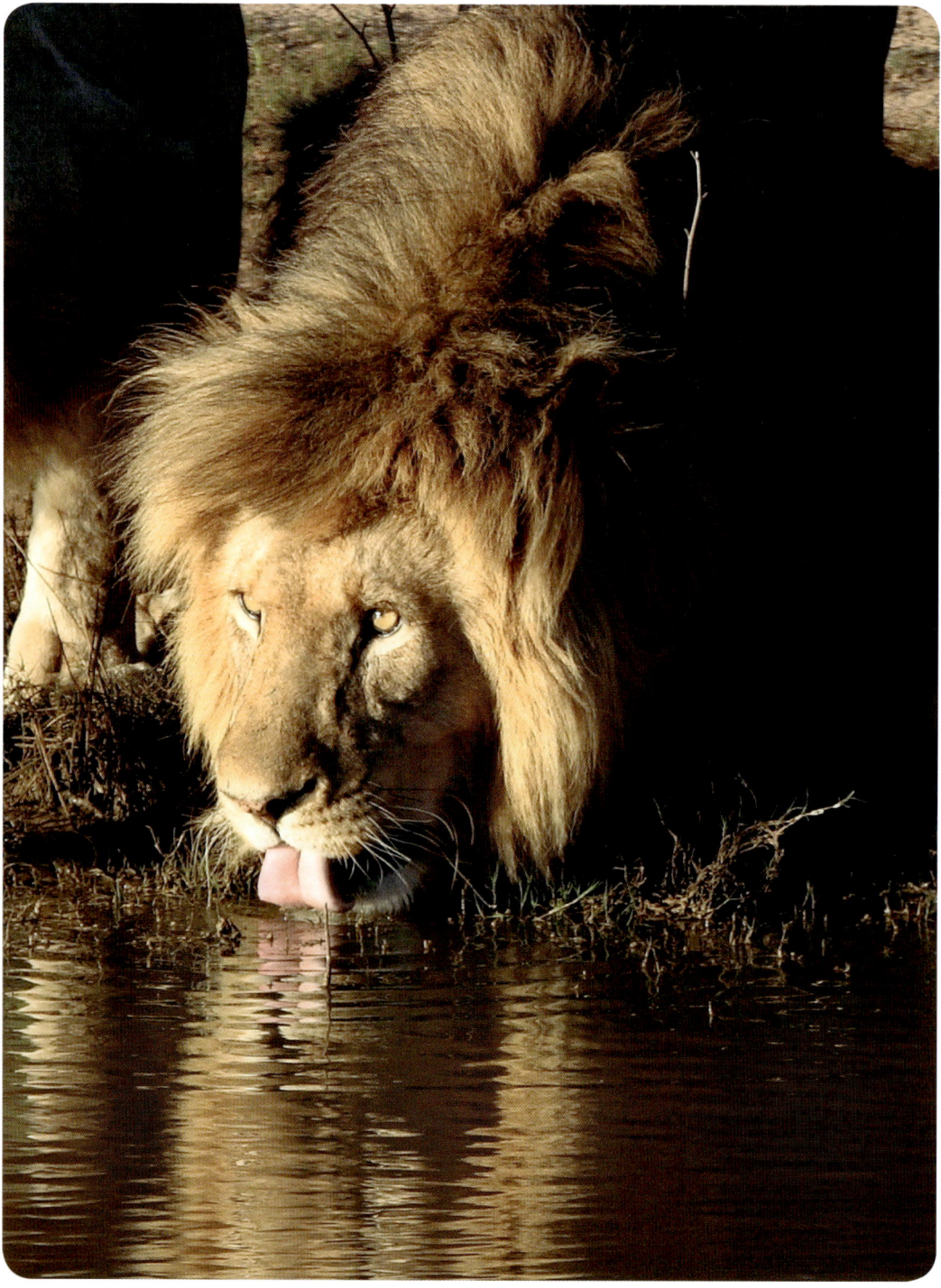

Die Löwengeschichte[86]

Es war einmal ein Löwe, der in einer ständig vom Wind durchwehten Wüste lebte; die Teiche und Flussläufe, aus denen er trank, waren nur manchmal ruhig und glatt, denn der Wind kräuselte die Oberfläche, die deshalb nur selten etwas reflektierte.

Eines Tages wanderte der Löwe in einen großen Wald, wo er jagte und sich vergnügte, bis er sich müde und durstig fühlte. Auf der Suche nach Wasser fand er einen Teich mit dem kühlsten, verlockendsten und stillsten Wasser, das man sich vorstellen kann. Löwen können nämlich Wasser riechen – wie andere Wildtiere auch – und der Geruch dieses Wassers übertraf alles, was er bisher gerochen hatte. Es war ein so verführerisch wohlschmeckender Geruch, dem kaum einer, der ihn je gerochen hatte, widerstehen konnte. Selbst wenn einer dachte: „Ich bin auf dieses Wasser nicht angewiesen, denn es gibt schließlich noch andere Wasser!"

Der Löwe jedenfalls näherte sich diesem Wasser und reckte seinen Schädel um zu saufen. Plötzlich sah er sein Spiegelbild im Wasser und hielt es für einen anderen Löwen. „Oh Mann", dachte er bei sich selbst, das Wasser gehört wohl einem anderen Löwen!" und „Vorsicht ist angebracht!"

Er zog sich zurück, aber der Durst trieb ihn wieder zum Wasser, und

---

[86] Die Löwengeschichte haben wir so mit kleinen Änderungen von Bernhard Trenkle, Hypnotherapeut (MEG, Rottweil) übernommen (MEG= Milton Erickson Gesellschaft), Arbeitsblatt aus Seminar „Das Duo" mit Gunter Schmidt und Bernhard Trenkle, Heidelberg, 2006

ein zweites Mal sah er den Kopf eines furchterregenden Löwen, der ihn aus dem Wasser anblickte. Und immer wieder: vor und zurück, hin und weg, erst ran und dann doch noch einmal gezögert. Und so machte er eine Ehrenrunde nach der anderen.

Diesmal hoffte der Löwe er könnte den anderen Löwen verscheuchen; und so riss er sein Maul auf und ließ ein gewaltiges Gebrüll erschallen. Aber kaum hatte er seine Zähne gefletscht, als der andere Löwe natürlich ebenfalls seinen Rachen aufriss und das schien unserem Löwen ein schrecklicher und gefährlicher Anblick zu sein.

Ein ums andere Mal scheute der Löwe zurück und näherte sich dann wieder dem Teich. Und ein ums andere Mal machte er dieselbe Erfahrung. Und er spürte natürlich jeden Schritt und irgendwann…die Bedürfnisse…die Bedürfnisse…er hat Durst und so nah am Wasser…und sie können warten die Löwen, einfach nur daliegen…und sie können ärgerlich und ungeduldig werden und Stärke zeigen…und sie können sehen, riechen, hören, schmecken, - ganz in sich, in sich, in Sicherheit…gute Zeichen…auch ganz bedürftig und schwach sein…und angewiesen sein…und neugierig und mutig sein….und sich trauen….

Nach einer langen Zeit war unser Löwe so durstig geworden und verzweifelt, dass er beschloss: „Löwe hin, Löwe her, - ich werde jetzt von diesem Teich trinken!"

Und wahrlich, ich sage Euch, kaum hatte er sein Gesicht ins Wasser getaucht, als der andere Löwe verschwand.

Die Löwengeschichte von Bernhard Trenkle ist vielfältig einsetzbar; auch bei der Moderation von Konflikten und bei Verhandlungen. Das Geniale an dieser Geschichte ist, dass man Geschichten in die Geschichte einweben kann. *So kann der*

Löwe sich zum Beispiel an einer Stelle in der Geschichte in den Schatten legen und dort erinnern, wie er Streit mit einem anderen Löwen hatte.

Diese Geschichte in der Geschichte kann auf der Ebene der Metapher nicht nur das gleiche Strickmuster enthalten, wie die reale Konfliktsituation um die es bei der Moderation geht, sondern sie kann auch noch bildhaft Lösungen anbieten. *Ausgelöst durch den Löwen im Wasser-Spiegelbild erinnert sich der Löwe in unserer Geschichte z.B. plötzlich an diesen ganz alten Streit, der zunächst völlig unlösbar schien, denn beide Löwen wollten damals die gleiche Antilope verspeisen, die der Gepard erlegt hatte und der Reißaus nahm, als er die beiden Löwen erblickte und keiner wollte die Antilope dem anderen gönnen und nachgeben. Selbst ihre alte Freundschaft stand plötzlich auf dem Spiel. Nie hätte einer je im Traum daran gedacht, dass es eines Tages einmal so weit kommen könnte. Beide begannen sie an der Beute zu zerren und zu knurren…*

Diese Geschichte kann zum Beispiel auf den Problem-Erlebnisraum von zwei Außendienstmitarbeitern abzielen, die sich schon lange kennen und um die Zuständigkeit und das Erstlingsrecht bzgl. eines Großkunden streiten, von dem jeder von beiden behauptet, ihn akquiriert zu haben…

Plötzlich taucht Lea die Löwin auf und einer der beiden Löwen gibt augenblicklich nach um sich nach der Schönen umzuschauen, denn Löwen können nicht nur Wasser riechen, sondern sie können auch andere Löwen riechen…und diese Löwin betörte ihn mit ihrem Duft…sie übertraf alles, was er je gerochen hatte…doch was das Schönste daran war… er traute kaum seinen Augen…dass der Löwenfreund von der Beute genügend übrig gelassen hatte und schon satt im Schatten lag. Er konnte sich also mit Lea über den Rest hermachen…und die Antilope hatte für alle etwas abgeworfen.

Dies in Anspielung darauf, dass der Großkunde genügend Arbeit und Rendite für beide Außendienstmitarbeiter abwerfen könnte, wenn sie sich die Beute teilten und jeder einen Teilbereich für den Großkunden abdecken würde. Einzig musste dem Großkunden plausibel erklärt werden, was diese Aufteilung auch für ihn für Vorteile hatte.

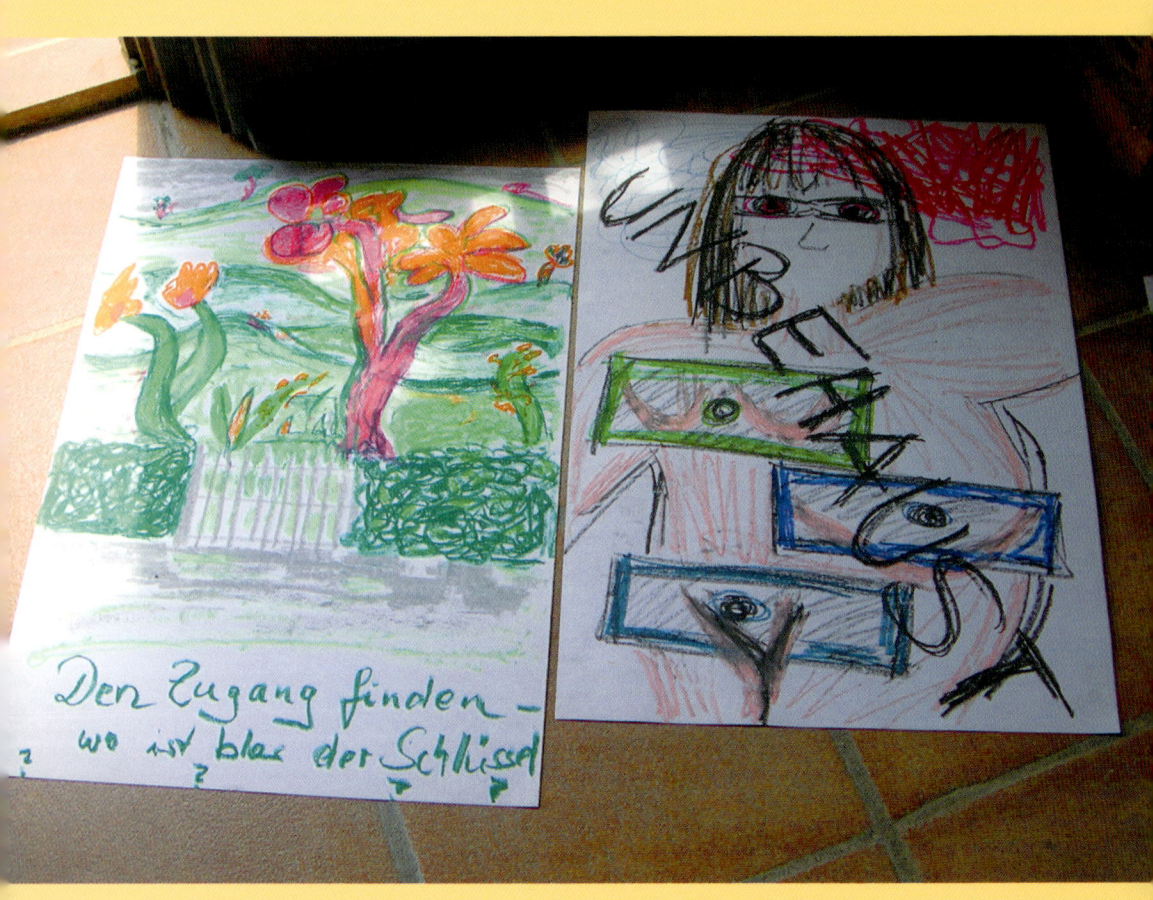

Ausdrucksmalen

In den vorliegenden Arbeiten haben zwei Klientinnen je ein Bild gemalt. Beide haben noch keinen Zugang zu einem Teil von sich. Die eine weiß nur, dass sie einen Schlüssel zum Tor finden will, um Zugang zu dem **noch verschlossenen bunten und blühenden Garten** in sich zu finden. „Wo ist bloß der Schlüssel?" lautet die Frage.

Die andere malt ihren **noch unbehausten Körper**, der im Selbstbild von lauter Schubladen durchzogen ist. Unter anderem sind ihr Brust- und Schambereich, so wie ihre Mitte in einer solchen Schublade und ihre Augen sind durch eine Brille verdeckt, die auch fast Schubladen-Qualität hat. Die Mitte ist dabei als Schublade noch ver-rückt. Ein unbehauster Körper ist ein Körper in dem keiner haust, also in dem keiner wohnt oder in dem keiner zu Hause ist.

Diese Gedanken sind keine Deutungen von außen, sondern sie entsprechen der Be-Deutung, die die Klientinnen zunächst selbst ihren Bildern geben.

Das Gemeinsame beider Bilder ist *Zugang finden*. Da ist bei beiden etwas noch nicht mit sich beseelt, belebt, noch unerschlossen und doch schon geahnt.

Auf die Frage, was beide wohl erleben werden, wenn sie *drin sind* – im Garten / im Körper – da kommt beiden die Verbindung zu *Sinnesfreuden* und *Lust*.

Beim *Prozess der Behausung* luden wir die eine Klientin ein, zunächst die Schubladen mit geschlossenen Augen in ihrem Körper zu erspüren und in diese Bereiche hinein zu atmen. Mit dem Atem entdeckte sie eine *aggressive Lust* oder eine *lustvolle Aggression,* die sie im Alltag nach ihren Worten bislang insbesondere mit ihrem letzten Partner nicht leben konnte, weil dieser in ihren Augen kein kraftvolles Gegenüber war.

Auf die Einladung, diese Gefühle und Impulse hier und jetzt zu zulassen und ihnen in der *Be-ziehung* zu einem von uns Therapeuten als Stellvertreter Raum zu geben, willigte sie ein. Dann gingen Klientin und Therapeut kraftvoll über die Hände in Kontakt miteinander und bewegten sich dabei auch im Raum. Es durften ihrerseits in der Bewegungserfahrung auch Laute und schliesslich auch Augen-Blicke hinzukommen.

Die Klientin ging zunächst mit dem kraftvoll erlebten Therapeuten [= Stellvertreter] in einen Kampf, in einen Widerstand und der Therapeut wurde ihr GEGEN-über. Das war genau *ein* Teil des Musters, welches sie in ihrer früheren Beziehung wiederholte.

In dem Moment wo der Therapeut sich kraftlos gebärdete, stieß sie ihn als *Waschlappen* zurück und sprach entwertende Worte aus. Das spiegelte genau den anderen Teil des Musters in ihrer früheren Beziehung wider.

Was sie bisher vermied und nun erlebte, war eine körperlich lust- und kraftvolle Beziehung in Gleichwertigkeit und Miteinander, im Kontakt mit sich und dem Partner. Das konnte sie nun mit dem Therapeuten als Partner-Stellvertreter erleben. Sie begann nun im festen Kontakt ihrer Hände mit den Händen des Therapeuten einen für sie neuen Beziehungs-Tanz zu erleben, bei dem ihr Partner weder GEGEN-über noch Waschlappen war.

Sie hatte jetzt die zunächst noch verschlossenen *Schubladen* geöffnet, die jetzt zu *Schub-Kräften* wurden und bislang gebundene Lebensenergie konnte wieder frei fließen. Spielerisch und kraftvoll präsent, gegenwärtig und in Beziehung wurde ihr ganz heiß und sie lachte zunächst noch etwas verschämt und schließlich ganz befreit auf. Sie wagte einen lust- und kraftvollen Beziehungs-Tanz mit dem Therapeuten als Stellvertreter und fühlte sich dabei als ganze Frau. Die Gruppenteilnehmer spiegelten ihr im Anschluss kurz ihre Entwicklung wieder die sich in den drei Bewegungsphasen zeigte.

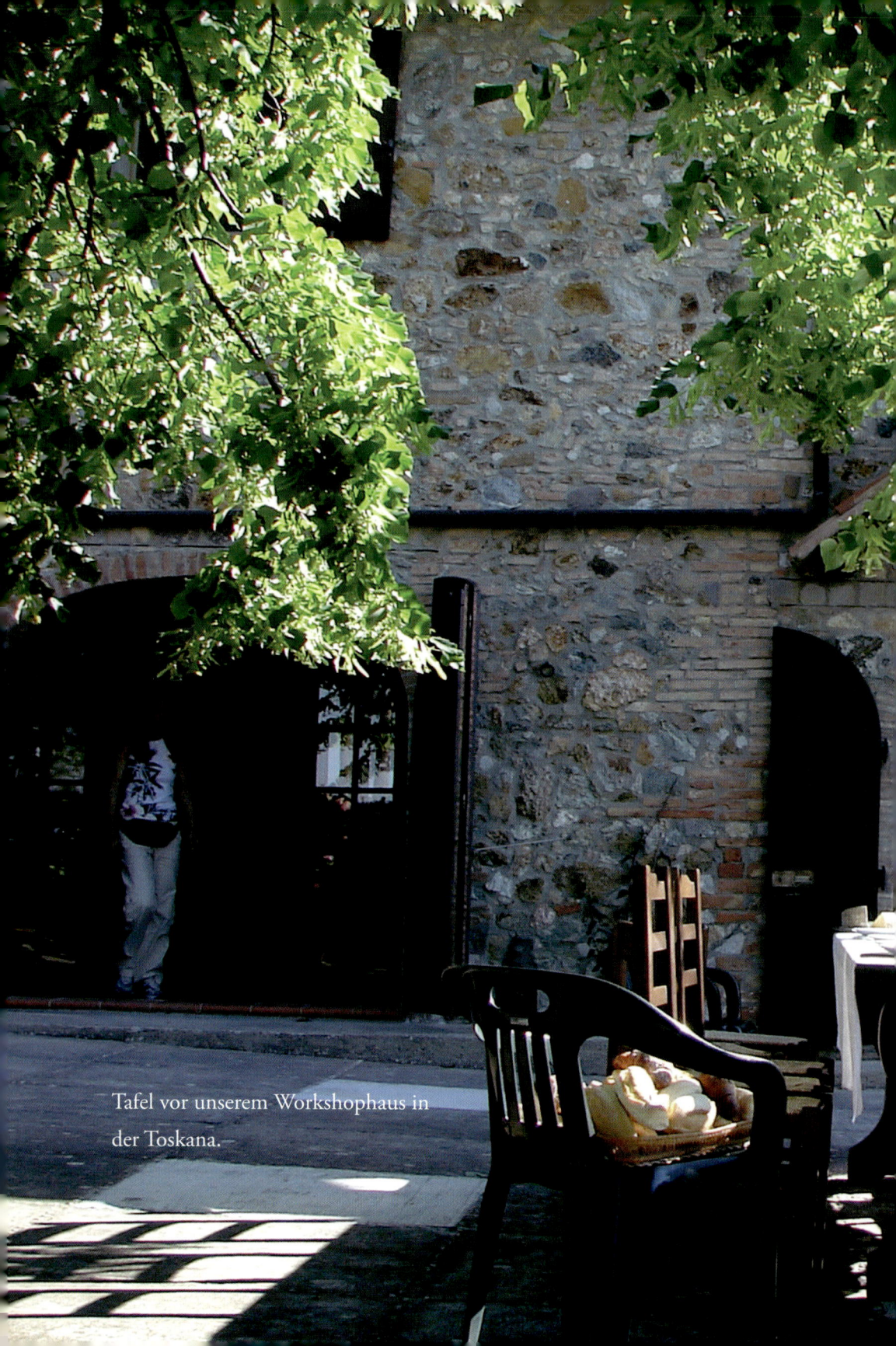

Tafel vor unserem Workshophaus in der Toskana.

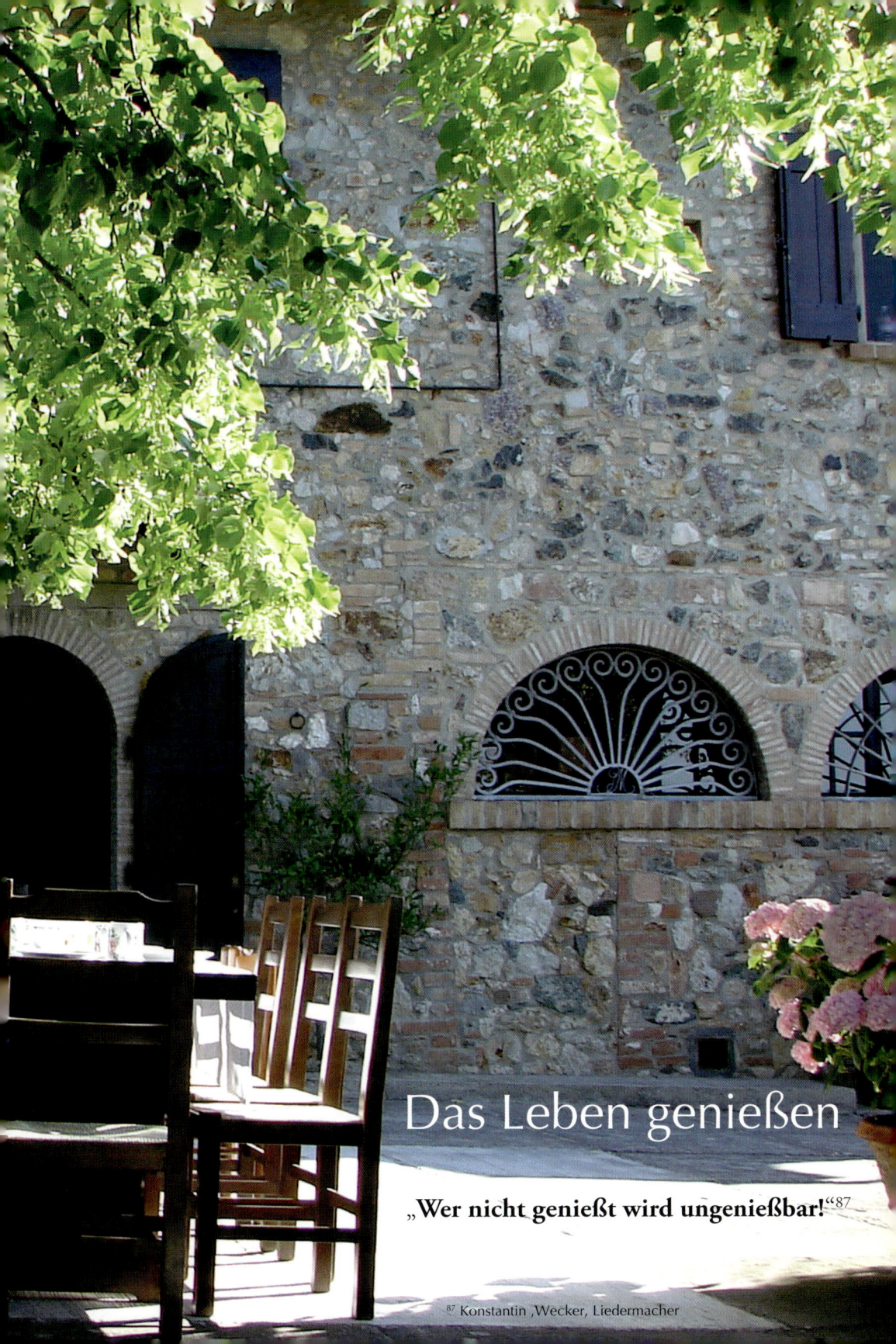

Das Leben genießen

„Wer nicht genießt wird ungenießbar!"[87]

[87] Konstantin ‚Wecker, Liedermacher

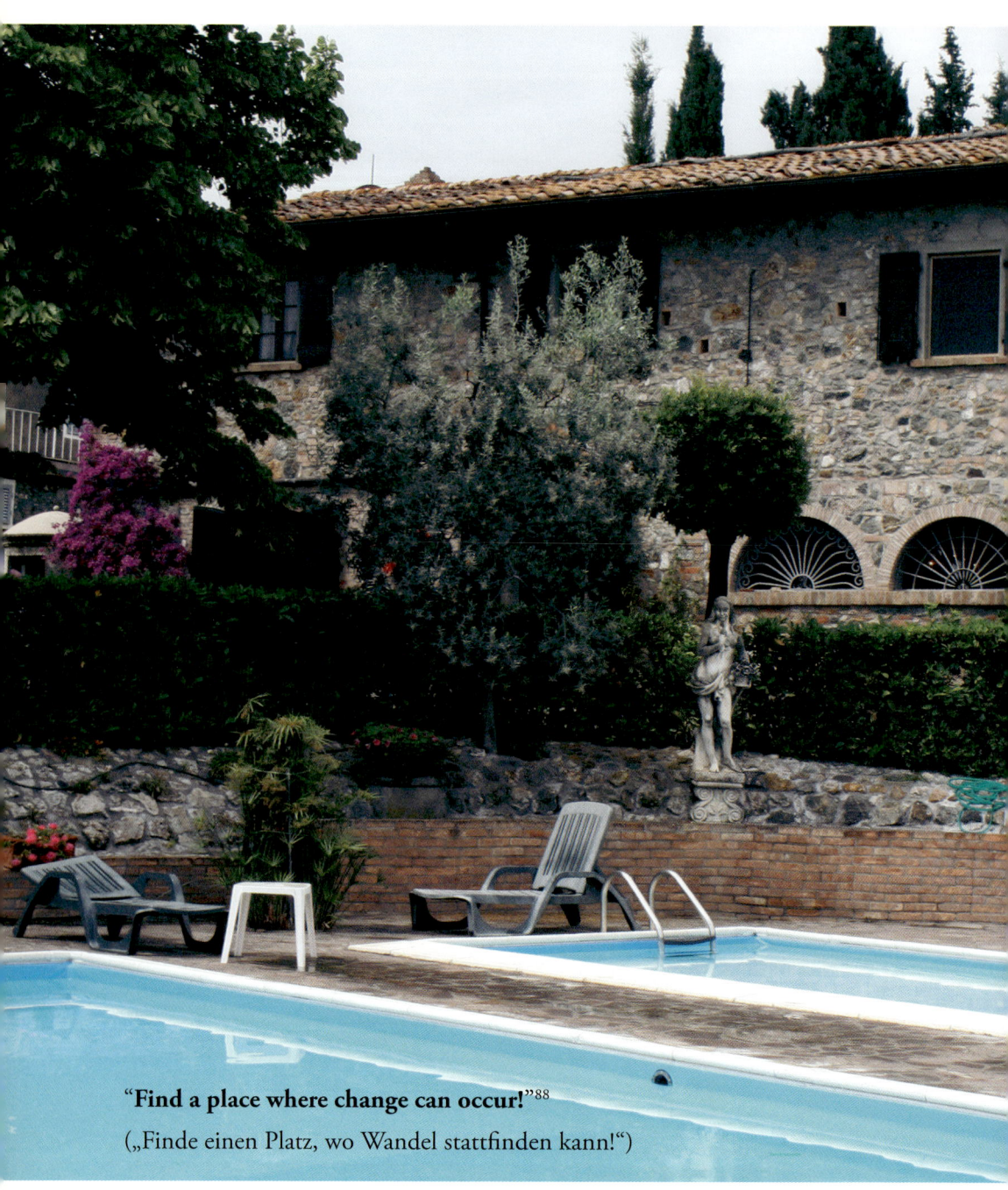

"Find a place where change can occur!"[88]

("Finde einen Platz, wo Wandel stattfinden kann!")

[88] Bob & Mary Goulding, TA & Gestalt-Lehrtherapeuten, USA

Miteinander Leben

Jeder ist wie alle anderen Menschen, wie wenige andere Menschen und wie kein anderer Mensch![89]

In unseren vielen Intensivwochen haben wir die Erfahrung gemacht, dass das gemeinschaftliche Zusammenleben mit unseren Klienten einen wichtigen Beitrag zur persönlichen Entwicklung beitragen kann: gemeinsames Warming-up (Einstimmung durch Bewegung in den Tag), unsere Frühstückstafel im Freien decken und gemeinsam Frühstücken, in unserem Kamin ein Feuer machen, mit verteilten Posten den Alltag organisieren (Einkaufen, Spülen, den Müll entsorgen), in unserem kleinen Ristorante gemeinsam zu Abendessen, nach Wunsch und Bedarf abendliches Tanzen im Freien, im Pool schwimmen, sich Sonnen, Wanderungen machen, jemanden mit einer kleinen Verletzung verarzten, usw.

Miteinander Leben als Selbst- und Fremderfahrung neben der Gruppenarbeit.

Im Gruppen-Alltag treten typische Muster zu Tage: Andere ständig bedienen wollen, sich passiv bedienen lassen, sich ausgrenzen und ausgegrenzt fühlen, Ausnahmen und Sonderregelungen haben wollen, zu spät kommen, die anderen warten lassen (z.B. bei der Abfahrt zum Abendessen), übereifrig eingreifen und ungefragt für die anderen mit entscheiden, ständig im Mittelpunkt stehen müssen usw.

Probleme zeigen sich im Hier und Jetzt und können so unmittelbar in Alltagssituationen bewusst gemacht, in die Gruppe eingebracht, vertieft verstanden und

---

[89] Bühler Ch. (1975), Psychologie im Leben unserer Zeit, Zürich: Ex Libris.

modifiziert werden. Im Workshop gemachte Erfahrungen und damit verbundene Änderungs-Ziele können direkt mit anderen eingeübt werden: Ein Teilnehmer hatte für sich z.B. das Ziel, täglich fünf anderen Menschen etwas Freundliches zu sagen, Ihnen ein echtes Kompliment zu machen und zu erforschen, wie sich das auswirkt. Eine junge Frau übte sich darin, aktiv auf andere zu zugehen und von sich aus Kontakt zu knüpfen und Wünsche zu äußern; während eine andere Frau, der es leicht fiel dominant im Mittelpunkt zu stehen, sich wagte zurück zu nehmen und zu erfahren, dass sie - auch ohne großes Aufsehen zu erregen - akzeptiert und gemocht wurde.

Die nicht gelebten oder bislang gar unterdrückten Seiten dürfen zum Vorschein kommen, erfahren und positiv integriert werden, - die übermäßig ausgebildeten Seiten können probehalber einmal zurückgenommen und Alternativen erfahren werden.

Was geschieht wirklich, wenn der angepasst Brave ein kesses Wort riskiert? Was passiert tatsächlich, wenn die Chefin eines Familienunternehmens mit 150%igen Einsatz sich zurücklehnt und ihre müden und verhärteten Füße einmal weich und sanft massiert bekommt? Was erlebt der Einzelgänger und einsame Wolf wenn er mit zwei anderen Männern ein Zimmer und Bad teilt? Was erlebt die Alleinerziehende und Hausfrau, die gewohnt ist, seit Jahren alles selbst zu machen, wenn sie als Küchenhauptverantwortliche aufgefordert ist, einmal nichts selbst zu tun, sondern die anfallenden Aufgaben an andere zu übertragen und delegieren? Wie ergeht es dem Bewegungsmuffel beim täglichen einstündigen Warming-up? All diese Beispiele und viele mehr machen deutlich, dass im Rahmen einer Intensivwoche, im Unterschied zu wöchentlichen Gruppensitzungen zu Hause, der erweiterte Erlebnis- und Erfahrungsraum in vielfältiger Weise therapeutisch genutzt werden kann.

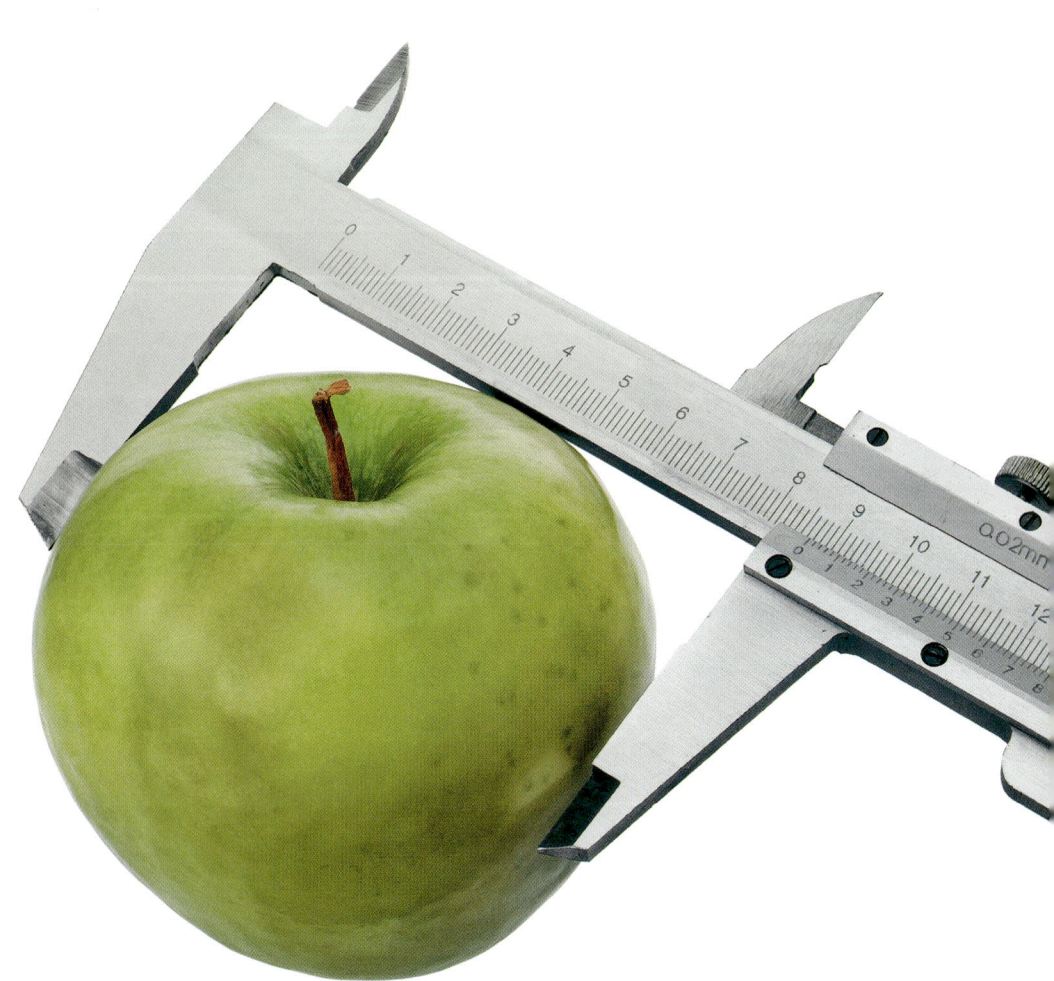

Toleranz

„Toleranz, auch Duldsamkeit ist allgemein ein Geltenlassen und Gewährenlassen fremder Überzeugungen, Handlungsweisen und Sitten."[90]

Toleranz meint häufig auch die Anerkennung einer Gleichberechtigung unterschiedlicher Individuen.

In der europäischen Geistesgeschichte entstand die Toleranzidee seit dem Zeitalter der Glaubenskriege im Zusammenhang mit Überlegungen zum Verhältnis der christlichen Religionen zu anderen Religionen."

Das Verb *tolerieren* wurde schon im 16. Jahrhundert aus dem lat. *tolerare* (=erdulden) entlehnt. Das *Adjektiv tolerant* bedeutet demnach also duldsam, großzügig, nachsichtig, weitherzig.[91]

Wenn zwei geistige Weggefährten dieselbe Sicht und Meinung haben, dann braucht es keine Toleranz. Toleranz beginnt da, wo die Unterschiede anfangen.

Da wo zwei ganz anders auf dasselbe schauen oder wo wir mit kontroversen Meinungen aufeinander treffen ist respektvolle Akzeptanz gefragt.

> Mahatma Ghandi hat zur Toleranz folgendes gesagt:
>
> „Es ist dem Menschen nicht gegeben, die ganze Wahrheit zu erkennen. Seine Aufgabe besteht darin, auf die Wahrheit hin zu leben, so wie er sie erkennt, und dabei zu den reinsten Mitteln zu greifen, nämlich zur Gewaltlosigkeit. Wahrheit kann nicht in Büchern gefunden werden.

[90] Duden (1992), Die deutsche Rechtschreibung, Mannheim: Duden-Verlag.
[91] Duden (1992), Die deutsche Rechtschreibung, Mannheim: Duden-Verlag.

Wahrheit wohnt in jedem menschlichen Herzen, und man muss hier nach ihr suchen und sich von Wahrheit leiten lassen, wie man sie sieht. Doch niemand hat das Recht andere zu zwingen, nach seiner eigenen Wahrheitssicht zu handeln.

Da jedermanns Wahrheits-Sicht der Natur der Sache nach fragmentarisch ist, kann niemand für seine Anschauung Endgültigkeit oder Unfehlbarkeit beanspruchen und muss jeder bereit sein, die Möglichkeit einzuräumen, dass die Anschauung anderer Menschen von ihrem Standpunkt aus wahr sein kann. Das führt zur Toleranz gegenüber fremden Ansichten, die einer der Hauptaspekte der Gewaltlosigkeit ist." [III,185-6][92]

Toleranz in diesem Sinne zeigt sich in der Beratung und Psychotherapie zum Beispiel, wenn wir nach einem klaren Auftrag der autonomen Klienten handeln und diese die ursprünglich genannten Ziele nicht umsetzen bzw. sich im Verlauf umentscheiden.

So kam ein Paar zu uns mit dem Auftrag einer Trennungs-Beratung (Mediation). Die beiden wollten ohne Rechtsanwalt und möglichst einvernehmlich mittels eines Moderators einen Weg finden, die Trennung und die Aufteilung ihres Vermögens etc. in die Wege zu leiten. Die drei Kinder waren bereits alle erwachsen und außer Haus. Alle beide waren Lehrer und hatten quasi das gleiche Einkommen. Sie hatten bereits getrennte Schlafzimmer. Sie wollten eine Fair-Play-Lösung finden.

Beide hatten schon lange keinen Sex mehr und teilten auch keine körperliche Nähe mehr miteinander. Sie stritten sich häufig und auch recht destruktiv.

Im Verlauf der Beratung zog zunächst der Mann aus und mietete sich eine Wohnung an. Er kam jedoch nach acht Wochen wieder zurück in das gemeinsame

[92] Ghandi M. (2000), Mahatma Ghandi-Die Kraft des Geistes (Auswahl aus den Schriften), Zürich: Diogenes Taschenbücher, S. 93.

Haus. Dann zog die Frau in die freie Einliegerwohnung bei einer Freundin ein, und kam nach zwölf Wochen wieder zurück ins gemeinsame Haus. Die Auszüge beider dienten dazu das Leben alleine zu erkunden.

Parallel fanden, wie vereinbart, monatlich eine Sitzung à 90 Minuten statt. Am Ende merkten beide, dass der Schritt alleine zu leben für sie zu groß war. Sie waren beide 60 und 58 Jahre alt und 35 Jahre zusammen. Beide fürchteten, dann zu vereinsamen und dass es dann noch schlimmer für sie wäre als jetzt und beide hatten für sich innerlich nicht die Perspektive, einen neuen Partner zu finden. Dass ihre Chancen zumindest derzeit nicht all zu hoch waren - was die Fettleibigkeit beider anbelangte und von ihrem konditionierten Erwartungsmuster her - sahen sie durchaus einigermaßen realistisch.

Schließlich fanden sie für sich die Lösung im gemeinsamen Haus zwei getrennte Wohnungen auf zwei Etagen mit zwei Küchen und zwei Bädern einzurichten und wohnten ab dann gemeinsam getrennt. Sie hatten einerseits noch die alte Vertrautheit und andererseits auch den nötigen Abstand.

Um sich zu treffen mussten sie sich nun besuchen und die Besuche auch ankündigen. Häufig kochten sie auch gemeinsam.

Ein Jahr später schrieben sie uns einen Brief und bedankten sich dafür, dass wir sie nicht gedrängt hatten, sich völlig zu trennen, wo doch schon zu Beginn der Beratung die Ehe offensichtlich Konkurs gewesen wäre, sondern dass wir sie in Respekt ihres ursprünglichen Trennungswunsches darin unterstützt hatten, eine von beiden bis dahin nicht erkannte, neue und für beide gut annehmbare Lösung zu finden.

Ein bekanntes TA-Buch von Bob & Mary Goulding heißt „*The power is in the patient*" und Gunther Schmidt betont zu Recht immer wieder in seinen Vorträgen, dass der autonome Patient entscheide, ob und wie es weiter geht.

Im Einzelfall ist demütig zu respektieren, dass wir wie Reisebüroleiter sind und dass da jemand unseren Laden betreten hat, der am Ende die ursprünglich geplante Reise gar nicht machen will.

Unsere erste Aufgabe ist es also, herauszufinden, für welche Ziele ein Klient oder für welche gemeinsamen Ziele ein Paar mit uns kooperiert. Unsere Klienten bestimmen über Dauer, Tiefgang, Wirksamkeit, Integration und Umsetzung der therapeutischen Erfahrungen in den eigenen Alltag maßgeblich und entscheidend. Erfolg ist dann das was folgt.

Toleranz heißt jedoch nicht einfach alles hinzunehmen. Toleranz hat auch Grenzen. Diese zeigen sich zum Beispiel überall dort wo wir ohne Vertrag handeln, weil zum Beispiel ein Klient sein Leben in Gefahr bringt, seine Kinder verwahrlosen lässt oder misshandelt oder anderen mit Selbstmord droht oder ankündigt, jemand anderem etwas anzutun. Dann müssen wir gegebenenfalls die Polizei verständigen und eine Einweisung ins Krankenhaus veranlassen, das Jugendamt einschalten und anderes mehr, weil unser Herz und Verstand uns sagen, dass jetzt eine Grenze des Zumutbaren überschritten ist und aus Mitgefühl ,Verantwortung und aus Respekt dem Leben gegenüber ein Signal gesetzt werden muss. Nicht selten lässt der Klient sich vom Sinn dieser Maßnahmen überzeugen und geht *gezwungenermaßen freiwillig* mit.

Dabei ist die innere Haltung und Überzeugung entscheidend aus der heraus wir handeln. Wir können niemanden mit Gewalt am Leben halten, an einer Straftat hindern oder dazu veranlassen, besser für seine Kinder zu sorgen.

Die Einweisung hindert den anderen nicht wirklich daran, seine Absichten später in die Tat umzusetzen. Allerdings könnte er aufwachen und die Chance ergreifen sich zum Beispiel mit der Seite in ihm, die sich ums Leben bringen will und mit der Seite in ihm, die Leben will, auseinanderzusetzen und womöglich eine Neu- bzw. Um-Entscheidung zu treffen. Ebenso könnte er mit seiner Mords-Wut und dem inneren Killer in Kontakt kommen und ihn dadurch ungefährlicher werden lassen.

Das Jugendamt kann für eine Fremdunterbringung und damit für Schutz gefährdeter Kinder sorgen.

Toleranz und Gewaltlosigkeit in diesem Sinne hat also nichts mit Passivität zu tun. Sie bedeutet auch nicht *für alles offen* zu sein.

Ein Sprichwort lautet: „Wer für alles offen ist, kann nicht ganz dicht sein!"

Toleranz zeigt sich in der Beratung und Therapie auch im Sinne Ghandis, wenn wir andere Weltanschauungen unserer Klienten respektieren. Diese können sich zum Beispiel in einer streng religiösen Haltung zeigen, wie wir es häufig bei pietistisch Gläubigen in unserem Lebensraum vorfinden.

Gunther Schmidt hat den Begriff *Realitätenkellner* für Therapeuten geprägt. Das heißt wir können Angebote machen und der Klient entscheidet, ob er diese Angebote annehmen will oder nicht.

In der Literatur wird in *Lessings Ringparabel* [93] das Wesen der Toleranz aufgezeigt. Sultan Saladin lässt Nathan, den Weisen zu sich rufen und legt ihm die Frage vor, welche der drei monotheistischen Religionen (Judentum, Christentum, Islam) er für die wahre halte. Nathan erkennt sofort die Zwickmühle, die in der Frage steckt. Erklärt er seine jüdische Religion zur einzig wahren, könnte Saladin das als Majestätsbeleidigung auffassen, schmeichelt er hingegen dem Sultan, indem er dessen Religion bevorzugt, muss er sich fragen lassen, ob er es gerne anderen recht mache und gerne gefällig sei. Entscheidet er sich für das Christentum, muss er sich fragen lassen, warum er noch Jude sei…

Um einer Zwickmühlen- Antwort auszuweichen und dem Dilemma zu entkommen, antwortet er mit einem Gleichnis:

> Ein Mann besitzt ein wertvolles Familienerbstück - einen Ring - der über die Eigenschaft verfügt, seinen Träger vor Gott und den Menschen angenehm zu machen, wenn der Träger ihn in dieser Zuversicht und Haltung

---

[93] Lessing G.E. (2000), Nathan der Weise (Die Ringparabel), Ditzingen: Reclam-Taschenbuch.

trägt. Dieser Ring wurde über viele Generationen hinweg vom Vater an jenen Sohn vererbt, den der Vater am meisten liebte.

Doch nun tritt der Fall ein, dass der Vater drei Söhne hat, von denen er keinen bevorzugen möchte, sodass er von einem Künstler originalgetreue Duplikate des Ringes herstellen lässt. Im Sterben liegend hinterlässt er jedem Sohn einen Ring, wobei er jedem versichert, sein Ring sei der echte.

Nach dem Tode des Vaters ziehen die drei Söhne vor Gericht, um klären zu lassen, welcher von den drei Ringen der echte sei. Der Richter aber ist außerstande, dies zu ermitteln. So erinnert er die drei Männer daran, dass der echte Ring die Eigenschaft habe, den Träger bei allen anderen Menschen beliebt zu machen; wenn aber dieser Effekt bei keinem der drei eingetreten sei, dann könne das wohl nur heißen, dass der echte Ring verloren gegangen sein müsse. Daraufhin gibt der Richter den Söhnen den Rat, jeder von ihnen solle glauben, dass sein Ring der echte sei, dass sein Vater alle drei gleich geliebt habe und es deshalb nicht habe ertragen können, einen von ihnen zu begünstigen und die beiden anderen kränken zu sollen, wie es die Tradition eigentlich erfordert hätte. Wenn einer der Ringe der echte sei, dann werde sich das in der Zukunft an der ihm nachgesagten Wirkung zeigen und jeder Ringträger solle sich bemühen, diese Wirkung herbeizuführen.

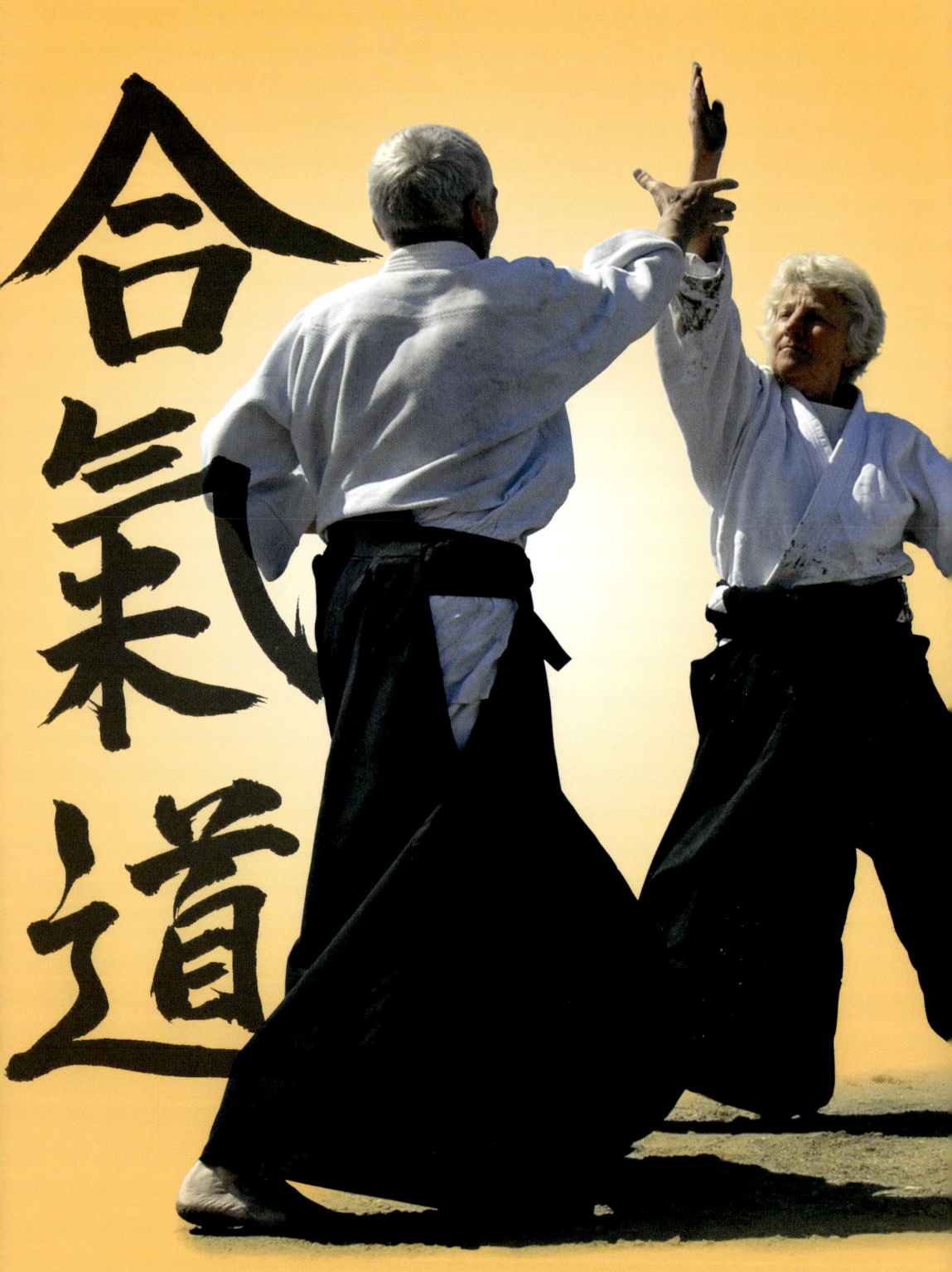

Das Aikido-Prinzip

Einer der beiden Autoren hatte einmal einen Nachbarn, der sich als *böser Mensch* entpuppte. Er war mit einigen anderen Nachbarn bereits vor Gericht, seine Frau hatte sich mit den gemeinsamen Kindern räumlich von ihm getrennt und seine eigenen Enkel bekam er bis dato nicht zu Gesicht.

Er hatte seine Frau vor deren Auszug einmal mit einer Schusswaffe bedroht und nachdem sie die Polizei alarmiert hatte, wurde der Nachbar in Handschellen abgeführt, jedoch schon nach einer Nacht mit einer Ermahnung wieder aus der Zelle entlassen. Seine Waffe musste er allerdings abgeben.

In seinem Garten schrie er regelmäßig lauthals herum und man wusste nie, wen er meinte, wenn er indirekte Abwertungen von sich gab, wie zum Beispiel: „Alles faule Hunde! Zigeuner! Lauter Arschlöcher!" u.a.m.

Die meisten Leute hatten Angst vor ihm oder gingen ihm aus dem Weg und so wurde er immer isolierter und dabei leider auch immer unangenehmer.

Der Einfachheit halber jetzt folgende Beschreibung in der Ich-Form: „Eines Tages fand ich einen *Strafzettel* mit kopiertem Polizeiwappen an meiner Windschutzscheibe, als ich meinen Wagen vor seinem Grundstück auf der Straße parkte.

Darauf stand sinngemäß: „Sie gehören zu einer rücksichtslosen Sorte von Autofahrern, denen man das Handwerk legen sollte. Ich wünsche Ihnen einen Getriebeschaden und zwar nachts um Null Uhr auf der Autobahn und dass Tausend Kamelflöhe ihr Arschloch heimsuchen!"

Da begann ich *verbales Aikido* zu lernen. Ich scannte diesen „Strafzettel" auf mein Notebook und schrieb oben drauf: „Bekanntmachung! Wenn Sie vor dem Grundstück von Herrn X parken, dann müssen Sie damit rechnen solch einen Strafzettel zu bekommen." Den Ausdruck warf ich in die Briefkästen aller Anwohner und natürlich auch in seinen.

Als nächstes bekam ich einen bösen Brief in dem er mich aufforderte unsere Hecke bis zum Ende nächster Woche zu schneiden, denn sonst würde er andere Saiten aufziehen. Als Antwort schrieb ich ihm einen freundlichen Brief mit etwa folgendem Inhalt: „Sehr geehrter Herr X, schon vor Erhalt ihres Schreibens haben wir die Pflege unserer Hecke auf Ihrer Grundstücksseite einem Gartenservice übergeben. Leider haben wir deswegen keinen Einfluss auf Ihren Wunschtermin. Mit freundlichen Grüßen."

Als er eines Tages wieder einmal wüste Beschimpfungen von sich gab, da rief ich „Wer Wind sät, der wird Sturm ernten!" Da hörte er plötzlich und schlagartig auf. So indirekt wie er war, war auch ich. Keiner wusste sozusagen mit Bestimmtheit, wer mit wem sprach. In jedem Fall tat es gut, weder etwas zu schlucken, noch sich auf seine Ebene zu begeben.

Weitere Beispiele dieser Art wären beliebig ergänzbar, aber lassen wir es damit bewenden. Eines Tages stellte er sich ein letztes Mal jemandem in den Weg, als er selbstverschuldet einem anderen die Vorfahrt nahm und dabei selber starb. Seine Ex-Frau und Witwe gab mir die Hand und sagte: „Hurra, der Wolf ist tot und die sieben Geißlein [die sieben Nachbarn] freuen sich!"

Am Ende legte ich ihm einen bunt bemalten *Gedenkstein* auf die Grundstücksgrenze, der zum Ausdruck bringen sollte, dass ich einerseits froh war, ihn auf diese Weise endlich los zu sein, wie alle anderen Nachbarn und seine Verwandten auch, auf der anderen Seite auch ein gewisser Dank, dass ich durch ihn gefordert war, diese Aikido-Qualität zu entwickeln und zu lernen."

Bei dem aus Japan stammenden *Aikido* steht der Aspekt der *gewaltlosen Abwehr* im Vordergrund. Wichtige Prinzipien sind die eigene Zentrierung im Hara, dem Energiezentrum drei Finger breit unter dem Bauchnabel, der Körpermitte und die Erdung mit dem Boden und der Realität. Die Haupttechnik ist ein Ausweichen, mit dem man den Angriff des Gegners umlenkt, so dass dessen Angriffsenergie neutralisiert wird und der Gegner aus seiner Mitte kommt.

Zum Verständnis von Aikido schlagen wir Ihnen eine kleine Übung vor, die Sie mit einem Partner jederzeit und am Besten in Zeitlupe ausführen können.

Das Prinzip dabei: Wenn Zug kommt folge ich dem Zug und wenn Druck kommt weiche ich dem Druck aus.

Übung: Stellen sie sich einem Partner gegenüber und berühren sie sich mit den Handflächen der rechten Hand. Ihr Partner versucht Sie nun wegzuschieben und sobald sie den Druck bemerken treten sie mit dem linken Bein mit einer Seitendrehung nach links hinten und lenken Ihr Gegenüber mit dessen eigener Schubkraft rechts in Schubrichtung an sich vorbei.

Das gleiche Prinzip können Sie anwenden, wenn der andere mit einem rechten Faustschlag in Zeitlupe auf Sie zukommt und sie mit dem rechten Unterarm den Schlag an sich vorbei lenken, während sie sich nach links hinten wegdrehen.

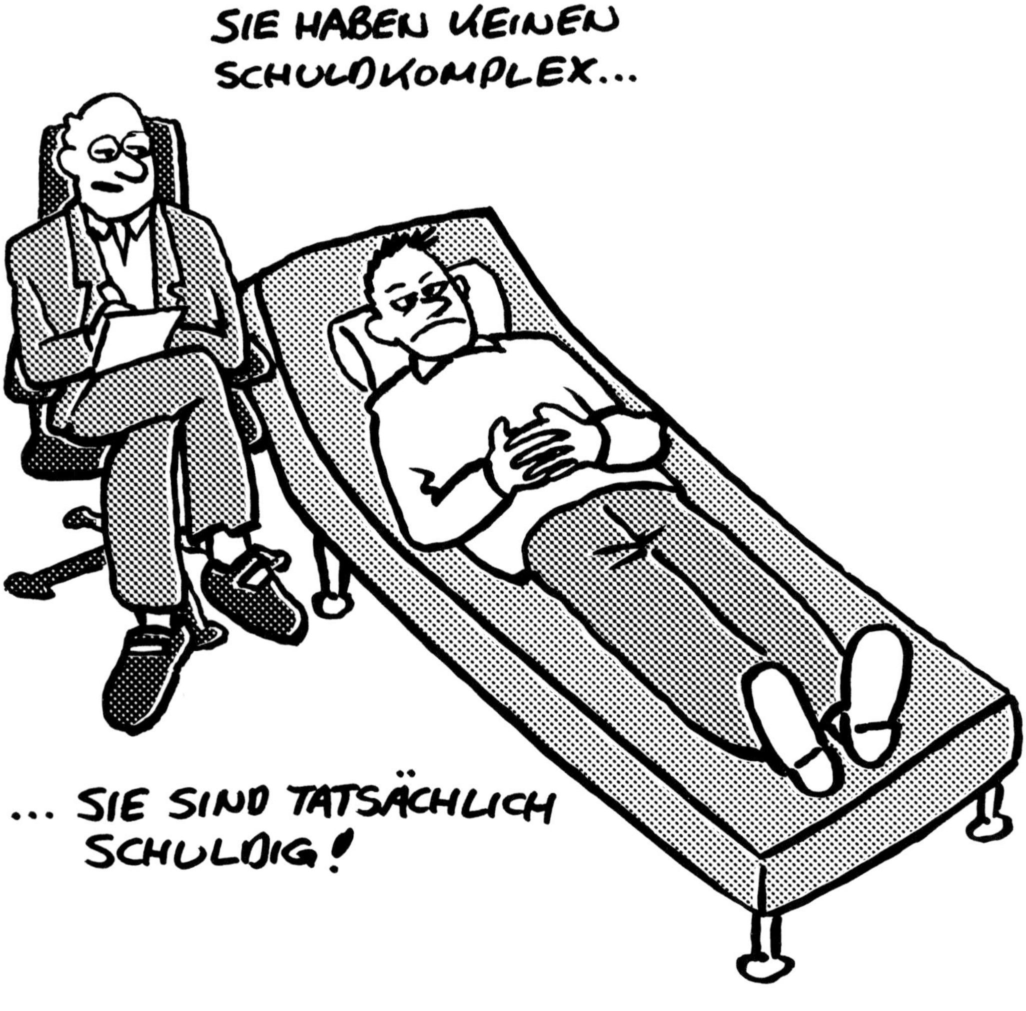
SIE HABEN KEINEN SCHULDKOMPLEX...
... SIE SIND TATSÄCHLICH SCHULDIG!

Scham und Schuld

Scham ist der Versuch demütigende und verletzende Erfahrungen von Kontaktverlust abzuwehren. Als Kind kann ich in mannigfacher Weise in meinem Bedürfnis nach Beziehung verletzt werden:

- Bezugspersonen machen sich auf meine Kosten lustig
- Sie machen mich vor anderen lächerlich
- Sie ignorieren mich als ganze Person bzw. meine eigenen Wünsche und Bedürfnisse an die und in der Beziehung
- Sie beschuldigen mich und machen mich verantwortlich für…
- Sie machen mir ungerechtfertigte Vorwürfe u.a.

Meine SCHAM ist dann ein Schutzmechanismus. Die Scham dient dazu, die verletzenden Beziehungserfahrungen und die damit verbundenen Gefühle abzuwehren, d.h. nicht zu spüren. Anders gesagt: die Scham ist hier ein Ersatzgefühl, das die Original-Gefühle überlagert und verbirgt.

Die Original-Gefühle sind:

- (Mords-)Wut
- Trauer und Schmerz (nicht akzeptiert zu werden, wie ich bin mit meinen eigenen Wünschen, Bedürfnissen und mit meinem Verhalten)
- Einsamkeit, Verlassenheit und Machtlosigkeit

- Angst vor Verlust (der ja tatsächlich viele Male eingetreten ist und von mir erlebt wurde als „ich muss mich verlieren um Dich nicht zu verlieren oder wenn ich mir und meinen Empfindungen treu bin, dann verliere ich Dich")
- Verletzung und damit verbunden durch Bloßstellung und Beschuldigung und damit einhergehender Verlust des Vertrauens zu Dir als Bezugsperson
- Verlust der Achtung vor Dir und letztlich auch vor mir selbst
- Das Gefühl weniger wert zu sein als andere (als Du)
- Verlust von liebevoller Verbindung zu Dir als bedeutungsvolle Bezugsperson

Was geschieht dann in der Folge?

Ich wehre die inter-personelle Beziehungs-Erfahrung ab durch Verinnerlichung derselben. D.h. die außen von mir erlebte Kritik oder Erniedrigung wird zu meiner Selbstkritik oder Selbstabwertung. Ich mache den ursprünglich zwischenmenschlichen Konflikt zum intrapsychischen Konflikt (Ich mache mit mir selber, was Du mit mir gemacht hast und übernehme 100% der *Ursache* für die Demütigung).

Ich kann so den *Anschein einer Beziehung* aufrechterhalten. Mein Schmerz über den Bruch in der Beziehung wird so verringert. Ich erlebe einen *Pseudo-Triumph*. Nicht meine Mutter oder mein Vater sind verantwortlich für meine Erniedrigung und Demütigung, sondern meine Dummheit, Vergesslichkeit, Ungeschicklichkeit usw., also ich selbst.

Meine Scham überdeckt also meine Angst in dieser Beziehung zu Euch als geliebte Personen von Euch verletzt und verlassen zu werden, weil ich bin, der ich bin. In der Folge verlasse ich mich ständig selbst und wiederhole die Schwächung meines eigenen Selbstwerts durch Selbstbeschämung. Ich wiederhole die in meiner Kindheit beschämend erlebten Situationen mit Personen der Gegenwart. Die Wiederholung sorgt dafür ein vertrautes Ersatzgefühl *unter meiner Kontrolle* wieder zu erleben und die dahinter verborgenen natürlichen Gefühle und die Wahrheit über die ursprüngliche Beziehung zu vermeiden.

Kurt kommt zu uns in die fortlaufende Gruppe und berichtet von Scham- und Schuldgefühlen. Dabei ist er ein überaus braver Mann, der nichts verbrochen hat, außer sich selbst stets hinten anzustellen. Er hat eine Menge Schulden bei sich selbst, weil er sich bisher so viel schuldig geblieben ist.

Sein Vater war ein erfolgreicher Unternehmer und dieser führte den Sohn vor anderen als Versager vor und prophezeite ihm, *es* einmal *zu nichts zu bringen*, wenn er so weiter mache. Er sei ein Mensch mit zwei linken Händen u.v.m.

Seine Frau ist gerade dabei sich von ihm zu trennen und *betrügt ihn* mit einem anderen Mann und beginnt dort ein wenig als Frau zu erwachen und Kurt als Sexualpartner abzuwerten: „Du bringst es einfach nicht!"

Dies auf dem Hintergrund, dass die beiden seit vielen Jahren keinen Sex und keine körperliche Liebe mehr miteinander teilten und beide ein Problem mit Hingabe und sich fallen lassen haben.

Er hatte den großen Wunsch und Anspruch gehabt eine Frau zufrieden zu stellen. Dazu wählte er jedoch unwillkürlich eine, die nicht leidenschaftlich liebesfähig und bereit war sich ihm zu öffnen. Er mühte sich redlich ab, scheiterte allerdings, denn wer hat schon je einen Stein zum Glühen und Blühen gebracht–vor allem wenn er noch keinen Zugang zu dem Feuer und der Lust in sich selber hat?

Hier wird zweifaches Unvermögen zur doppelten Schuld, denn er macht sich dafür zu 100% verantwortlich und landet bei sich innerlich quasi vor Gericht, verurteilt und bestraft sich durch Selbstbeschämung und Selbsterniedrigung.

Die Lust-Krise der beiden war bereits im zweiten Ehejahr manifest und die beiden sind jetzt 25 Jahre *zusammen*. Auf diesem Hintergrund arbeiten wir mit der Lebenslinie.

Als Kurt aus der gegenwärtigen Ehekrise heraus in die Zukunft entlang der Lebenslinie an einen Punkt geht, wo er all die Probleme bereits gelöst und hinter sich gebracht hat, kann *er mehr Mann sein, fühlt sich älter, aufrechter, wird konkreter* statt Worthülsen-schwammig zu sein. Er ist jetzt *vitaler und fühlt mehr Ärger, Freude und Lust und er weiß mehr was er will* und nicht nur was er nicht will. Er hat sich in der Zukunft auch von seiner Frau *aktiv* getrennt.

Wenn er aus der Zukunft ganz in diesem Mann-Gefühl bleibend zurückgeht und dem Kurt im zweiten Ehe-Lebensjahr, also vor 23 Jahren, etwas aus der Zukunft bringt dann sagt er dem 23 Jahre jüngeren Kurt: „Ich würde so wie ich jetzt bin und mich erlebe diese Frau als Partnerin gar nicht mehr wählen, weil die zu befreitem Sex und zu leidenschaftlicher körperlicher Liebe gar nicht in der Lage ist!"

Das macht ihn als 23-jährigen Kurt sehr nachdenklich!

Er sagt ihm noch mehr: „Mit ihr kannst du dich zwar ganz sicher fühlen, aber du wirst dabei niemals merken, wie dein eigenes Feuer, deine Lust und deine Leidenschaft in dir schlafen. Mit ihr bleibst du immer in der lauwarmen Zone. Wenn du dich als Mann erwecken willst, dann hilft dir nur eine Frau, die ihre sinnlich-erotische Seite lebt und dich an deine Grenzen bringt. Dann kann niemand mehr dem anderen die Schuld für eine lustlose Beziehung in die Schuhe schieben und dann braucht sich auch keiner ‚mehr schuldig fühlen!"

Kurt war stets und generalisiert bemüht es allen recht zu machen, was ihm jedoch nicht gelang, weil er es mit den verschiedensten Menschen gleichzeitig zu tun hatte: Ehefrau, Kinder, Schwiegermutter, Nachbarn, Freunde, Kollegen, Vorgesetzte, Kunden und andere mehr. Alle wollten was von ihm, jeden bediente er gefällig bis unterwürfig um es nur mit keinem zu verderben. Ständig sagte er JA zu den anderen und dabei NEIN zu sich und blieb dadurch nicht selten auf der Strecke.

Umgekehrt ist es immer wieder erstaunlich, dass Menschen, die zum Teil wirklich erhebliche Schuld auf sich geladen haben, keinerlei Schuldgefühle und Reue zeigen. Dieses Phänomen finden wir insbesondere bei Psychopathen, wie Mladic, Saddam, Mengele…um nur ein paar bekannte Namen zu zitieren.

Bei den vielen unbekannten Psychopathen, die zum Beispiel ihre Partner und Kinder tyrannisieren ist dies gleichermaßen zu beobachten. Sie müssen immer in *einer One-up-one down*-Beziehung leben und können niemanden neben sich ertragen. Ihre maßgebliche Strategie ist es zu täuschen, zu manipulieren und zu lügen. Sie müssen Macht über andere Menschen haben und agieren ohne Mitgefühl. Motto: „Ich bin mächtig und Du bist schmächtig!"

Im Falle unseres Kurt handelt es sich um einen Mann, der überhaupt nichts verbrochen hat und ständig Schuldscheine sammelt und mit Schuldgefühlen herumläuft. Der tut dies als kontrollierte Wiederholung seiner Kindheitserfahrungen. Er ist quasi wie der Kontra-Typ zum Psychopathen. Der Psychopath hat ein aufgeblasenes Ich und in vielen Fällen auch insbesondere im Verhältnis zu seinen häufig schmächtigeren und schlecht geerdeten Beinen einen aufgeblasenen Oberkörper.

Kurt hingegen wirkt wie einer bei dem man die Luft herausgelassen hat und seine Schultern und sein Kopf hängen vornüber.

Bei Menschen, die reale Schuld auf sich geladen haben verhält es sich anders. Olaf hatte auf einer Party zu viel getrunken und bei der Heimfahrt kam er mit seinem Wagen von der Straße ab und prallte gegen einen Baum. Seine Freundin, die neben ihm saß, starb in Folge des Aufpralls noch am Unfallort. Olaf hatte nicht nur quälende Schuldgefühle, sondern bekam auch von außen eine Menge unerträgliches Feedback. So sprachen seine Schwiegereltern in Spe nicht mehr mit ihm und zwei Freundinnen seiner verstorbenen Partnerin wechselten demonstrativ die Straßenseite, wenn er ihnen entgegen lief.

Für Olaf ging es am Ende darum, sich mit dem inneren Richter auseinander zu setzen und sich selbst gegenüber etwas gnädiger zu werden und schließlich gar die tote Freundin und deren Verwandte auf dem leeren Stuhl um Vergebung zu bitten, sich selbst zu vergeben und auch seinen Schöpfer um Vergebung zu bitten. Letztere Erfahrung geschah unter Tränen, als wir gemeinsam während eines Workshops im Tessin in eine kleine Bergkapelle miteinander gingen. Er kniete alleine vor dem Altar. Zunächst bekam er einen Würgereiz, der mit Aushusten und Tränen einherging. Schließlich erlebte er eine ehrliche Hingabe des Schuldigen in ihm, die in ein tiefes Schmelzen überging und verbunden war mit dem Erleben von *mir ist und wird vergeben*. Dabei bewegte sich sein Kopf Wirbel für Wirbel entlang der Wirbelsäule nach unten, als ob er sich verneigte. Seine Hände kamen gleichzeitig langsam wie im Gebet zueinander. Es war ihm als ob diese Bewegung mit ihm geschah, d.h. er konnte kaum mehr unterscheiden, ob er sich so bewegte oder ob er so bewegt wurde.

Entscheidend in diesem Prozess war für Olaf, dass er den Fakten ins Auge sehen konnte um mit den Tatsachen dieser Schuld leben zu lernen. Gleichzeitig nahm er jedoch auch Abschied vom *Gott spielen* indem er sich selber gnadenlos richtete. Er konnte wahrhaben, dass dies nicht seine Sache, sondern die seines Schöpfers war. Erstaunt konnte er erfahren wie groß dessen Gnade ist, wenn er sich ihm mit seiner Schuld ehrlich auslieferte.

Im Verlauf erkannte er, dass fast jeder in unserer Gruppe auch schon einmal nah dran war sich durch Fehlverhalten schuldig zu machen und dass da außer dem eigenen Tun auch noch Schutzengel, Schicksal, Gnade und Bestimmung im Spiel waren. Der spirituelle indische Lehrer Ramana Maharshi sagte dazu dass wir immer in der Gnade und niemals außerhalb ihres Wirkens seien [Schicksals-Schläge eingeschlossen].

Wichtig scheint uns darauf hin zu weisen, dass das ein Prozess über längere Zeit war. Das Timing für jeden weiteren reifen Schritt ist hier von besonderer Bedeutung. Den *Kirchgang* zum Beispiel macht man <u>so</u> quasi nur einmal. Bedeutsam im Sinne des *You have to feel it to heal it* ist, dass Olaf in spürbarem Kontakt mit sich war und dass die Schritte nicht nur im Kopf abliefen. Sonst käme es zu einer Pseudo-Vergebung.

Jedes Ritual ist nicht an sich hilfreich. Nur wenn der Erlebende fühlt, was er tut und sagt und worum er inständig bittet und nur wenn es sich um eine aufrichtige, kongruente Hingabe und Übergabe handelt, kann etwas heilsames Geschehen. Man sollte niemals damit spielen.

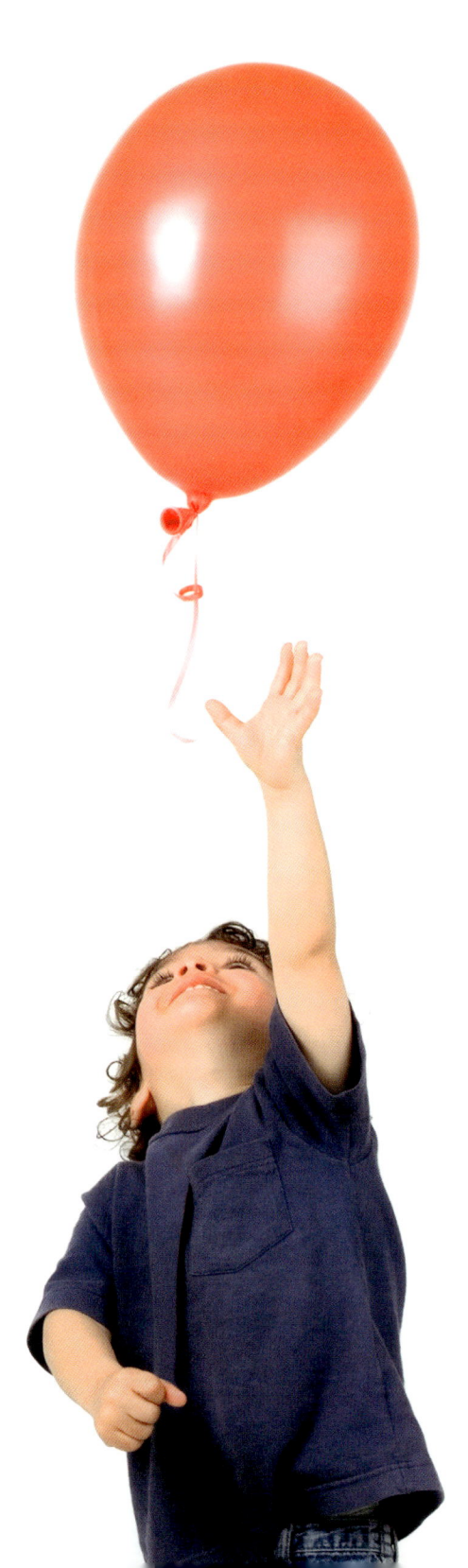

Festhalten

Dazu möchten wir Ihnen zunächst einen kleinen jiddischen Witz erzählen:

„Joschele fährt mit dem Nachtzug von München nach Florenz und befindet sich in einem Liegewagen mit fünf anderen Mit-Schläfern. Es ist heiß und er hat einen unbändigen Durst. Da hören ihn die anderen immer wieder klagend ausrufen: „Hab ich a Dorscht, hab ich a Dorscht, Eeeei hab ich a Dorscht, HAB ich a Dorscht, Hab ICH a Dorscht, Hab ich a DORSCHT!!!" Da erbarmt sich ein englischer Mitreisender, der das Gejammer nicht mehr mit anhören will, steht auf, geht zum Nacht-Schaffner und bestellt eine große Flasche Mineralwasser und bezahlt. Zügig geht er zurück, überreicht Joschele die Flasche, fordert ihn zum Trinken auf und legt sich wieder auf sein Bett. Ruhe. Endlich Ruhe.
Nur ein wenig Gluckern als Joschele die Flasche leert. Und dann kurze Zeit Stille. Fast wäre er wieder eingeschlafen, da hört er den jiddischen Mitfahrer ausrufen: „Eeei, hab ich gehabt a Dorscht, Ei hab ICH gehabt a Dorscht, Hab ich GEHABT a Dorscht, Eeei hab ich gehabt a DORSCHT!

Manchmal sind unsere Interventionen, die zunächst erfolgversprechend scheinen, wie eine Rechnung ohne den Wirt. Der vorübergehende Effekt des scheinbaren Wandels ist nicht oder noch nicht nachhaltig wirksam.

Eine Seite im Klienten scheint doch noch an einem alten Muster festzuhalten und fällt zurück ins alte Verhalten und in die Problemtrance. Wir sprechen dann meist von einem Rückfall oder von einer *Ehrenrunde*.

Macht jemand immer wieder hartnäckig solche Ehrenrunden, dann sprechen viele Therapeuten im Extremfall von einem therapieresistenten Klienten oder gar von einem Therapeuten-Killer.

Als einer der beiden Autoren einmal auf einem Kongress in den USA war und dem bekannten Therapeuten namens Lazarus zuhörte, da sagte dieser, dass es keine resistenten Klienten gäbe, sondern nur einfallslose Therapeuten.

Wir haben die Erfahrung gemacht, dass es sich bei hartnäckigen Kandidaten lohnen kann selbst auch hartnäckig am Ball zu bleiben nach dem Motto: „Steter Tropfen höhlt den Stein!" Damit ist aber nicht gemeint, dass wir auch über lange Zeit gebetsmühlenartig immer dasselbe sagen oder machen. Das wäre ebenfalls nur redundant und vermutlich wenig ergiebig!

Wir meinen vielmehr, dass die Seite im Klienten, die noch festhält, Raum und Würdigung braucht und den Widerstand im Sinne der Symptom-Verschreibung sogar therapeutisch gewollt inszenieren darf und soll. Erst wenn die noch festhaltende Seite wahrgenommen und verstanden wird und keinen Druck mehr verspürt im Sinne von: „Lass doch endlich los!", kann ein freiwilliges Loslassen beginnen. Manchmal ist es gar hilfreich, liebevoll provozierend die Kontra-Position einzunehmen: *„Nennen Sie mir einen vernünftigen Grund warum Sie zu trinken aufhören sollten. Sie saufen doch jetzt schon seit 18 Jahren."*

Auch eine therapeutische Skepsis kann hilfreich herausfordern, wie folgender kurzer Dialog mit einem alkoholkranken Klienten zeigt.

Th: Ich weiß gar nicht ob sie überhaupt mit dem Saufen aufhören können?

Kl: Klar, ich kann jederzeit aufhören.

Th: Das haben schon viele behauptet. Ich glaube nur was ich sehe.

Kl: Dann werde ich Ihnen eben beweisen dass ich ab heute bis zur nächsten Gruppe keinen Schluck mehr trinke.

Th: Ich höre Ihre Worte. Aber machen Sie besser keine leeren Versprechungen. Lieber nur ankündigen, was man auch sicher zusagen kann.

Kl: Wir werden ja sehen wer am Ende recht behält.

Der Klient in diesem Beispiel war tatsächlich Zehn Tage lang trocken. Er war allerdings kein Spiegeltrinker, sondern einer, der ohnehin immer wieder mal ein bis drei Tage trocken war. Das heißt er konnte bereits immer wieder begrenzt abstinieren. Er hatte jedoch einen Kontrollverlust bezüglich der Trinkmenge, d.h. er konnte die Menge nach dem ersten Schluck nicht mehr steuern und musste quasi zwanghaft weiter trinken. Das war jeweils deutlich mehr als er sich jeweils vornahm. Auch blieb er dann länger in der Kneipe und hatte anschließend wiederholt einen handfesten Ehekrach mit seiner Frau.

Der Klient in unserem Beispiel war natürlich nur aus Rebellion trocken und nicht aus Einsicht und innerer Motivation. Die Abstinenz hielt zunächst auch nicht länger als zehn Tage. Das Gute daran war allerdings, dass wir ihn jetzt mit seinen Abstinenz-Fähigkeiten und mit seiner Entschlusskraft konfrontieren konnten. Außerdem hatte er eine *neue Erfahrung* gemacht, denn er war schon ein paar Jahre lang nicht mehr so lange abstinent. Wir konnten dann auch sagen: *„Sie haben mich beeindruckt. Alle Achtung. Eine Seite in Ihnen trank bisher immer wieder in selbstzerstörerischer Weise, jedoch eine andere Seite in Ihnen verfügt offensichtlich über eine enorme zielführende und selbsterhaltene Kraft."*

Wir sollten dabei klar vor Augen haben, dass **kein** Klient freiwillig oder absichtlich leidet oder gar Spaß am Leiden hat oder nur noch nicht genug gelitten hat. Als einer der Autoren in der Suchtkrankenhilfe arbeitete war bei Beratern, wie auch ehrenamtlichen Helfern in den Selbsthilfegruppen nicht selten zu hören:

„Der ist noch nicht weit genug unten." oder „Der hat noch nicht genügend Leidensdruck." Das ist zynisch und wenig hilfreich. Klienten die ganz unten und geschwächt sind haben auch weniger Kraft zur Wandlung in sich zur Verfügung. Einer der gerade eine schwere Grippe hinter sich hat, macht keine Luftsprünge. Helfen wir jedoch einem Klienten mit seinen Ressourcen in Kontakt zu kommen und in eine Position der Stärke oder des würde- und achtungsvollen Schauens auf sich selbst zu kommen, dann können leichter wieder Selbstheilungskräfte mobilisiert werden.

Wie der folgende Witz zeigt, ist Loslassen jedoch nicht das Gegenteil von Festhalten, sowenig wie Durchfall das wünschenswerte Gegenteil von Verstopfung ist.

Auf dem Flughafen von Madrid rennt ein Mann im Eiltempo auf die Männertoilette und stellt entsetzt fest, dass alle Türen verschlossen, d.h. alle Schüsseln besetzt sind. Er kneift beide Pobacken fest zusammen und gibt alles an Muskelkraft um eine Katastrophe zu verhindern. Da fällt ihm der Slogan ein: „Shit happens." Jedoch genau das will er um jeden Preis verhindern. Als er schier nicht mehr kann schlägt er verzweifelt gegen eine Toilettentür und ruft: „Beeil dich! Ich hab Durchfall!" Darauf stöhnt der Andere pressend: „Mmmh, mmmh, sei froh!!!"

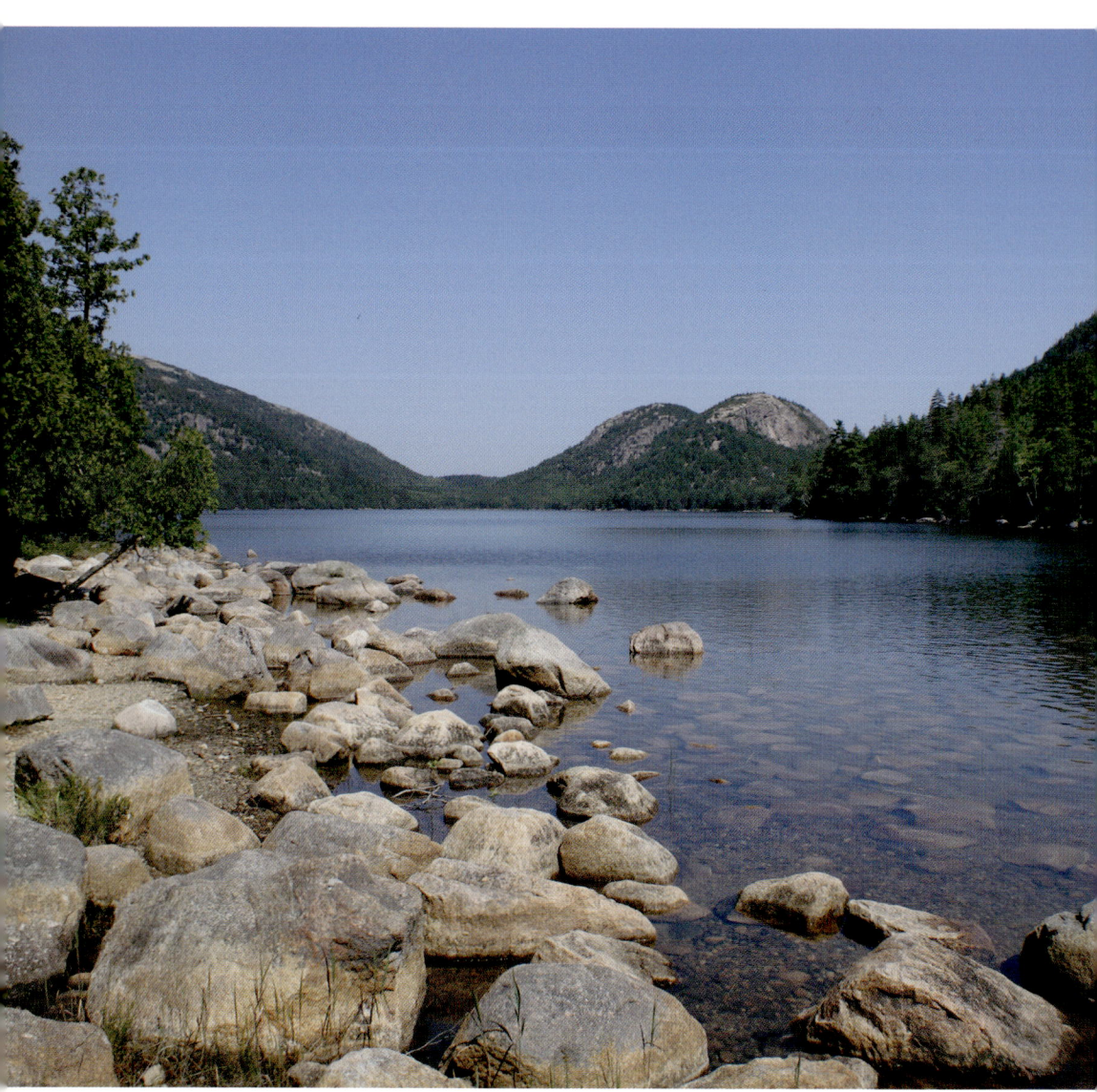

Spiritualität in der Psychotherapie

Spiritualität ist vom Wortstamm her mit dem lateinischen Wort *spiritus [=Luft]* und mit dem englischen Wort *spirit [= Geist]* verbunden. Interessanter Weise sprechen wir auch von *In-spirat-ion* beim Einatmen und von *Ex-spirat-ion* beim Ausatmen, was soviel heißt, wie *Geist rein* beim Einatmen und *Geist raus* beim Ausatmen.

Der Atem der kommt und geht, auf- und absteigt, Bauch und Brust hebt und senkt, ist das Bindeglied, welches Körper, Seele [individuelle und universale Seele] und Geist verbindet.

Wir haben unseren Körper mit den fünf Sinnen [sehen, hören, schmecken, riechen, tasten] und der damit verbundenen Fähigkeit sinnlich wahrzunehmen. Durch unseren Körper können wir auch Gefühle wie Wut, Trauer, Angst, Lust und Freude in uns fühlen und sie auch ausdrücken [= Emotion].

Die Seele, die Liebe und das Mitgefühl *wohnen* in unserem Herzen. Diese Liebe ist nicht nur physisch und emotional und zu uns selbst oder zu unseren Mitmenschen zu verstehen, sondern auch zu Gott oder zu unserem Schöpfer oder zur universalen Kraft und Lebensenergie, die beständig durch und in uns fließt.

Unser Bewusstsein ist dabei der Raum für die Erfahrung, d.h. der Raum in dem alles wahrnehmbare Erleben erscheint und wieder verschwindet, auftaucht und wieder abtaucht oder einfach kommt und geht, wie die Wolken am Himmel oder wie die Bilder auf einer Leinwand. Alles was im Raum des Bewusstseins erscheint, kann dabei von einem Beobachter wahrgenommen werden.

Ein praktisches Beispiel aus Ihrem Alltag mag dies verdeutlichen: Sie können die Gegenstände wahrnehmen, die sich in einem Raum befinden oder Sie können den Raum wahrnehmen, in dem die Gegenstände erscheinen. Sie können ebenso bestimmte Geräusche hören oder Sie können die Stille wahrnehmen in der die Geräusche auftauchen und auch wieder verschwinden. Letzteres ist uns in der Wüste klar geworden, wo die Stille einen viel größeren Raum hat als die Geräusche.

Wenn jemand eine Psychotherapie beginnt geht es in der Regel zu allererst um psychologische, inter-personelle oder intra-psychische Probleme, um psycho-emo-somatische Störungen oder überhaupt um Symptome aller Art, wie z.B. Burnout, Phobien, Suchterkrankungen, Eßstörungen, sexuelle Störungen, depressive Verstimmung, Beziehungskrisen u.v.m.

Der Einstieg ist also meist ein bestimmter Leidensdruck des Klienten und/oder seiner Angehörigen, ein damit verbundener Änderungswunsch. Wenn nun die psychologischen, emotionalen, beziehungs- und persönlichkeitsbezogenen Themen durchgearbeitet und weitgehend aufgelöst sind und die ursprünglichen Symptome allmählich verschwinden, dann gibt es Menschen, die in ihren existenziellen Fragen weiter und tiefer gehen und Antworten finden wollen.

Mann könnte auch sagen, dass der *innere Lärm* geringer wird und eine *tiefere innere Stille* erst jetzt erfahren werden kann. Anders gesagt: In der Stille kann all das Unerledigte hoch kommen und deswegen rennen so viele Menschen in beständiger Betriebsamkeit umher und vermeiden es somit in eine *Stille-Phase oder Seins-Phase*[94] zu kommen. Erst in der Stille oder Leere kann jedoch ein innerer oder äußerer Einfluss als Regung spürbar werden [= Einfluss-Phase]. Diese Regung

---

[94] Die Wandlungswelle stammt von Stephano Sabetti: Stille/Leere, Einfluss, Ausdehnung, Grenze, Ausdruck, Auflösung, Integration, Stille/Leere.
Sabetti S. (1992), Rhythmen des Wandels, München: Hugendubel-Verlag, S. 136.

kann zum Beispiel die spürbare Wut nach einer Kränkung sein u.v.m. Bleiben wir in Kontakt mit dieser Regung kann sie sich ausdehnen und größer werden [= Ausdehnungsphase]. Das heißt, dass nach dem Prinzip *Energy flows where attention goes* die wahrgenommene Regung intensiver und stärker wird und in der *Grenzphase* bis zu einem Höhepunkt gipfelt. Bleiben wir weiter mit unserer Aufmerksamkeit dabei, dann können uns zum Beispiel im Falle der Kränkung in der *Ausdrucksphase* die Tränen herunter laufen [= Emotion] oder wir zeigen dem der uns gekränkt hat wütend unsere Grenze auf und machen damit deutlich was sein Verhalten in uns ausgelöst hat. In der *Auflösungsphase* kann sich wieder das Gefühl eigener Ganzheit herstellen und wir tragen nichts mehr an offenen Rechnungen und Rabattmarken in uns. Das Erlebte kann abgeschlossen und intergriert werden [= Integrationsphase]. Jetzt kann sich eine neue Seinsphase einstellen.

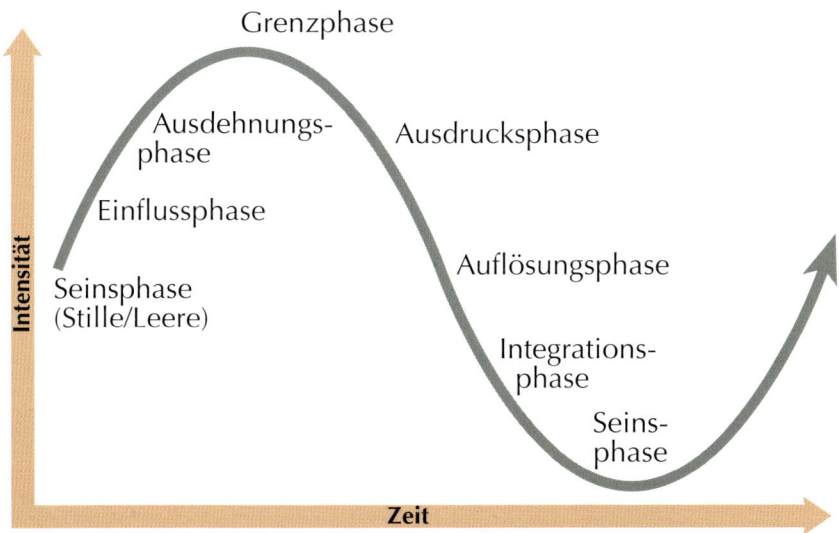

Manche berühren schon zu Beginn einer Therapie die spirituelle Ebene ihres Daseins in der Psychotherapie und einige wenige kommen gar schon mit diesem Anliegen in die erste Stunde. Letzteres haben wir zum Beispiel erlebt, als eine Klientin nach dem Unfalltod ihres Mannes und Sohnes zu uns kam. Durch diesen schmerzlichen Verlust wurde ihr die Endlichkeit und Begrenztheit unserer Existenz und unseres Egos spürbar bewusst.

In der Psychotherapie geht es um unser ICH: Das Ich und sein Selbstwert, das Ich und seine Stabilität, das Ich und seine Autonomie, das Ich in Beziehung, das Ich und seine Verantwortung, das Ich und seine Wünsche, das Ich und sein Widerstand, das Ich und seine Geschichte und Identität, das Ich und seine Ängste u.v.m.

In der Spiritualität geht es um die Hingabe des Ich an eine höhere Macht und innewohnende universale Kraft, die uns bewegt, die unser Herz schlagen lässt, die uns im Tiefschlaf, in dem das Ich bewusst nicht mehr existiert, noch sein lässt, die den Atem kommen und gehen lässt u.v.m. Diese höhere Macht wird u.a. das SELBST genannt. Unsere Hingabe wird in der Stille und im Leeren unseres Bewusstseins von all seinen Inhalten möglich [= No-thing-ness].

Wenn wir in der Stille bleiben kann der Einfluss auch aus einer transpersonalen Quelle erfolgen.

Das Medium durch das wir das Selbst erfahren können ist die Lebensenergie [auch Chi oder Ki genannt], *eine universale Kraft, die durch alle materiellen und nicht-materiellen Erscheinungen fließt*[95].

Da die Regel *Energy flows where attention goes* auch hier gilt, dürfen wir immer wieder erfahren, dass ES [das Selbst) uns bewegt und berührt und führt, wenn wir uns ihm ganz anvertrauen und übergeben: „Dein Wille geschehe!"

---

[95] Sabetti S. (1985), Lebensenergie, München: Scherz-Verlag.

Energiearbeit, gepaart mit psychologischem und spirituellem Inquiry [= Erforschen] ist ein Zugang zu diesem Miteinander-Sein und Mit-dem-sein-was-ist. Im vollkommenen Annehmen und wertungsfreien Akzeptieren und Anschauen dessen was jeweils ist, geschieht Verwandlung und Loslassen zugleich.

Beispiel: Ewald liegt auf der Matte und nachdem wir miteinander wahrgenommen haben, dass er am Nieren- und Blasenmeridian schmerzhafte Punkte aufweist, verbunden mit kalten Füßen und Händen, sowie einer Spannung im Nacken, die sich bis in die Schultergelenke fortsetzt, da laden wir ihn ein tief zu atmen und die Augen zu schließen und damit in Fühlung zu bleiben. Einer von uns nimmt seine rechte Hand in seine Hände und geht ganz in empathischen Kontakt mit Ewald. Man könnte auch sagen er macht ein intensives Energie-Pacing.

Erste Vibrationen gehen durch Ewalds Körper und er fängt an unwirkülich seinen Kopf zunächst vor und zurück [= Kinn zur Brust] und dann nach links und rechts zu bewegen, verbunden mit dem verbalen Ausdruck von *Nein* und einem *heiligen Zorn* und *Schütteln* und sich *wehren* gegen das was ist. Ewald kennt diesen Widerstand und weiß dass er im Alltag oft ganz schnell von Null auf Hundert kommt und sehr schnell zornig reagiert wenn etwas nicht nach seinem Kopf läuft.

Sein Motto ist: „Mein Wille geschehe!"

Dabei erinnert er sich an seinen Konfirmanten-Spruch: *Es ist ein köstlich Ding geduldig zu sein und auf die Hilfe des Herrn zu warten.*

Im Verlauf spürt er eine Eiseskälte und einen Schauer durch seinen ganzen Körper gehen. Es ist ihm als ob er auf einer Eisplatte bei Minus Dreißig Grad liegt. Die Kälte zeigt sich besonders in den sich fast *erfroren* anfühlenden Extremitäten und geht auch tief bis in sein Herz hinein.

Er erinnert plötzlich, dass er als Baby nach der Geburt von seiner Mutter getrennt wurde, weil diese medizinisch versorgt werden musste und er sich wie weggerissen und aus der Geborgenheit [aus dem Paradies] vertrieben fühlte. Er merkt, dass er bisher seiner Mutter tief drinnen die Schuld dafür gab und dass er unverzeihlich in dieser Kontraktion hängen blieb und darunter litt. Zur Mutter hin hatte er immer das Gefühl, dass da keine Herzensverbindung existieren würde, als ob da ein Band gerissen oder nicht vorhanden wäre. Er besuchte sie auch all die Jahre äußerst selten seit er sein Elternhaus verlassen hatte.

Aus der Bonding-Forschung wissen wir, dass Mutter, Kind und Vater – wenn sie bei und nach der Geburt herzlich beieinander sind – eine Herzensverbindung eingehen und beim Säugling ein Hormon im Herzen stimuliert wird. Im Falle des Fehlens dieser Verbindung [= Detachment, Loneliness, Verlassenheit] bleibt diese Stimulation aus.[96]

Jetzt kann er unter tiefen Tränen sagen: „Mama, es war nicht Deine Schuld! Ich verzeihe Dir! Ich verzeihe mir, dass ich all die Jahre daran festhielt!" Dann merkt er, dass *etwas* [= ES] immer bei ihm war und ihn nie verlassen hatte und ihn auch jetzt zu dieser tiefen Wunde und Wahrheit hingeführt hat. Er beginnt in einer ganz sanften Bewegung das Gefühl zu haben, dass ES ihn wiegt und tief berührt kommt langsam vom Zentrum/vom Herzen her Wärme in ihm auf, die sich langsam vom Kern aus bis in die Extremitäten hinein ausbreitet und ihn durchströmt. Ihm wird erst warm und schliesslich ganz heiss.

Er spürt darin die göttliche Kraft der Liebe und ist tief bewegt und dankbar dafür. Er weiß sich jetzt angenommen und geborgen.

---

[96] George Kohlrieser hat in eindrucksvoller Weise auf einem EATA-Kongress in Holland über das Thema Bonding referiert.

Am Nachmittag desselben Tages bekam er eine Postkarte mit einem Spruch von Khalil Gibran zugeschickt, der jetzt noch mehr Sinn für ihn macht:

„Und glaubt nicht ihr könntet den Lauf der Liebe lenken, denn wenn sie euch für würdig erachtet, bestimmt sie euren Weg!"

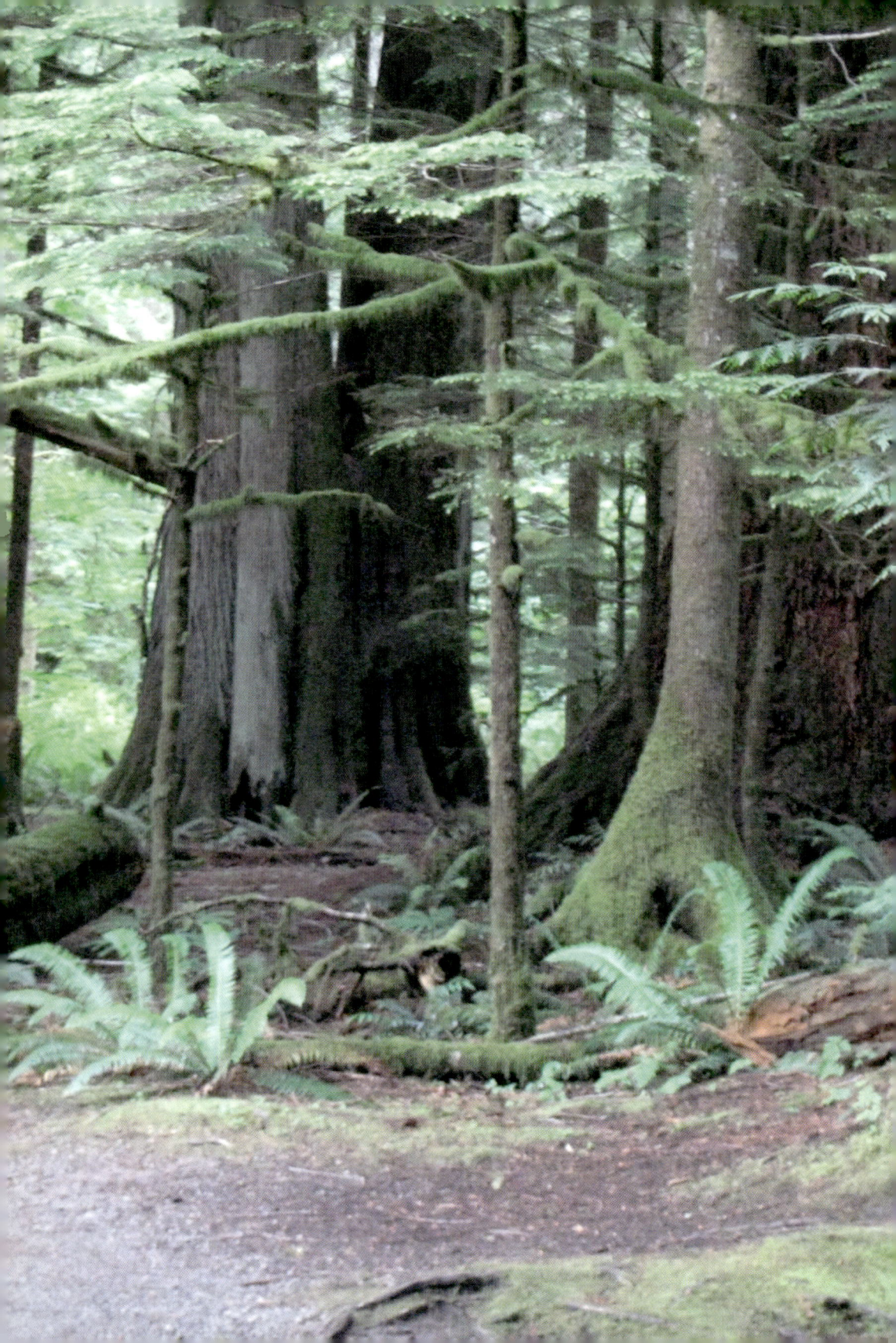

Die Reise zu den alten Weisen[97]

Zunächst induzieren wir eine leichte Entspannung. Dabei helfen wir die Aufmerksamkeit auf die Bewegung des Atems zu lenken und darauf wie der Körper sich im Verhältnis zur Schwerkraft mit der Unterlage, dem tragenden Grund, verbindet.

Sanfte instrumentale Musik begleitet nun die folgende Anleitung:

Und dann lade ich dich ein, innerlich in einer Landschaft unterwegs zu sein. In einer Landschaft, die spontan vor deinem inneren Auge auftaucht.
Und ich frage mich, was für eine Art von Landschaft das wohl sein mag, wie die Außentemperatur ist und infolge dessen deine Kleidung?
Wie der Boden wohl beschaffen sein mag und was für Schuhe du trägst oder ob du barfuß unterwegs bist?
Und ich bin neugierig, was für einen Weg du gehst in dieser Landschaft und was du dort alles mit deinen eigenen Augen siehst, was du hörst, mit deinen eigenen Ohren, wonach es riecht, was du vielleicht berührst, mit deinen eigenen Händen und was du sonst alles wahrnimmst und wie es sich anfühlt während du ganz in dieser Landschaft unterwegs bist, mit all deinen Sinnen: sehend, hörend, riechend, tastend, fühlend…
Und während du unterwegs bist in dieser Landschaft kann es sein, dass in dir

---

[97] Stevens J.O. (1983), Die Kunst der Wahrnehmung, München: Christian Kaiser-Verlag.
Fantasiereise „Weiser Mann", die wir modifiziert haben.

eine Frage auftaucht, eine Frage, die dir vielleicht schon lange auf dem Herzen liegt…

Nicht irgendeine Frage, sondern eine wirklich wichtige, essentielle Frage, die deinen weiteren Lebensweg betrifft…

Und lass dich spüren, wie es sich anfühlt, diese Frage auf dem Herzen zu tragen. Und während du weiter mit dieser Frage unterwegs bist, kann es sein, das dir jetzt erst wieder klar wird, dass du auf der Suche bist nach einem alten weisen Mann oder einer alten weisen Frau, von denen gesagt wird, dass sie irgendwo in dieser Landschaft leben.

Und ich frage mich, wann und wo du einem dieser Alten begegnen wirst und woran du merken wirst, dass er oder sie es ist, den oder die du schon so lange gesucht hast und wie eure erste Begegnung wohl sein wird? Und alte Weise haben ihre eigene Art in Erscheinung zu treten.

Ganz von alleine wirst du merken, wann der richtige Zeitpunkt gekommen ist, um deinem Alten deine Herzens-Frage zu stellen und die Antwort zu vernehmen, die vielleicht nicht nur in Worten besteht, sondern auch darin, dass dir etwas gezeigt wird, oder auch in ganz anderer Weise…denn alte Weise haben ihre eigene Art Fragen zu beantworten. Und lass dich spüren, wie sich diese Antwort anfühlt … mit all deinen Sinnen: sehend, hörend, riechend, tastend, fühlend…

Und es kann sein, dass du von deinem alten Weisen noch ein Geschenk mit auf den Weg bekommst, ein Symbol, einen Gegenstand, etwas, dass du immer bei dir tragen kannst und was dich erinnern wird an eure Begegnung, deine Frage, die Antwort…

Und ganz von alleine wirst du wieder merken, wann der richtige Zeitpunkt gekommen ist, dich auf deine Weise von dem Weisen zu verabschieden und dich wieder auf den Heimweg zu begeben, durch die Landschaft, durch die du gekommen bist…

Und dann stell dich darauf ein, dich auch wieder von dieser Landschaft zu verabschieden und ganz langsam wieder in den äußeren Raum zurückzukehren, dich ein wenig zu recken und zu strecken und einmal tief durch zu atmen und schließlich die Augen zu öffnen, um wieder ganz hier zu sein, denn im Dasein ist ja Hiersein so wichtig!

Beispiel:

Claudius ist nach einem Unfall und einem schweren Schädel-Hirn-Trauma frühberentet und unter anderem in seiner Empfindungsfähigkeit stark reduziert. Er hat häufig mittlere bis starke Kopfschmerzen und kann sich nur noch maximal eine Stunde bei Tätigkeiten konzentrieren. Zur Zeit des Unfalls war seine junge Frau schwanger. Nun steht die Beziehung auf der Kippe, da Claudius kaum Anteil an ihrem Leben und dem des Jungen nimmt. Vor dem Unfall war er zärtlich, begehrte sie als Frau, war initiativ, aktiv, lachte und war emotional beteiligt. Nun vegetiert er so dahin, hat keine rechte Freude mehr, das meiste ist ihm egal und die Gefühle sind ihm abhanden gekommen.

Bei der Reise zum alten Weisen wandert er in einer Seenlandschaft mit bewaldetem Ufer und setzt sich schließlich auf einen alten Steg. Dort sieht er den alten weisen Mann mit schneeweißem Haar vor ihm aus dem Wasser auftauchen. Dieser schaut ihn mit hellen, lichten Augen an und er stellt ihm die Frage, was er nun in seiner Lage tun soll. Nachdem der Alte ihn zunächst nur aufmerksam und liebevoll anschaut ohne ein Wort zu sagen, erzählt Claudius ihm und auch der Katze neben ihm auf dem Steg von seinem Unfall und dem Leid, dass ihm in der Auswirkung dadurch wiederfahren ist. Er erwähnt die Fahrerflucht des Verursachers und seine ohnmächtige Wut, seine emotionale Blockade…

Durch die stille Anteilnahme der beiden ist er ganz gerührt und fängt an zu weinen. Warm laufen ihm die Tränen die Wangen herunter. Es ist als ob er sich neu beseelt.

Ich wollt, ich wär eine Blume,
Du kämest still gegangen,
Nähmst mich zum Eigentume
In deine Hand gefangen.

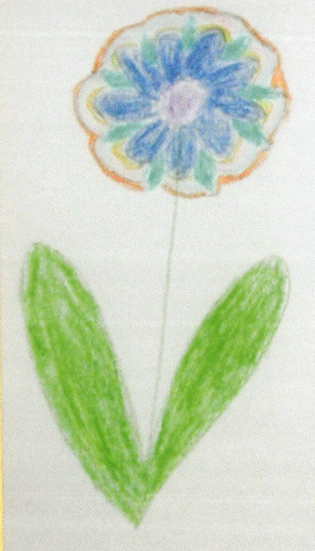

Auch wär ich gern ein
roter Wein und flösse
süß durch deinen Mund und
ganz und gar in dich
hinein und machte dich
und mich gesund.

(H. Hesse)

Hesse, Hermann, Pictors Verwandlungen, 1974, gemalt und geschrieben von Katharina König, 12 Jahre

Bilderverzeichnis

Seite	Quelle	Seite	Quelle
10	Shutterstock Images, Mandy Godbehear	108	Robert Young, Elterninterview
18	Rolf König, Hammer und Nagel	112	Shutterstock Images, Leah-Anne Thompson
26	Shutterstock Images, javarman	114	Shutterstock Images, Paul Prescott
29	Rolf König, Toskana	118	Shutterstock Images, Lev Dolgachov
30	Shutterstock Images, Yuri Arcurs	122	Robert Young, Wüste
30	Shutterstock Images, dundanim	126	Shutterstock Images, Melissa King
30	iStockphoto, Mazdaguy03	129	Robert Young, Hände
30	iStockphoto, KristianDAmato	130	Robert Young, Ambivalenz
30	Robert Young, Weltkugel	133	Illustration nach Stephano Sabetti
38	Robert Young, Problem- Lösungsraum	138	Shutterstock Images, Drazen Vukelic
42	iStockphoto, rusm	146	Shutterstock Images, Phase4Photography
42	iStockphoto, Antagain	154	Rolf König, Bild eines Klienten
47	Joshua Bell, Wikipedia	156	Axel Kropp, Lösungsgymnastik
48	Ursula Meissner, Sarajevo	162	Shutterstock Images, Picsfive
54	Shutterstock Images, Vyacheslav Osokin	170	Axel Kropp, Lebenslinie
56	Shutterstock Images, Patrick Breig	180	Rolf König, Sinai, Ägypten
56	Shutterstock Images, Ken Hurst	184	Armin Buhl, 8 Brokate
56	Shutterstock Images, wrangler	191	Teich Toskana, Axel Kropp
57	Shutterstock Images, Gorilla	192	Shutterstock Images, Jens Stolt
62	Shutterstock Images, Elena Elisseeva	197	Rolf König, Bild einer Klientin
64	Robert Young, Missing piece	202	Shutterstock Images, Anton Novik
69	Shutterstock Images, Anthony Harris	210	Shutterstock Images, Mopic
70	Shutterstock Images, Elena Ray	216	Robert Young, Motivation
73	Rolf König, Toskana	224	Shutterstock Images, Sillycoke
76	Shutterstock Images, James Steidl	227	Shutterstock Images, Tomas del Amo
78	Robert Young, Rettungsring	228	Robert Young, Zwillinge
84	Rolf König, Maine, USA	230	Shutterstock Images, Studio 1One
88	Armin Buhl, Ying-Yang	230	Shutterstock Images, Dwight Smith
92	Armin Buhl, Ying-Yang	230	iStockphoto, Kurhan
94	Shutterstock Images, Sasha Radosavljevich	230	Shutterstock Images, Sophie Louise Asselin
98	Illustration, Robert Young	230	Shutterstock Images, Yuri Arcurs
99	Illustration, Robert Young	230	iStockphoto, nico_blue
104	Shutterstock Images, Refat	230	iStockphoto, digitalskillet

Seite	Quelle
230	Shutterstock Im., Monkey Business Images
230	iStockphoto, iconogenic
238	Shutterstock Images, pzAxe
242	Shutterstock Images, Sandra Stiegeler
246	Shutterstock Images, Graça Victoria
248	Rolf König, Flipchartaufzeichnung
254	Shutterstock Images, clickit
258	Rolf König, Bilder Klienten
262	Peter Weidner, Toskana
264	Axel Kropp, Toskana

Seite	Quelle
268	Shutterstock Images, Ruslan Semichev
276	Shutterstock Images, cynoclub
280	Robert Young, Schuld
288	iStockphoto, pushlama
294	Rolf König, Maine, Arcadia National Park, USA
302	Rolf König, Vancouver Island, BC, Kanada
306	Katharina König, Blume

Shutterstock Images: www.shutterstock.de
iStockphoto: www.istockphoto.de
Robert Young: www.young-ulm.de
Ursula Meissner, www.ursulameissner.de
Armin Buhl: www.photodesign-buhl.de
Wikipedia: http://de.wikipedia.org/wiki/Joshua_Bell

Literaturverzeichnis

Berne E. (2001), Die Transaktionsanalyse in der Psychotherapie, Paderborn: Junfermann-Verlag.

Bissing R.H. (1989), Feuergold, Fellbach: Lucy Körner-Verlag.

Blau E., Aquamarin Verlag, (1995), Krihnamurti, 100 Jahre, Grafing: Aquamarin

Bohne M. (2010), Bitte klopfen, Heidelberg: Carl-Auer-Verlag.

Bowlby J. (2005), Frühe Bindung und kindliche Entwicklung, München: Reinhardt-Verlag.

Bühler Ch. (1975), Psychologie im Leben unserer Zeit, Zürich: Ex Libris.

Clapton E. (1992), Unplugged (Tears in Heaven), New York: Warner Bros. Records.

Coelho P. (1996), Der Alchimist, Zürich: Diogenes-Verlag.

Dalal A.S. (2010), Tolle Eckhart/Sri Aurobindo (Texte, Begegnungen, Gespräche mit A.S. Dalal), Grafing: Aquamarin-Verlag.

De Shazer S. (2008), Der Dreh (Überraschende Wendungen und Lösungen in der Kurzzeittherapie), Heidelberg: Carl-Auer-Verlag.

Dilts R. (2006), Identität, Glaubenssysteme und Gesundheit, Paderborn: Junfermann-Verlag.

Duden (1992), Die deutsche Rechtschreibung, Mannheim: Duden-Verlag.

Fried E. (1991), Als ich mich nach Dir verzehrte – Gedichte von der Liebe, Berlin: Verlag Klaus Wagenbach.

Ghandi M. (2000), Mahatma Ghandi-Die Kraft des Geistes (Auswahl aus den Schriften), Zürich: Diogenes Taschenbücher.

Giegerenzer G. (2007), Bauchentscheidungen, München: Bertelsmann-Verlag.

Goulding R. & McClure-Goulding M. (2005), Neuentscheidung (Ein Modell der Psychotherapie), : Klett-Cotta.

Greenblatt M. (2006), Ramana Maharshi - Die essentiellen Lehren (Eine Reise in Bildern), Bielefeld: Kamphausen-Verlag.

Hesse H. (1986), Siddharta, Frankfurt: Suhrkamp.

Hoffmann K. (1994), Veränderungen (CD), RCA (Sony Music Austria).

Jellouschek H. (1992), Die Kunst als Paar zu leben, Stuttgart: Kreuz-Verlag.

Jellouschek H. (2000), Beziehung und Bezauberung, Stuttgart: Kreuz-Verlag.

Jellouschek H. (1986), Der Froschkönig, Stuttgart: Kreuz-Verlag.

Jellouschek H. (2001), Vom Fischer und seiner Frau, Stuttgart: Kreuz-Verlag.

Körner H. (1983), Die Farben der Wirklichkeit, Fellbach: Lucy Körner-Verlag.

Krishnamurti J. (1995), Das Buch des Lebens, Berlin : Theseus-Verlag.

Krishnamurti J. (1974), Anders Leben, München: Kösel-Verlag.

Krishnamurti J. (2000), Über die Liebe, Grafing: Aquamarin-Verlag.

Landmann S. (1983), Jüdische Witze (Ausgewählt und eingeleitet von Salcia Landmann), Olten: DTV (Deutscher Taschenbuch-Verlag).

Lessing G.E. (2000), Nathan der Weise (Die Ringparabel), Ditzingen: Reclam-Taschenbuch.

Leong K.S. (2006), Jesus-Der Zenlehrer (Das Herz seiner Lehre), Freiburg, Basel, Wien: Herder Spektrum.

Lowen A. (1981), Körperausdruck und Persönlichkeit, München: Kösel-Verlag.

Luther M. (1986), Die Bibel – Die ganze heilige Schrift des alten und neuen Testaments, Stuttgart: Württembergische Bibelanstalt.

Maharshi Sri R. (1984), Gespräche des Weisen vom Berge Arunachala, Interlaken: Ansata-Verlag.

Osborne W. (1983), Ramana Maharshi-Seine Lehren, München: Kailash-Buch (Hugendubel).

Prior M. (2007), MiniMax-Interventionen, Heidelberg: Carl-Auer-Verlag.

Rinpoche S. (2004), Das Tibetische Buch vom Leben und Sterben (Ein Schlüssel zum tieferen Verständnis von Leben und Tod), Frankfurt: O.W. Barth Verlag (Verlag der S. Fischer GmbH).

Rohr R. (2010), Pure Präsenz (Sehen lernen wie die Mystiker), München: Claudius-Verlag.

Rohr R. (2009), Ins Herz geschrieben (Die Weisheit der Bibel als spiritueller Weg), Freiburg: Herder-Verlag.

Rückert F. (2007), Die weisheit des Brahmanen, Köln: Anaconda Verlag

Sabetti S. (1985), Lebensenergie, München: Scherz-Verlag.

Sabetti S. (2006) Ki to Psychology, Sherman Oaks, CA, USA: Life Energy Media.

Sabetti S. (1992), Rhythmen des Wandels, München: Hugendubel-Verlag.

Sabetti S. (2009), Das Eine (The One): Life Energy Media, Granada Hills, CA, USA: Life Energy Media.

Sabetti S. (2010), Awake, (A year' s inquiry to conscious living), Sherman Oaks, CA, USA: Life Energy Media.

Sabetti S. & M. (2010), Resonanz (Energy Dynamics in Conscious Organizations), Sherman Oaks, CA, USA: Life Energy Media.

Saint Exupery A. (2000), Der kleine Prinz, Düsseldorf: Karl Rauch-Verlag.

Schiff J.L. & Day B. (1980) Alle meine Kinder (Heilung der Schizophrenie durch Wiederholung der Kindheit), München: Christian Kaiser-Verlag.

Schlegel L. (1979), Die Transaktionale Analyse, Tübingen: Francke-Verlag.

Schmidt G. (2004), Liebesaffären zwischen Problem und Lösung, Heidelberg: Carl-Auer-Verlag.

Schellenbaum P. (1988), Die Wunde der Ungeliebten, München: Kösel-Verlag.

Shapiro I. (2001), Es geschieht ganz von selbst, Freiburg: Lüchow-Verlag.

Shapiro I. (2000), Wellen des Friedens, Freiburg: Lüchow-Verlag.

Silverstein S. (1995), Missing piece meets Big O., Paderborn: Junfermann-Verlag.

Simon & Garfunkel (1990), Greatest Hits (CD), Sony Music Entertainment.

Steiner C. (2000), Wie man Lebenspläne verändert, Paderborn: Junfermann-Verlag.

Stevens J.O. (1983), Die Kunst der Wahrnehmung, München: Christian Kaiser-Verlag.

Stierlin H. (2007), Gerechtigkeit in nahen Beziehungen, Heidelberg: Carl-Auer-Verlag.

Tipping C. (2004) Ich vergebe (Der radikale Abschied vom Opferdasein), Bielefeld: Kamphausen-Verlag.

Tolle E. (2003), Jetzt! (die Kraft der Gegenwart), Bielefeld: Kamphausen-Verlag.

Tolle E. (2007), Leben im Jetzt (Lehren, Übungen, Meditationen), München : Arkana-Goldmann-Verlag.

Venkataraman, S. (2002), Die Botschaft des Ramana Maharshi, Berlin: Lüchow-Verlag.

Wader H. (2006), Dass nichts bleibt, wie es war (CD), rough trade Distribution GmbH.

Watzlawik P. (1983), Anleitung zum Unglücklich Sein, München, Zürich: Piper-Verlag.

Wilkon S., Moers H. (1990),Tonio auf dem Hochseil, Möchaltdorf, Hamburg: Nord-Süd-Verlag.

Willi J. (1975), Zweierbeziehung, Reinbeck bei Hamburg: Rowohlt-Verlag.

Zurhorst E.M. (2004), Liebe dich selbst und es ist egal, wen du heiratest, München: Wilhelm Goldmann-Verlag.